尿酸値をしっかり下げるコツがわかる本

監修
大山博司
両国東口クリニック理事長

Gakken

はじめに

この本を手にとられた方は、ご自身かご家族のどなたかが血清尿酸値が高いと健康診断や医療機関で指摘されたことがあることと思います。あるいは、すでに痛風を起こしたことがあるかもしれません。

尿酸とは、細胞の核の中にある遺伝子の構成成分であるプリン体が代謝されて最後に残った物質です。簡単にいうと「細胞のゴミ」ということになります。ゴミならすべて体の外に捨ててしまえばよいようなものですが、なぜかヒトの体は、尿酸を一定量体の中に残すようなしくみをもっています。くわしいことはまだわかっていませんが、どうやら尿酸はヒトにとって必要なもののようです。ところが、尿酸が増えすぎてしまうといろいろと病気が起きてくることがわかってきました。

最も代表的な病気が「痛風」です。痛風を一度起こしてしまうと、多くの場合、年1回という頻度で発症を繰り返し、だんだんと悪化してしまいます。さらに慢性腎臓病や不整脈、心筋梗塞《しんきんこうそく》などの心臓病、脳血管障害などを引き起こしてしまうおそれもあります。

ですから、みなさんが健康診断などで血清尿酸値が高いといわれた段階で、正確な知識を身につけ、食事などの生活習慣を改善して尿酸値を下げることができるようにと考えてこの本を監修しました。また、すでに痛風を起こしてしまったみなさんも、早い段階で生活習慣を改善し、適切な治療を受けることにより、健康な生活を送れるように痛風の治療法をわかりやすくまとめました。

高尿酸血症や痛風は、「一病息災」の典型的な病気です。本書をご活用いただいて健康な生活を送っていただければ、これ以上の喜びはありません。

両国東口クリニック理事長
大山博司

尿酸値をしっかり下げるコツがわかる本

CONTENTS

PART 2 食事で尿酸値を下げる

PART 5 痛風発作を起こしたら

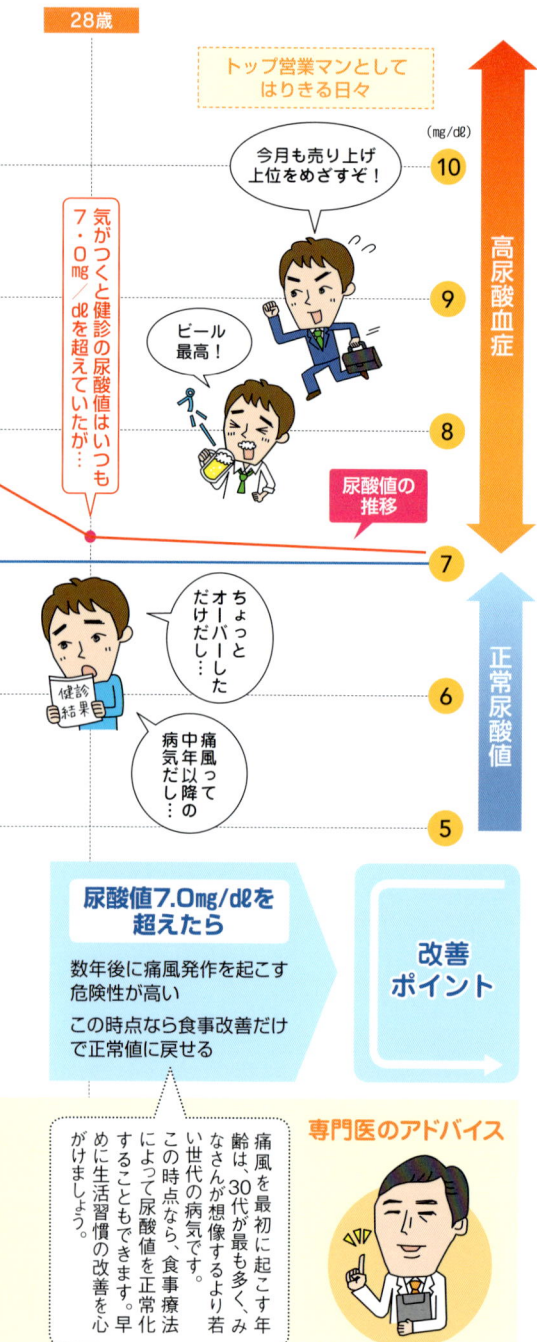

タロウさんの痛風物語

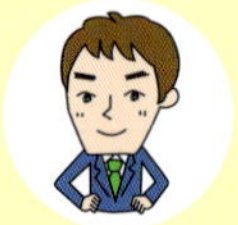

●タロウさん（会社員・男性　42歳）
中堅食品メーカーに勤務する営業マン。入社後数年で営業部のエースに。接待の機会も多く、深夜の帰宅も珍しくない日々。30歳で結婚、31歳で主任に、38歳で課長へと昇進。順風満帆に見える営業マン人生だったが…。

最初に、30代で痛風発作を起こした会社員タロウさんの物語をごらんください。
痛風を起こす原因である高尿酸血症は、
痛風発作さえ起こさなければ問題ないと軽く考えられがちですが、
放置すると慢性腎臓病から腎不全さえ招きかねない恐い病気です。
タロウさんは、忙しさにかまけて治療を先送りしてしまったために、
仕事さえ失いかねない厳しい状態になってしまいました。
これは決して特別な人の物語ではありません。
働き盛りの男性にはよく見られるケースです。
高尿酸血症も痛風も、根気よく治療に取り組めば、必ずよくなる病気です。
タロウさんの物語が明日のあなたの物語にならないように、
ぜひ、この本を生かしてください。

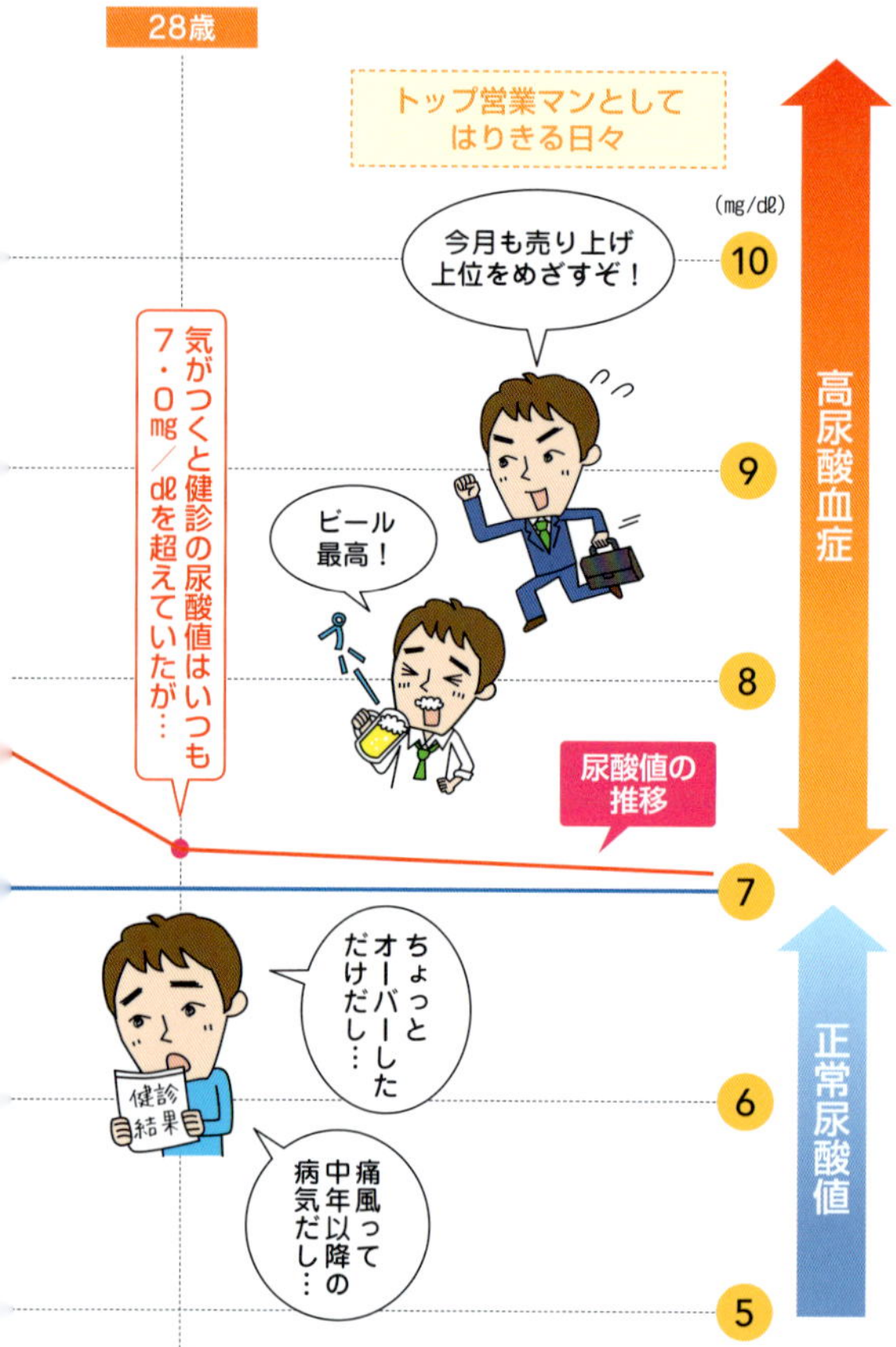

28歳
トップ営業マンとして
はりきる日々
(mg/dℓ)
10
9
8
7
6
5
今月も売り上げ
上位をめざすぞ！
ビール
最高！
プハー
気がつくと健診の尿酸値はいつも
7・0mg／dℓを超えていたが…
尿酸値の
推移
ちょっと
オーバーした
だけだし…
健診
結果
痛風って
中年以降の
病気だし…
高尿酸血症
正常尿酸値

尿酸値7.0mg/dℓを超えたら

数年後に痛風発作を起こす危険性が高い

この時点なら食事改善だけで正常値に戻せる

改善ポイント

専門医のアドバイス

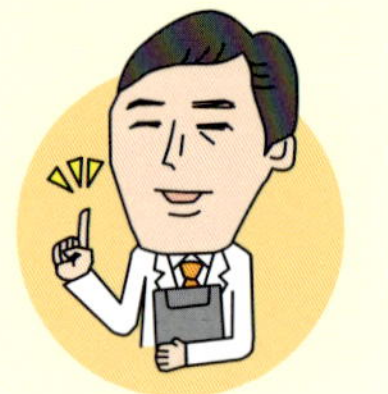

痛風を最初に起こす年齢は、30代が最も多く、みなさんが想像するより若い世代の病気です。この時点なら、食事療法によって尿酸値を正常化することもできます。早めに生活習慣の改善を心がけましょう。

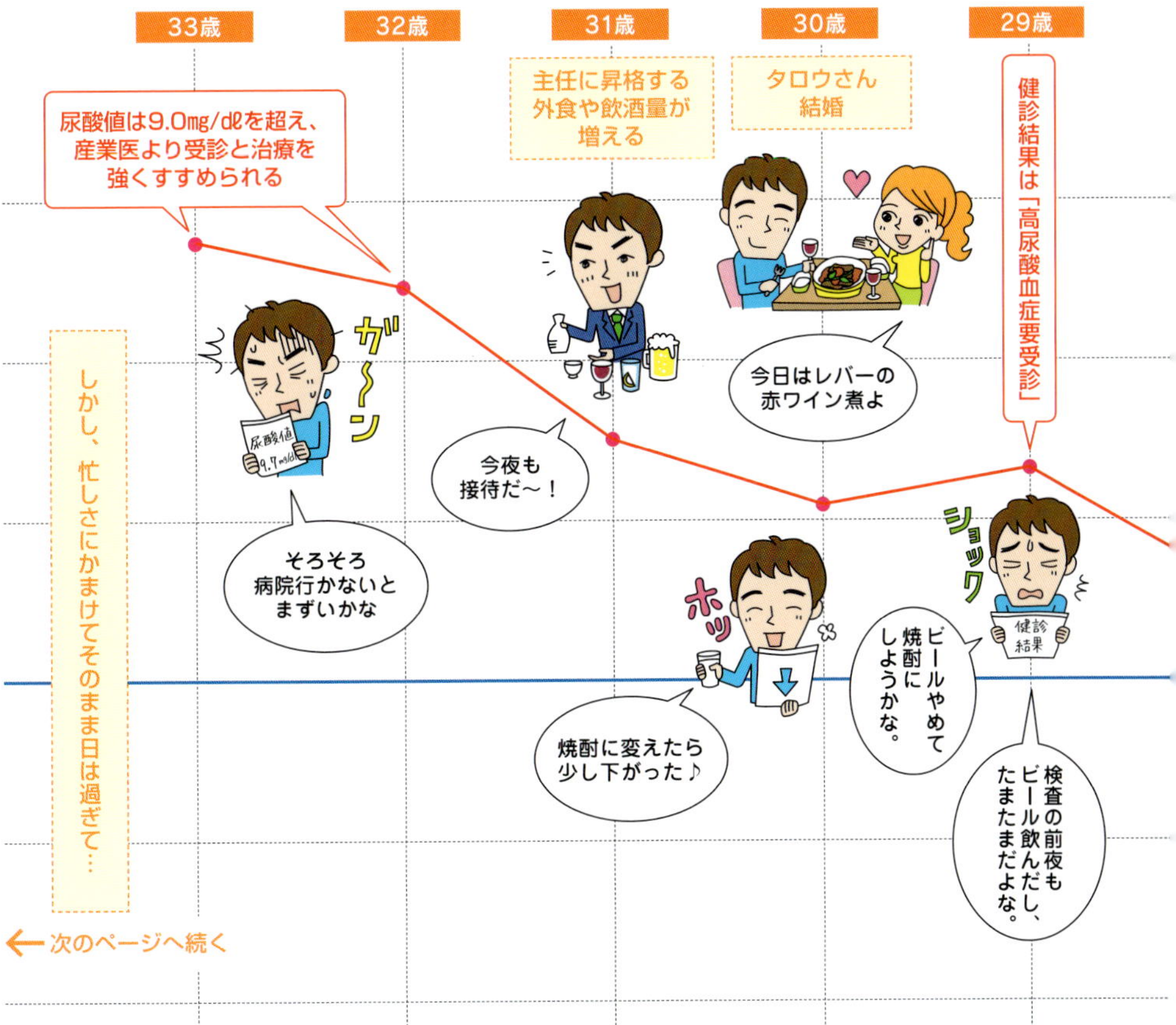
29歳
健診結果は「高尿酸血症要受診」
ショック
健診結果
ビールやめて焼酎にしようかな。
検査の前夜もビール飲んだし、たまたまだよな。
30歳
タロウさん結婚
今日はレバーの赤ワイン煮よ
ホッ
焼酎に変えたら少し下がった♪
31歳
主任に昇格する
外食や飲酒量が増える
今夜も接待だ～！
32歳
ガ～ン
尿酸値
9.7mg/dl
そろそろ病院行かないとまずいかな
33歳
尿酸値は9.0㎎/dℓを超え、産業医より受診と治療を強くすすめられる
しかし、忙しさにかまけてそのまま日は過ぎて…

← 次のページへ続く

尿酸値8.0㎎/dℓを超えたら

痛風発作を起こす前なら

食事療法だけで尿酸値を下げることも可能

尿酸値が8・0㎎／dℓを超えると痛風発作を起こす危険がぐんと高まります。痛風発作を起こす前に医療機関を受診し、医師や管理栄養士から食事療法の指導を受けることをおすすめします。

高尿酸血症を指摘されるとビールを焼酎に変える方が多いですね。ビールは尿酸値を上げやすい飲料です。しかし、アルコール自体にも尿酸値を上昇させる働きがあるので、焼酎に変えても飲みすぎはよくありません。反対に、ビールでも500㎖くらいなら尿酸値にあまり影響を与えません。

尿酸値9.0㎎/dℓを超えたら

いつ痛風発作を起こしてもおかしくない

早急に薬物療法での尿酸値のコントロールが必要に

尿酸値が9・0㎎／dℓを超えると痛風発作の危険は非常に高くなります。また、このレベルの尿酸値は、腎障害や心臓疾患などの合併症の危険因子ともなります。そのため、食事療法に加えて薬物療法で、早急に尿酸値をコントロールすることが望まれます。

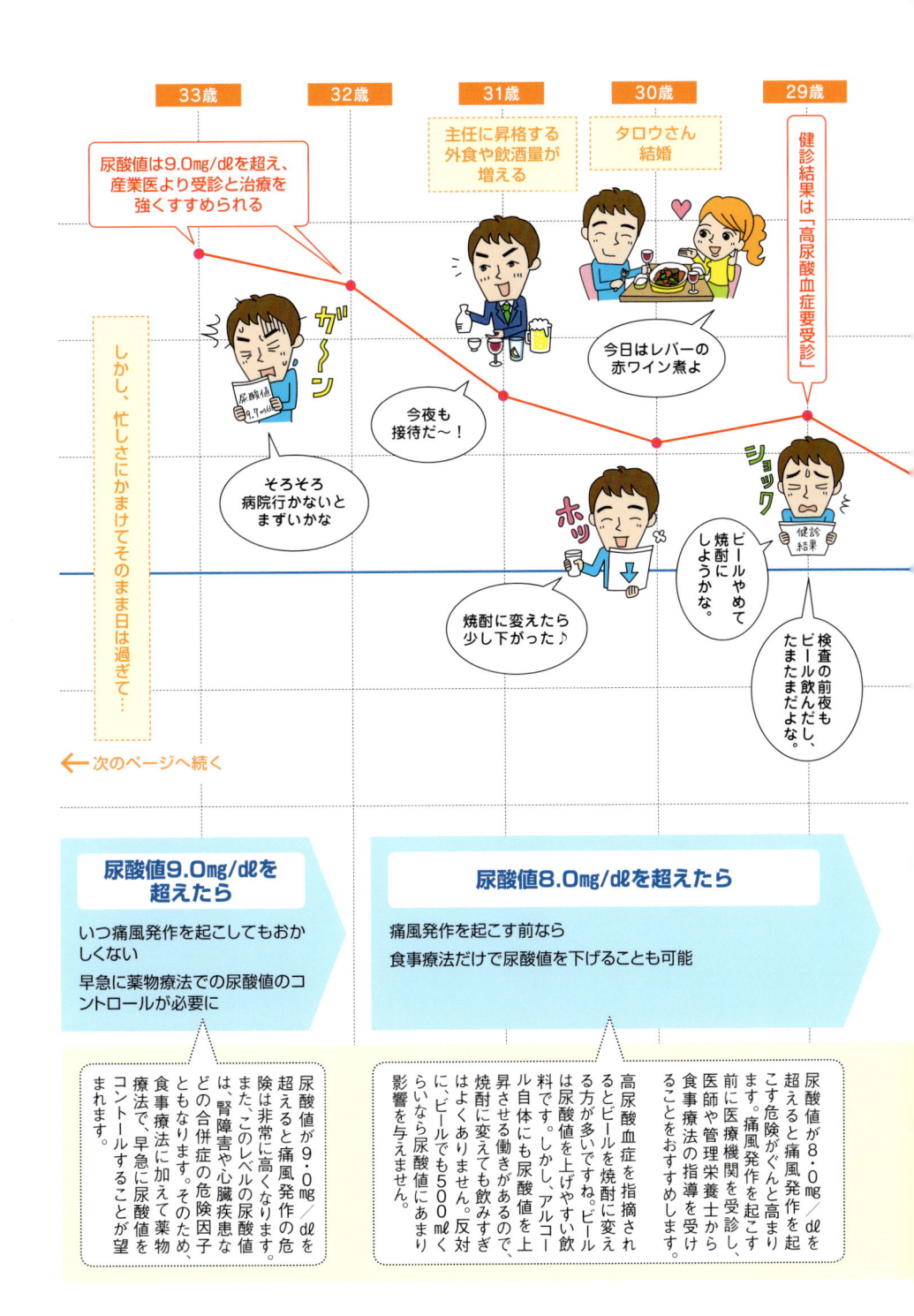

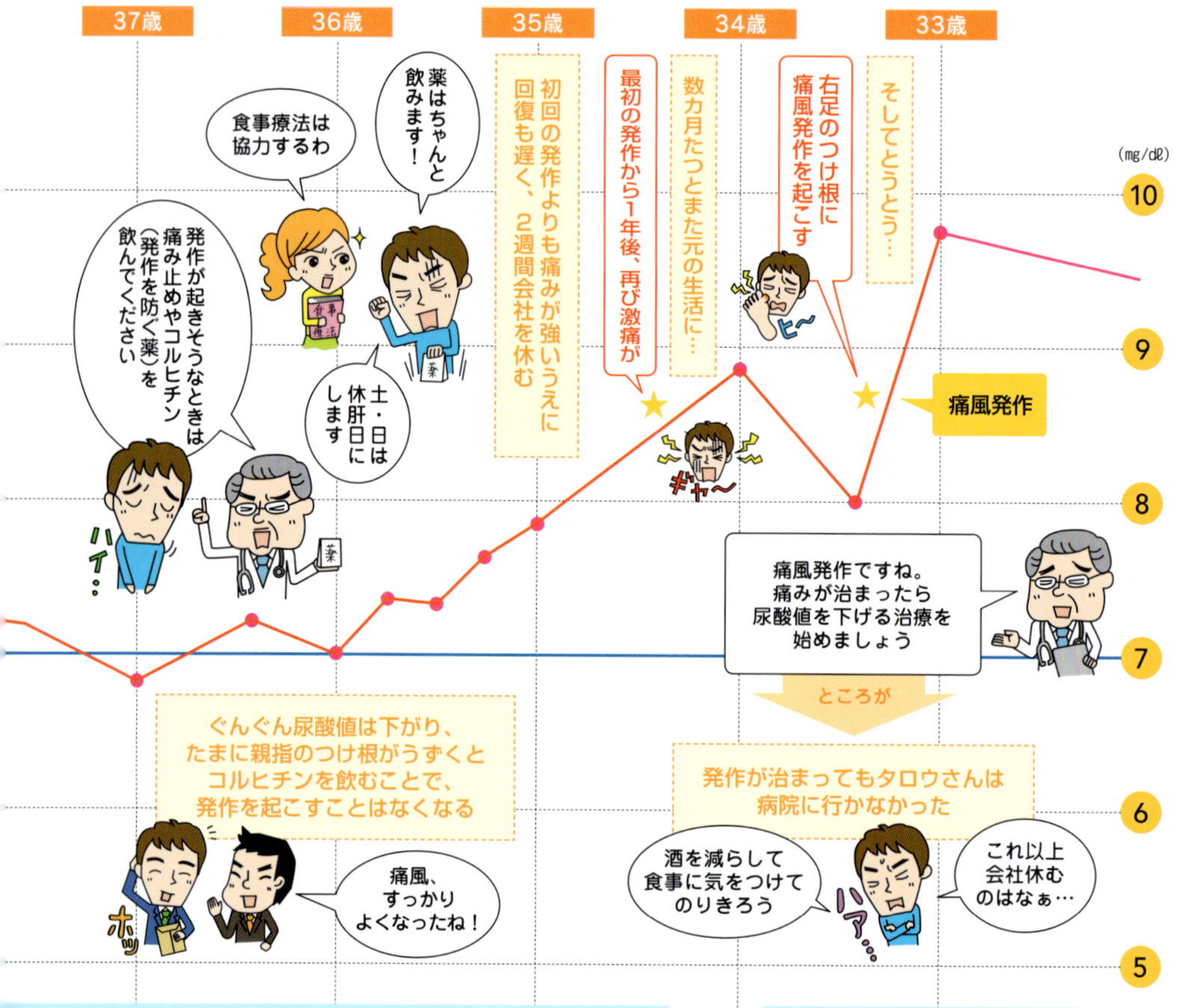
37歳
36歳
35歳
34歳
33歳
(mg/dℓ)
10
9
8
7
6
5
そしてとうとう…
右足のつけ根に痛風発作を起こす
ヒ～
痛風発作
数カ月たつとまた元の生活に…
最初の発作から1年後、再び激痛が
ギャ～
初回の発作よりも痛みが強いうえに回復も遅く、2週間会社を休む
痛風発作ですね。痛みが治まったら尿酸値を下げる治療を始めましょう
ところが
発作が治まってもタロウさんは病院に行かなかった
これ以上会社休むのはなぁ…
酒を減らして食事に気をつけてのりきろう
ハア…
薬はちゃんと飲みます！
薬
土・日は休肝日にします
食事療法は協力するわ
食事療法
発作が起きそうなときは痛み止めやコルヒチン（発作を防ぐ薬）を飲んでください
薬
ハイ…
ぐんぐん尿酸値は下がり、たまに親指のつけ根がうずくとコルヒチンを飲むことで、発作を起こすことはなくなる
痛風、すっかりよくなったね！
ホッ

痛風を起こしたら

発作が終わったら薬物療法で尿酸値を下げていく

放置すると1～2年以内に再発作を起こす

とうとう痛風発作を起こしてしまいましたね。痛風発作の最中は血清尿酸値は普段より低下していることがあります。初めての医療機関を受診する際には、過去の健康診断のデータを持参するようにしてください。

服薬治療を始めたら

尿酸値6.0mg/dℓにまで下げ、この状態を2年続ける

一度発作を起こして高尿酸血症をそのままにしておくと、ほとんどは1～2年以内に再発作を起こします。再発作では、症状が悪化したり長引いたりします。

尿酸コントロールの目標値は尿酸値6.0mg/dℓ以下です。この状態を2年以上続け、関節内にたまった尿酸の結晶を少しずつ溶かしていきます。

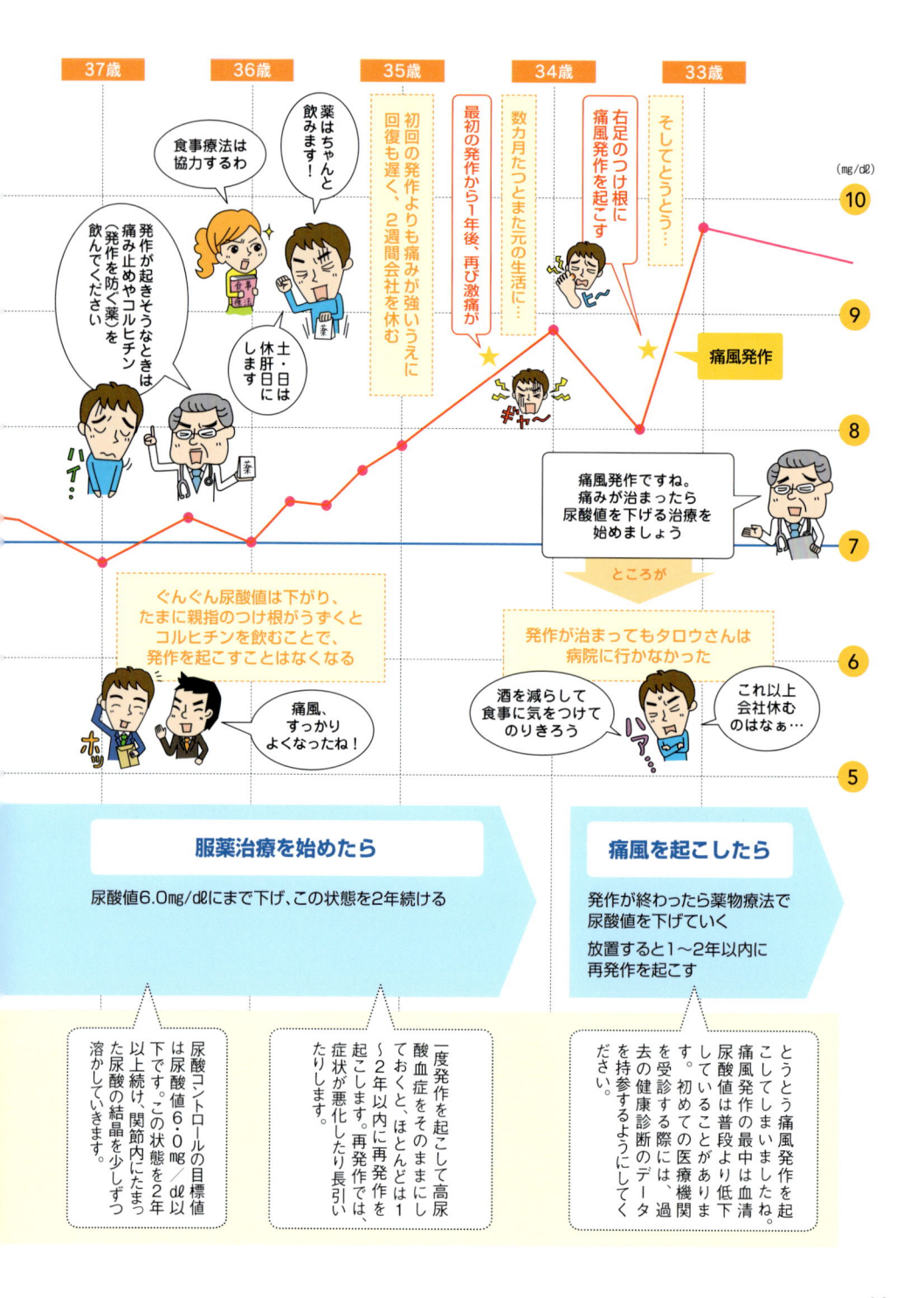

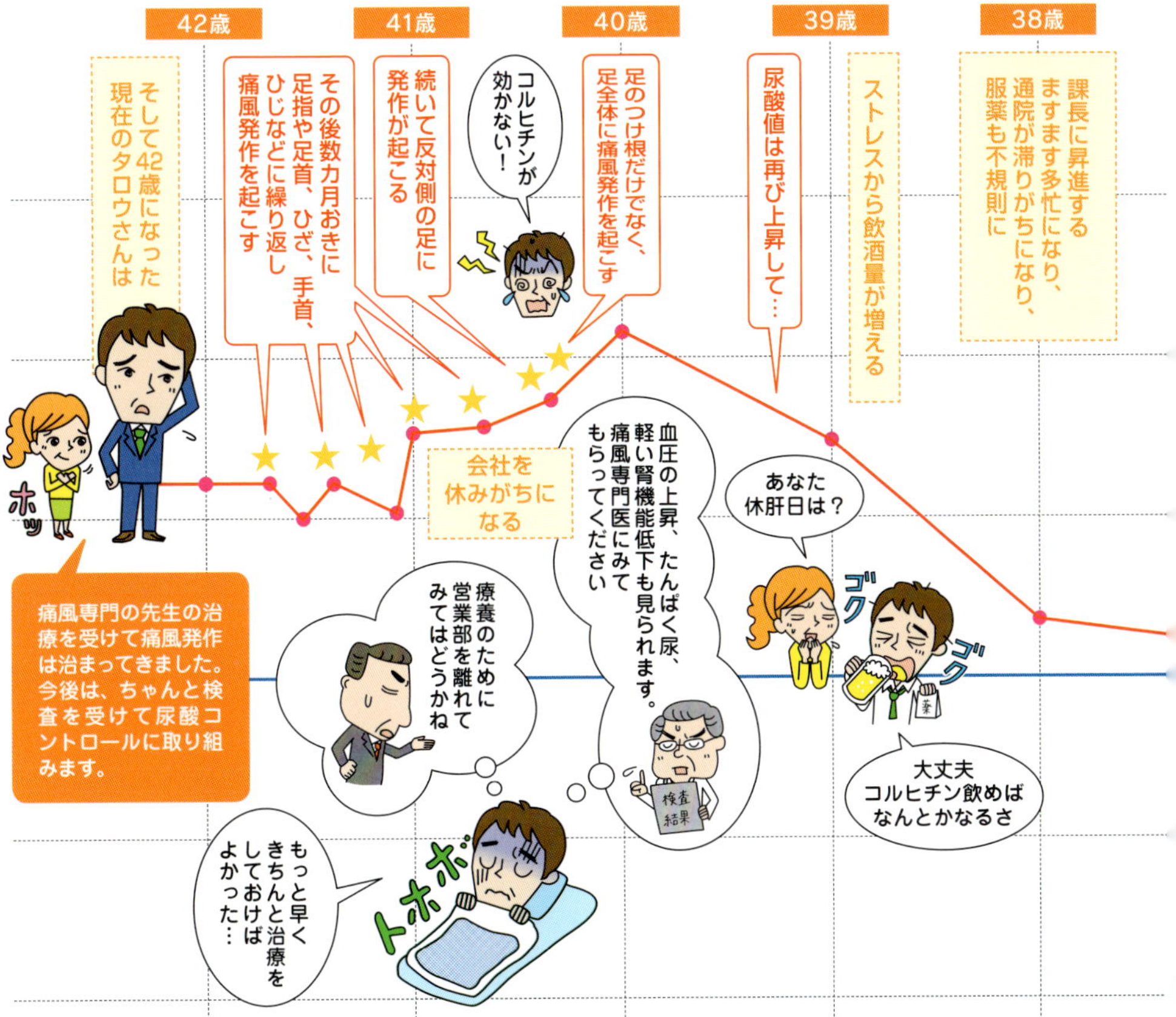
38歳
課長に昇進する ますます多忙になり、通院が滞りがちになり、服薬も不規則に
39歳
ストレスから飲酒量が増える
あなた休肝日は？
ゴクゴク
大丈夫 コルヒチン飲めば なんとかなるさ
薬
尿酸値は再び上昇して…
40歳
足のつけ根だけでなく、足全体に痛風発作を起こす
コルヒチンが効かない！
血圧の上昇、たんぱく尿、軽い腎機能低下も見られます。痛風専門医にみてもらってください
検査結果
41歳
続いて反対側の足に発作が起こる
会社を休みがちになる
療養のために営業部を離れてみてはどうかね
もっと早くきちんと治療をしておけばよかった…
トホホ
42歳
その後数カ月おきに足指や足首、ひざ、手首、ひじなどに繰り返し痛風発作を起こす
そして42歳になった現在のタロウさんは
ホッ
痛風専門の先生の治療を受けて痛風発作は治まってきました。今後は、ちゃんと検査を受けて尿酸コントロールに取り組みます。

痛風発作を起こさないからと、
ここで治療をやめると再び尿酸値は上昇、
元のもくあみに…

発作が起きない安心感から、つい通院の間隔があいてしまうのは、「のど元過ぎれば…」のよくあるパターンですね。しかし、ここで薬の服用を中止してしまうと、尿酸値は再び上昇していきます。

長年にわたって高尿酸血症が続くと

痛風発作をいろいろな関節に起こすだけでなく、
高血圧や腎機能の低下を招く

尿酸値のコントロールをしながら合併症の予防にも
取り組む

高尿酸血症の状態が長く続き、痛風発作を繰り返していると、発作が頻回となり、発作の期間も長期化していきます。足の指だけでなく、いろいろな関節に発作を転々と起こすこともこの時期の特徴です。それだけでなく、高血圧症や慢性腎臓病、心筋梗塞、心房細動、脳血管障害などの危険を高めます。

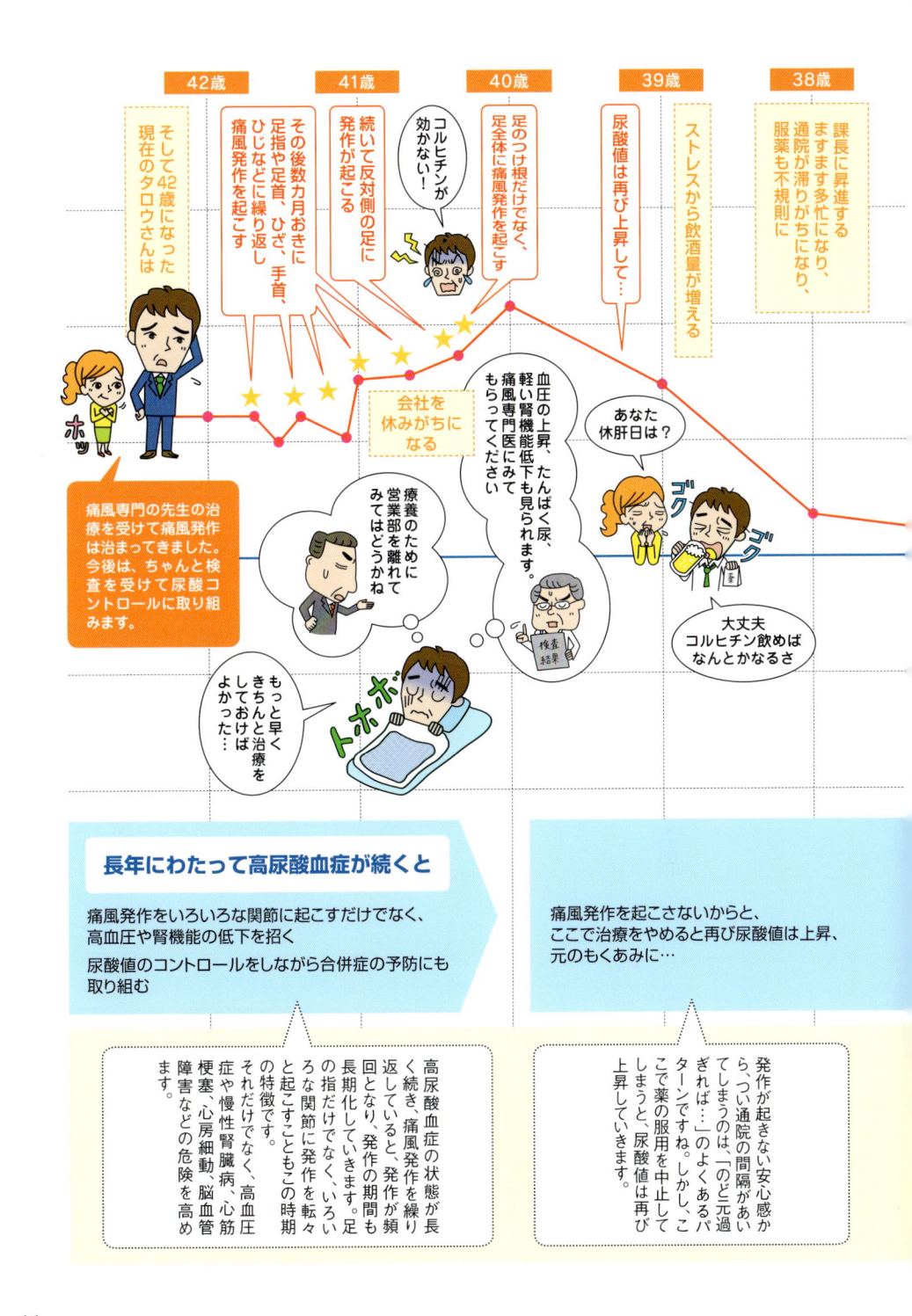

本書の使い方

この本は

健康診断で尿酸値が高いと指摘され、生活習慣の改善をすすめられた人

正常尿酸値の範囲だが、年々高くなってきている人

痛風発作を起こした人

など、高尿酸血症や痛風を予防・改善したい人のために、尿酸値や痛風の基礎知識や治療方法について、わかりやすく解説しています。とくに、尿酸値を下げるために欠かせない食生活や運動などの生活習慣改善、尿酸値の上昇や痛風発症を予防する日常生活のすごし方について、くわしく紹介しています。

痛風発作を起こした人は、医師や管理栄養士の指示を守りながら、生活習慣改善の参考に本書をお役立てください。

●本書で「尿酸値」と表記したものは、原則として「血清尿酸値」を示します。血清尿酸値は、血液の液体成分中の尿酸濃度を表したものです。

PART2のレシピや栄養表示の見方

材料について

- 材料は基本的に2人分です。
- 主な材料は廃棄量も含めた目安量と、廃棄量を除いた正味量(g)を併記しています。
  例:ほうれんそう…1/2束(100g)
- 大さじ1=15㎖、小さじ1=5㎖、カップ1=200㎖を示します。
- 本書で使う「塩少々」は0.5 ～1g程度です。味をみながら控えめに使いましょう。
- 材料に出てくる「だし汁」は削り節と昆布でとった和風のだし汁です。市販の和風だしの素で代用する場合は、含まれている塩分量を考慮し、味つけする際の塩、しょうゆなどは控えめにしましょう。

作り方について

- とくに表記しない場合は、材料を洗う、皮をむく、ヘタを取るなど、必要に応じた下ごしらえをすませてから、手順どおりに作ってください。
- 電子レンジの加熱時間は600Wの場合を示しています。500Wの場合の加熱時間は1.2倍にし、700Wの場合は0.8倍、1000Wの場合は0.6倍が目安になります。機種によって加熱具合に差があるので、短めに時間をセットし、確認しながら加熱してください。
- 加熱時間を示したものは、目安です。熱源や鍋の大きさ、材質などによって調節してください。

栄養成分の表示について

- 各レシピに、1人分のエネルギー、プリン体、塩分、食物繊維の量を表示しています。
- 本書に記載した栄養価の数値は、『日本食品標準成分表2010』『五訂増補日本食品標準成分表 脂肪酸成分表編』(いずれも文部科学省 科学技術・学術審議会 資源調査分科会)、『高尿酸血症・痛風の治療ガイドライン第2版』(日本痛風・核酸代謝学会ガイドライン改訂委員会)をもとに、目安量あたりの数値を計算し、四捨五入したものです。
- プリン体量は、『高尿酸血症・痛風の治療ガイドライン第2版』付録の「食品中のプリン体含有量」に基づいています。ここに掲載されていない食品(多くの野菜など)についてはプリン体量が不明なため、算出していません。あくまでも目安としてご覧ください。
- 外食、コンビニメニューの栄養価や分量は、一般的なものを想定して算出しています。店や商品によって違いがあるので一例としてごらんください。

PART 1

これだけは知っておきたい

尿酸値の基礎知識

尿酸値基礎知識

健康診断で「尿酸値が高い」といわれたら？

放置すると痛風発作や腎障害に

健康診断を受けて「尿酸値が高い」と指摘されても、はっきりした自覚症状を感じることはないため、放っておく人は少なくありません。

尿酸は、人間が生きて活動している限り体内でつくられ排泄されている物質です（16ページ参照）。この尿酸の産生と排泄のバランスがくずれて尿酸が体内にたまりすぎると、血液中の尿酸値が高くなり、痛風発作の原因となります。恐いのは痛風だけではありません。尿酸値が高いまま放置すると、尿路結石や腎障害をまねくことがあり、重症になると透析が必要となるケースもあります。高血圧症や動脈硬化、脳血管障害、虚血性《きょけつせい》心疾患《しんしっかん》など全身にわたって深刻な合併症をもたらすこともわかってきました。

生活習慣を見直すきっかけに

尿酸の産生と排泄のバランスがくずれる原因はさまざまありますが、最も大きな原因は生活習慣です。生活習慣の影響は、たとえそれが小さなものであっても、長い間積み重なると徐々に現れてきます。高尿酸血症が生活習慣病といわれるのはこのためで、ほかの病気や薬が原因の場合を除けば、生活習慣を改善することで尿酸値の上昇をくい止めることができるのです（24ページ参照）。

もし、あなたが健康診断などで、「尿酸値が高い」と指摘されたら、深刻な事態になる前に危険を知らせてくれていると考え、生活習慣の見直しなどの対策を始めてください。

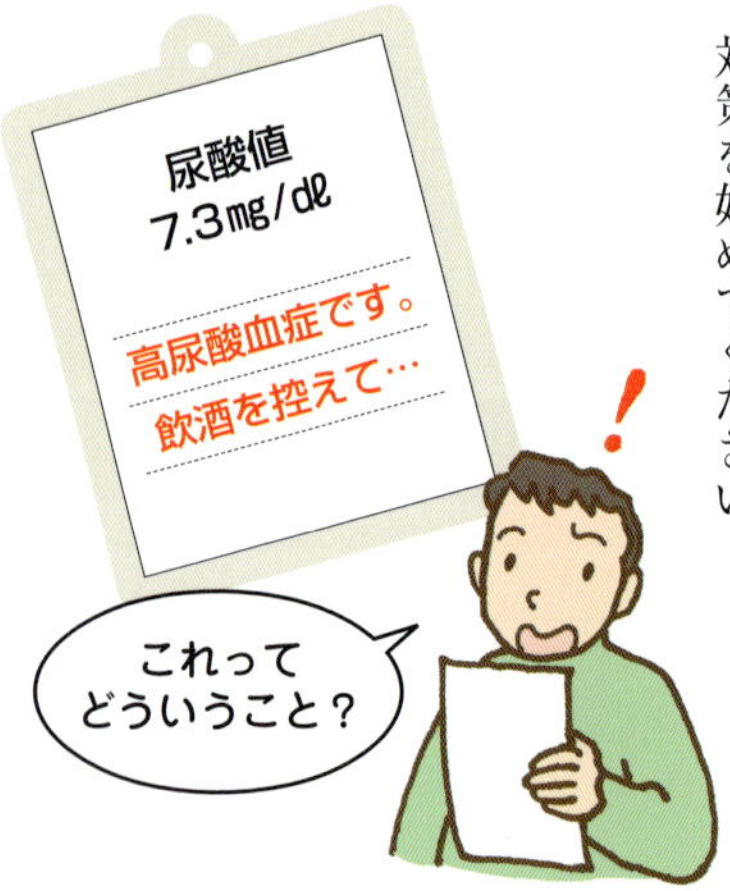
尿酸値
7.3㎎/dℓ
高尿酸血症です。
飲酒を控えて…
これってどういうこと？

尿酸値が高いまま放っておくと 痛風発作を起こす危険が高くなる！

尿酸値の分類

血清尿酸値（mg/dℓ）

血清尿酸値（mg/dℓ）	分類	
9.0以上	高尿酸血症	いつ痛風発作が起きてもおかしくない
8.0〜9.0	高尿酸血症	痛風発作に注意する必要がある
7.0〜8.0	高尿酸血症	痛風発作を起こす可能性がある
6.0前後（7.0未満）	正常	痛風発作を起こす可能性はない

高尿酸血症を放置すると全身に影響が及ぶ

尿酸値が7.0mg/dℓを超えると

高尿酸血症と診断され、痛風発作を起こす可能性が出てきます。

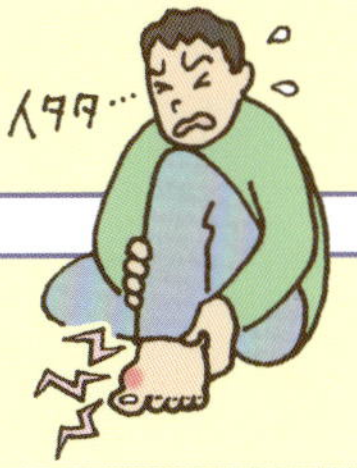

この状態を放っておくと

尿酸値はどんどん高くなり、痛風発作を起こす可能性も高くなっていきます。

痛風発作が起きなくても、尿酸値が高いまま放置すると

尿路結石、腎障害などのリスクを高め、高血圧、動脈硬化、脳血管障害、虚血性心疾患など合併症をまねきます。

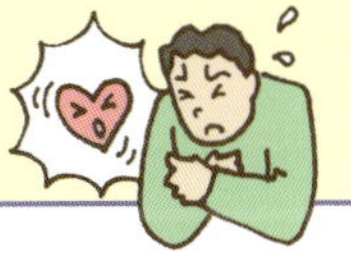

だから

今のうちに手を打つことが大切です。まずは、生活習慣を見直し、改善に取り組みましょう。

尿酸値
基礎知識

そもそも尿酸って何？

プリン体生成は生命活動のあかし

尿酸はプリン体というものからつくられています。プリン体は、細胞核にある核酸を構成する物質です。私たちが口にする食品も細胞からできているため、当然プリン体が含まれています。ただ、食品として取り込まれるプリン体は体内にあるプリン体の２～３割にすぎません。残り７～８割は、私たちの体の中でつくられているのです。

　プリン体が体内でつくられるしくみには２つあります。

　一つは、細胞の核にある核酸の分解によるものです。核酸は遺伝情報を伝える重要な物質ですが、細胞が定期的に新しいものに生まれ変わるときに分解され、プリン体をつくります。

　もう一つは、エネルギー消費によるものです。エネルギー源であるＡＴＰ（アデノシン三リン酸）が分解されてＡＤＰ（アデノシン二リン酸）になるときにエネルギーが放出されます。ＡＤＰは、安静時に元のＡＴＰに戻りますが、激しい運動などで急激に大量のＡＴＰが使われると、増えすぎたＡＤＰはＡＴＰに戻れずに分解されてプリン体となります。

　このように、体内では常にプリン体がつくられ、食品から取り入れたプリン体とともに、肝臓で分解されて尿酸がつくられます。尿酸は、人間が生命を維持し、活動していくうえで欠かすことのできない生成物といえます。

産生と排泄のバランスをとり一定量が蓄えられる

健康な人の体内では１日に約７００㎎の尿酸がつくられ、尿酸プールとして蓄えられます。尿酸プールでは約１２００㎎の尿酸が保たれ、約７００㎎の尿酸が排泄されています。尿酸は水に溶けにくく結晶化しやすいため、結石などができないよう腎臓は少しずつしか尿酸を排泄させません。排泄される尿酸の約７割が尿中に、約３割は汗や便とともに排泄されます。

尿酸産生と排泄のメカニズム

尿酸は毎日一定量が、プリン体からつくられ、排泄されています。

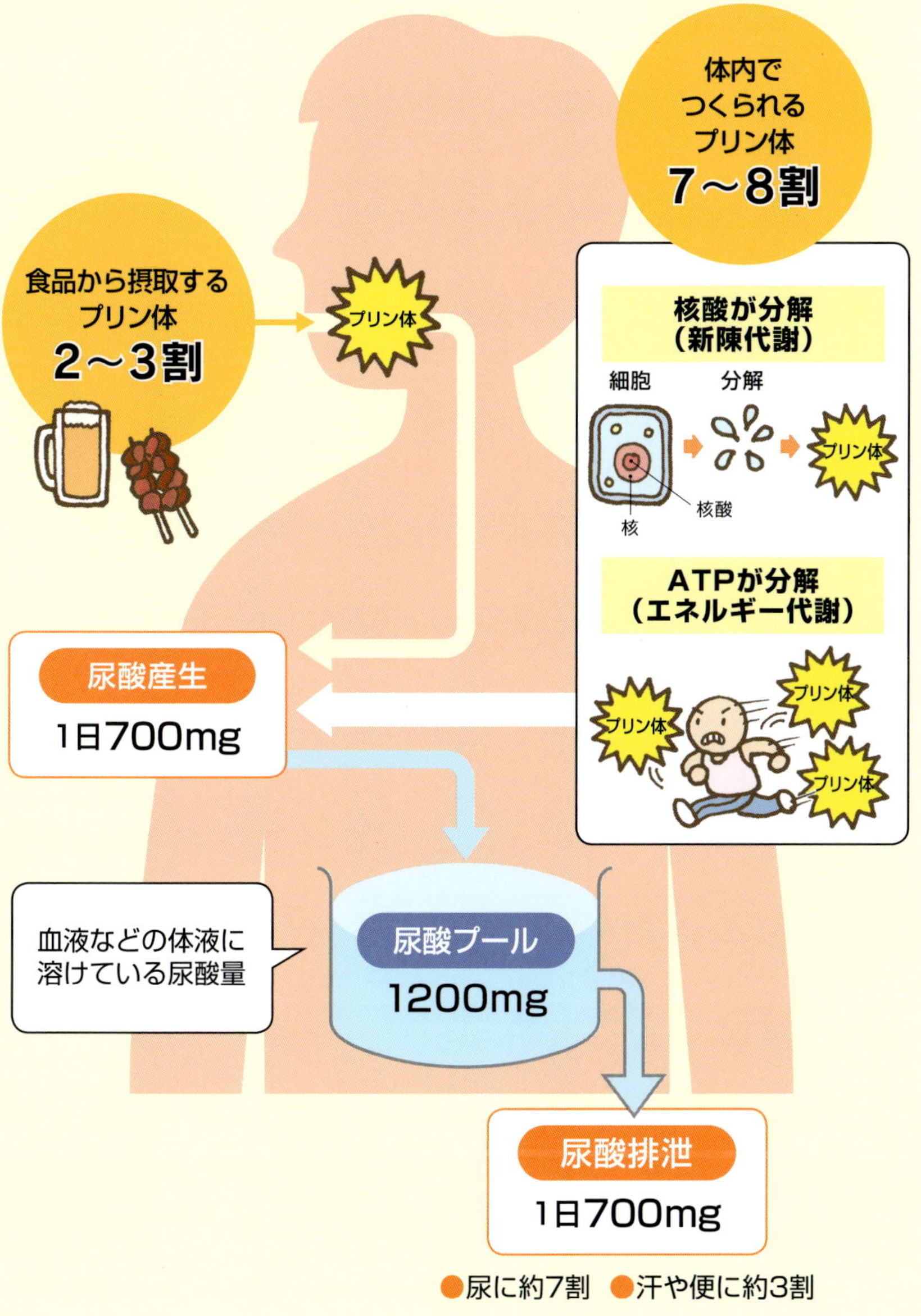

尿酸値基礎知識

尿酸値が高くなるのはなぜ？

尿酸プールに過剰に蓄積されることによる

尿酸値とは血液中の尿酸の濃度のことで、血液1dℓ中に含まれる尿酸の重量（mg）で示します。

尿酸値は尿酸プールの状態に影響され、尿酸が過剰に蓄積されると高くなり、7・0mg／dℓを超えると高尿酸血症と診断されます。

産生と排泄のバランスがくずれる

尿酸プールでは、尿酸の産生と排泄のバランスが保たれることで尿酸の量が一定に維持されています。しかし、産生量が多すぎても排泄量が少なすぎても尿酸は過剰に蓄積されます。高尿酸血症では、このバランスがどのようにしてくずれるかで3つのタイプに分類されます。

尿酸産生過剰型　尿酸の排泄量は正常ですが、産生される尿酸の量が多すぎるタイプ。体質や生活環境が影響しています。

尿酸排泄低下型　尿酸産生量は正常ですが、排泄される尿酸の量が少なすぎるタイプ。日本人に多く、腎臓からの尿酸排泄量の低下が影響しています。

混合型　尿酸の産生量が多く、排泄量は少ないタイプ。産生過剰型と排泄低下型の両方の特徴をあわせもちます。

原因を知りコントロールする

尿酸値が高くなるのは尿酸の産生と排泄のバランスがくずれ、尿酸が過剰に蓄積されるからです。このようになるのは、尿酸の産生が多すぎるか排泄が少なすぎるか、また、この両方が合わさっているかですが、重要なのは、尿酸が多くつくられたり、尿酸の排泄が少なくなったりする原因を知り、尿酸が過剰に蓄積されないよう、尿酸のコントロール法を身につけることです。尿酸は生きていれば必ず産生されるものですから、上手につき合っていきたいものです。

高尿酸血症の3つのタイプ

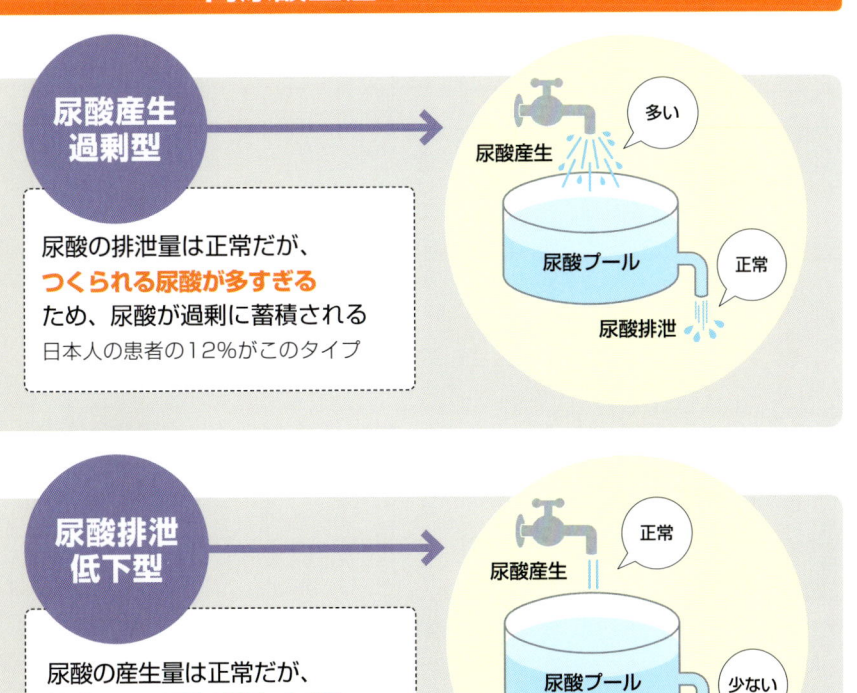

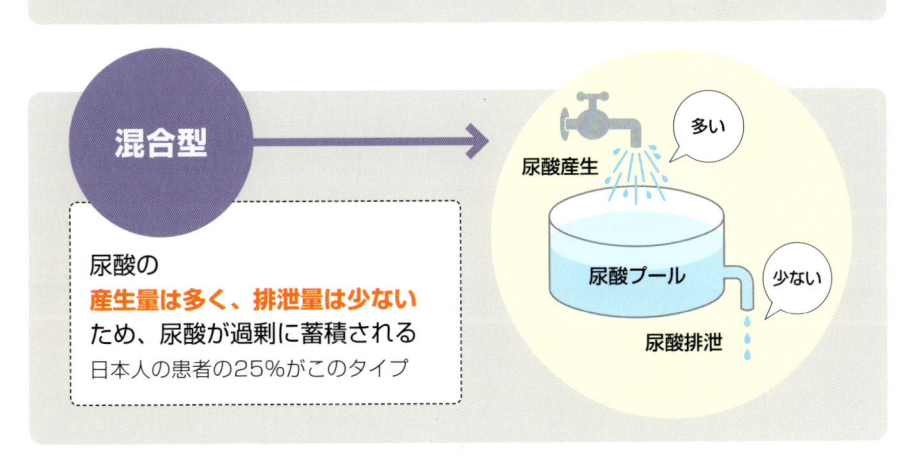

尿酸産生過剰型

尿酸の排泄量は正常だが、
つくられる尿酸が多すぎる
ため、尿酸が過剰に蓄積される
日本人の患者の12%がこのタイプ

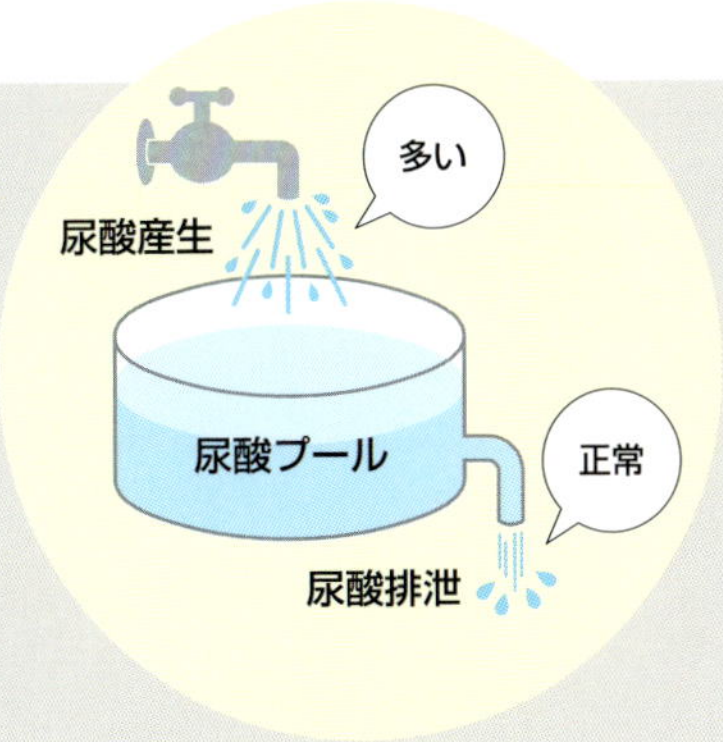

尿酸排泄低下型

尿酸の産生量は正常だが、
排泄される尿酸が少なすぎる
ため、尿酸が過剰に蓄積される
日本人の患者の60%がこのタイプ

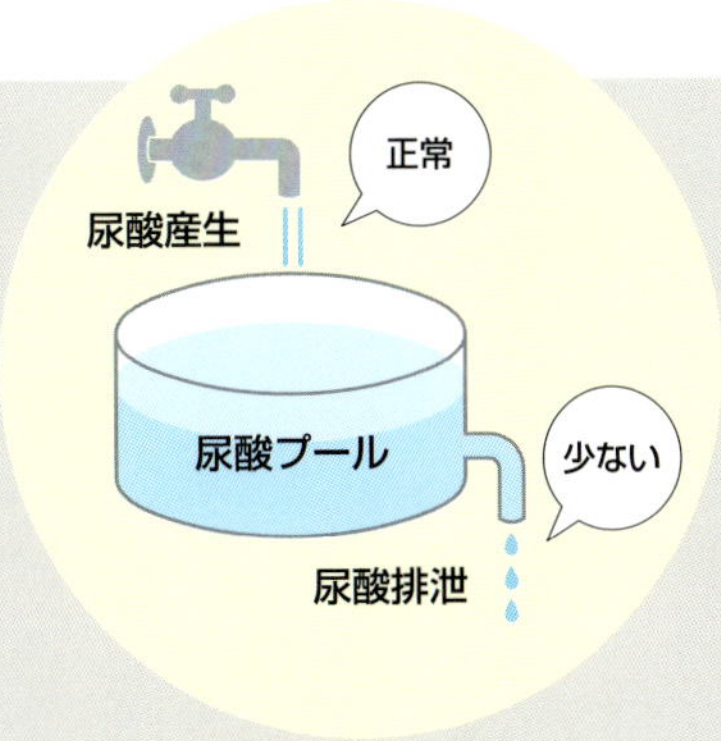

混合型

尿酸の
産生量は多く、排泄量は少ない
ため、尿酸が過剰に蓄積される
日本人の患者の25%がこのタイプ

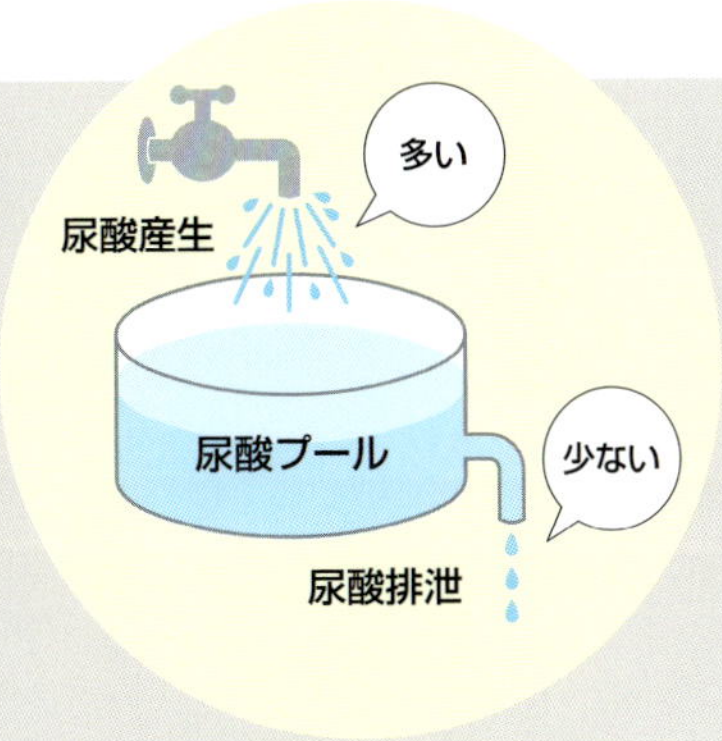

※高尿酸血症のタイプ別割合には、正常型もわずかに（3％）含まれる

尿酸値基礎知識

尿酸値が高くなるとどうなるの？

結晶化して関節周囲にたまる

尿酸は水に溶けにくく結晶化しやすい物質です。血液中では結晶化せず7・0㎎／dℓ以上でも溶けていますが、関節液の中では結晶化が始まり、この結晶がさまざまな障害を引き起こすことになります。そのため、尿酸値が7・0㎎／dℓを超えると高尿酸血症と診断され、適切な治療が必要になります。

放っておくと痛風発作を起こすことも

高尿酸血症では、尿酸塩という尿酸の結晶が関節内にたまっていきます。この状態が長く続くと、痛風関節炎や痛風結節といった、いわゆる痛風を発症することがあります。

痛風関節炎は、関節軟骨の表面や関節包の内側に尿酸塩結晶がたまりすぎ、これがはがれて関節液に流れ出て起こります。これを異物とみなした白血球が食べつくそうと攻撃することで炎症を起こし、激しい痛みを生じさせます。何の前ぶれもなく突然起こることが多く、このような場合をとくに痛風発作と呼んでいます。

痛風関節炎を起こす状態が長く続くと、尿酸塩結晶が関節部分だけでなく皮下組織にもたまり、コブ状に盛り上がることがあります。これが痛風結節です。多くの場合、炎症や痛みは伴いませんが、関節にできると関節が変形して自由に動かせなくなることがあります。

ほとんど自覚症状のないケースが危ない

このように高尿酸血症は進行すると怖い病気ですが、尿酸値が異常に高く尿酸塩結晶が関節部分にかなりたまった状態でも、痛風の発作や症状がまったく出ないケースがあります。こうした自覚症状のないケースを無症候性高尿酸血症と呼んでいますが、放置してしまうことが多いだけに、病状の進行には注意が必要です。

高尿酸血症と痛風

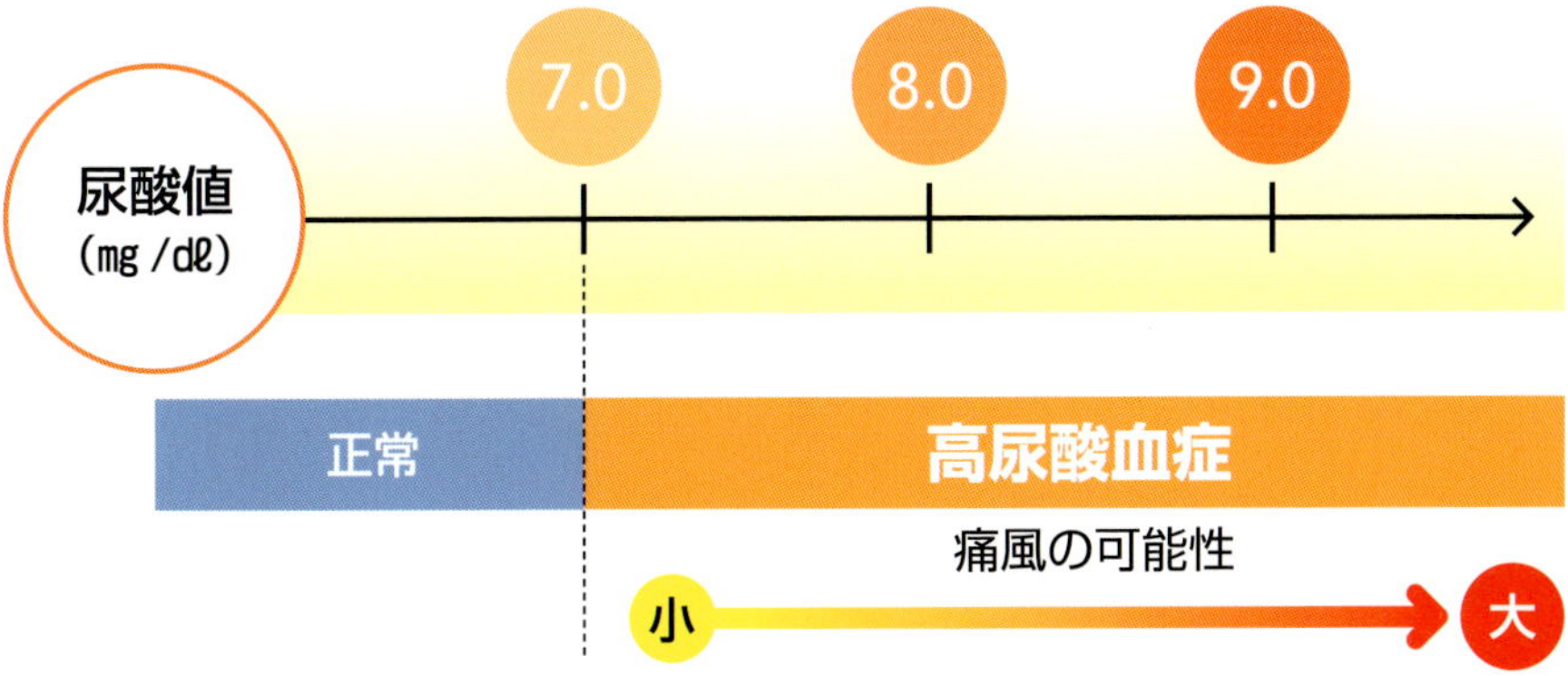

痛風の起こるメカニズム

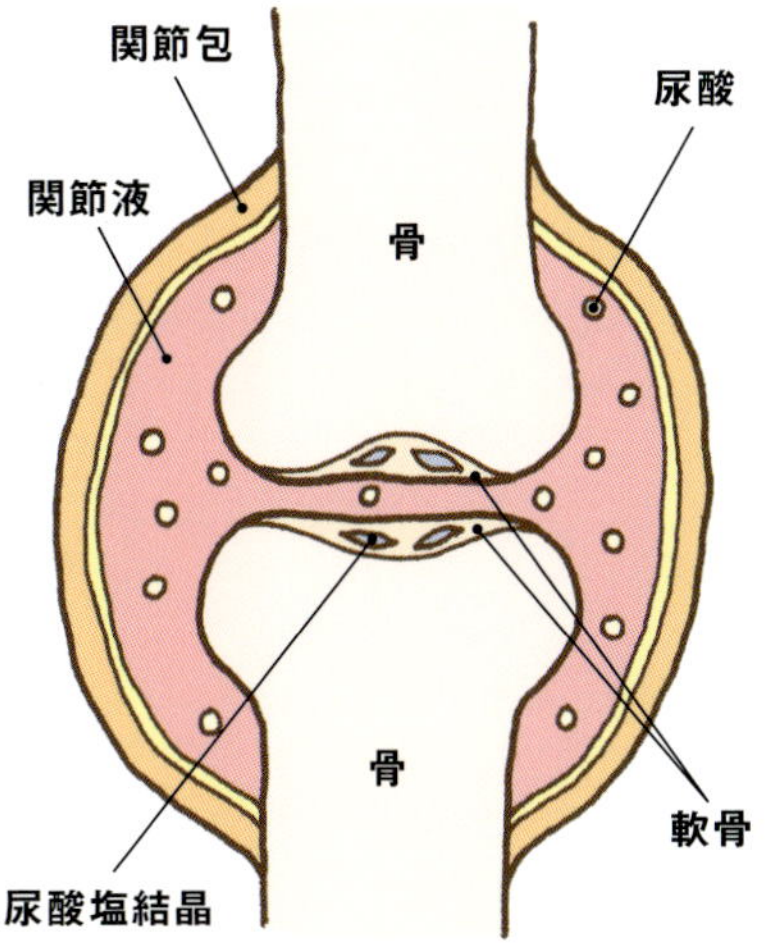

尿酸は血液中だけでなく関節周囲にある関節液にも溶けている。関節液中では尿酸濃度が6.7mg/dℓを超えると尿酸塩結晶となって軟骨の表面や関節包の内側にくっつく。

痛風関節炎

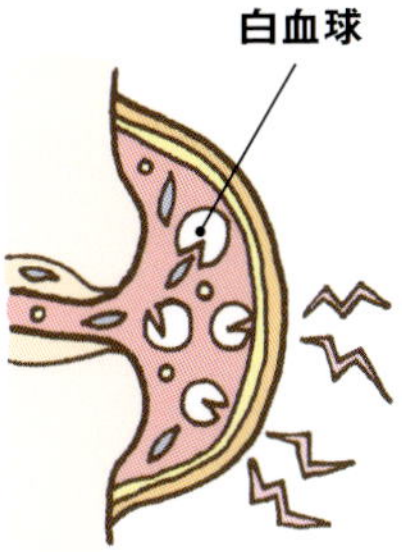

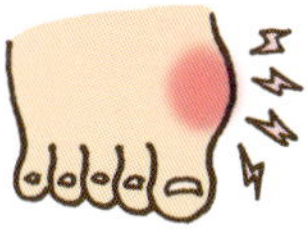

たまりすぎた尿酸塩結晶がはがれて関節液に流れ出る。白血球がこれを異物とみなして攻撃することで炎症が起きる

痛風結節

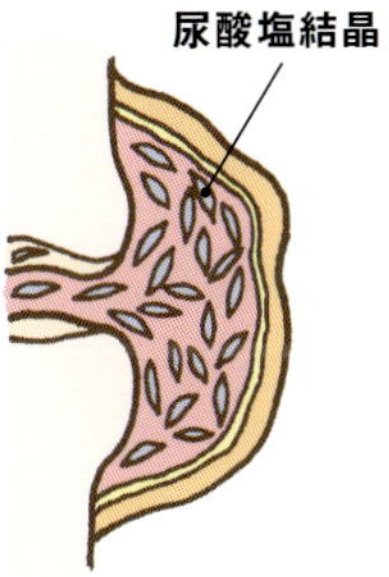

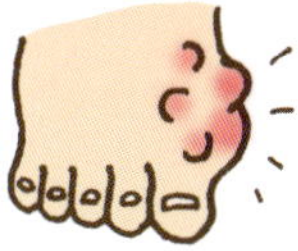

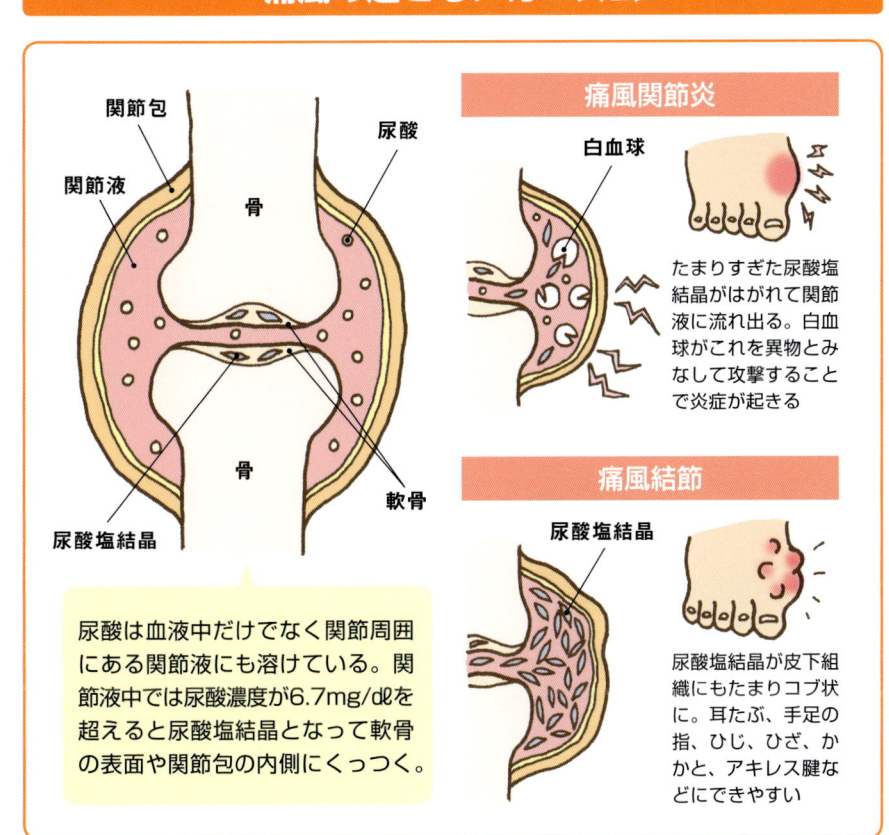

尿酸塩結晶が皮下組織にもたまりコブ状に。耳たぶ、手足の指、ひじ、ひざ、かかと、アキレス腱などにできやすい

痛風発作さえ起きなければ大丈夫？

自覚症状がないまま進行し合併症につながる

高尿酸血症を放置していると尿酸値はますます高くなり、痛風発作を起こす危険も高くなります。発作は痛みを伴いますから、発作を起こした人は高尿酸血症の治療に取り組みますが、高尿酸血症が必ず痛風につながるとは限りません。痛風を発症していない無症候性高尿酸血症は長期間放置されてしまいがちです。しかし、高尿酸血症の状態ではさまざまな組織や臓器が傷んでいて、これが別の新しい病気発症につながります。これらの病気を高尿酸血症の合併症といい、合併症には著しく生活の質を落としたり、命にかかわったりする重大な病気もあり、発症すると深刻な事態をまねきます。

恐い合併症を防ぐため症状がなくても対策を

高尿酸血症の代表的な合併症が、腎障害や尿路結石です。

腎臓は血液中の老廃物を排泄するだけでなく、必要な成分の再吸収や体内の水分量の調節など重要な働きを担っています。尿酸の濾過《ろか》や再吸収も腎臓の仕事ですが、尿酸値が高い状態が続くと腎臓への負担が大きくなり、処理しきれなくなった尿酸は結晶化して腎臓組織に沈着、腎機能を低下させます。腎障害が進行すると、腎不全となって人工透析が必要になることもあります。

また、尿中に排泄される尿酸の量が多くなると、尿酸やほかの成分が結晶をつくってしだいに大きくなり、小さな石のようになる結石をつくります。これが尿の通り道である尿路にできるのが尿路結石です。結石の多くは腎臓でできて尿路を流れていきますが、途中で詰まると激痛を起こします。

このほか、メタボリックシンドロームといった別の生活習慣病なども発症しますが、合併症の症状が出るのは病状がかなり進行してからです。高尿酸血症では、症状が出る前の早めの治療と定期的な検査がたいへん重要です。

甘く見てはいけない高尿酸血症の合併症

高尿酸血症の合併症には腎障害や尿路結石だけでなく、糖尿病、脂質異常症、高血圧といったほかの生活習慣病もあり、動脈硬化が進むことで体のさまざまな部分に障害を起こします。

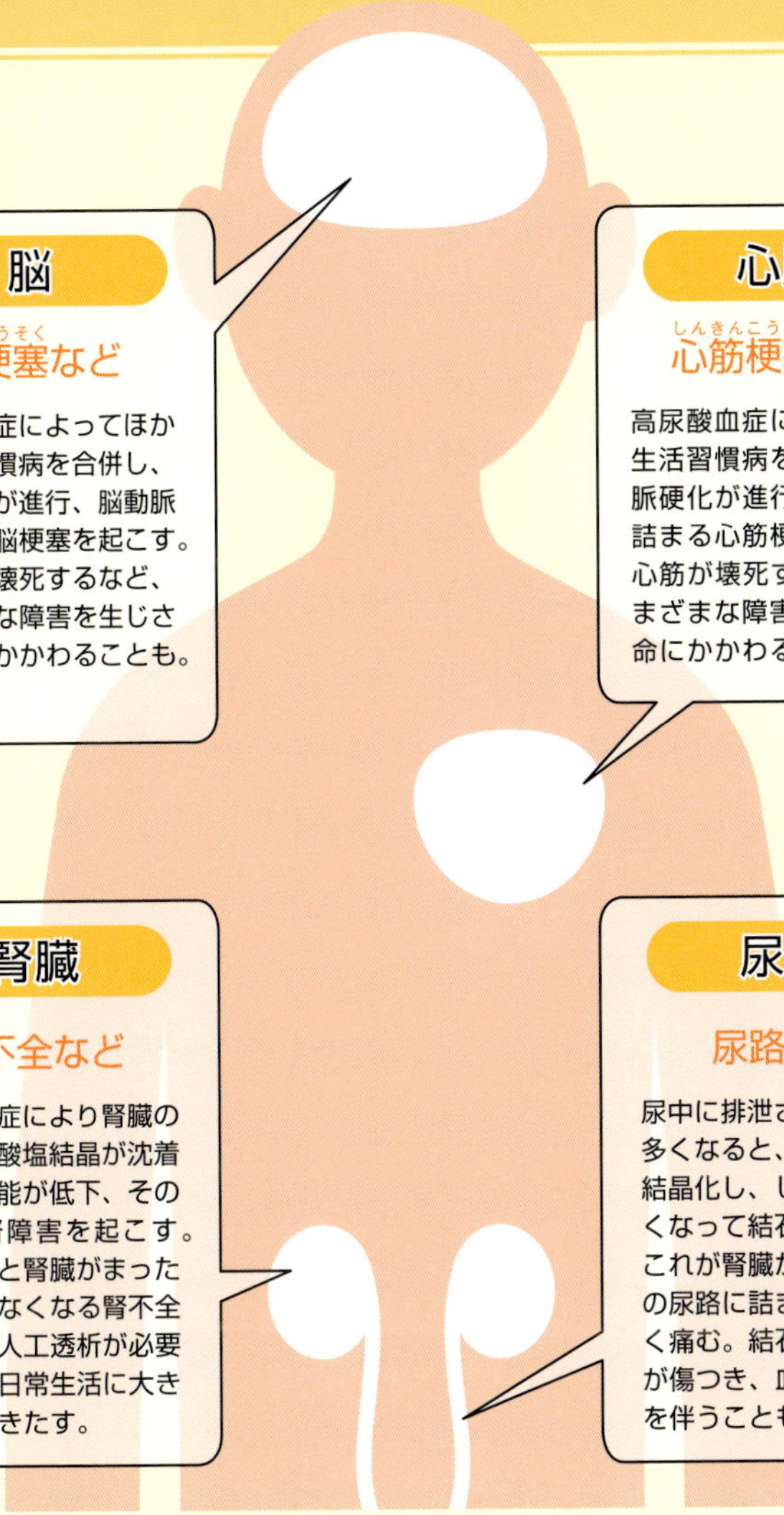

脳

脳梗塞《のうこうそく》など

高尿酸血症によってほかの生活習慣病を合併し、動脈硬化が進行、脳動脈が詰まる脳梗塞を起こす。脳細胞が壊死するなど、さまざまな障害を生じさせ、命にかかわることも。

心臓

心筋梗塞《しんきんこうそく》など

高尿酸血症によりほかの生活習慣病を合併し、動脈硬化が進行、冠動脈が詰まる心筋梗塞を起こす。心筋が壊死するなど、さまざまな障害を生じさせ、命にかかわることも。

腎臓

腎不全など

高尿酸血症により腎臓の組織に尿酸塩結晶が沈着し、腎機能が低下、その結果、腎障害を起こす。進行すると腎臓がまったく機能しなくなる腎不全となって人工透析が必要になり、日常生活に大きな支障をきたす。

尿路

尿路結石

尿中に排泄される尿酸が多くなると、尿酸などが結晶化し、しだいに大きくなって結石をつくる。これが腎臓から尿道までの尿路に詰まると、激しく痛む。結石により尿道が傷つき、血尿や排尿痛を伴うことも。

尿酸値
基礎知識

尿酸値を上げる原因は何？

多くは原因がはっきりしない原発性

高尿酸血症は、はっきりと原因を特定できない原発性（一次性）と、原因がはっきりしている二次性のものに分けられます。二次性によるものは、ほかの病気があってそれにより高尿酸血症になったり、使っている薬でなったりしますが、痛風でいえば、日本人の全痛風症例の約5％を占める程度です。

つまり、高尿酸血症のほとんどが原発性といえます。原因ははっきり特定できていませんが関連する因子は解明されてきています。大きくは2つあり、一つは遺伝的体質で、もう一つは環境です。遺伝的体質とは、近親者に高尿酸血症患者がいて尿酸値が高くなりやすい体質が遺伝することで、環境とは、年齢や性別、そして生活習慣などがあります。

生活習慣を改善できれば予防や進行を抑制できる

尿酸値を上昇させやすい生活習慣として食生活があげられます。プリン体を多く含む食品の摂取過多だけでなく、食べすぎや飲みすぎも尿酸値上昇につながります。体に負担の少ないゆるやかな運動（有酸素運動）は尿酸値の改善に有効ですが、激しい運動（無酸素運動）は尿酸値を上げます。ストレスを受けても尿酸値は上がります。

遺伝や年齢、性別は変えられませんが、生活習慣は自分の力で変えることができます。遺伝があっても、生活習慣の改善により、高尿酸血症を改善することは可能です。

男性の年齢別高尿酸血症の割合

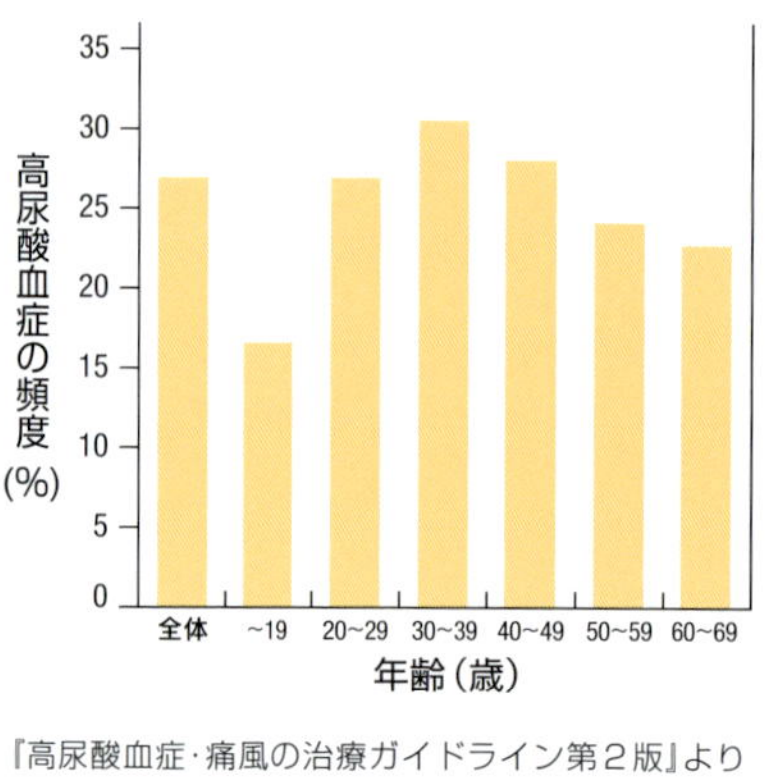

『高尿酸血症・痛風の治療ガイドライン第２版』より

原発性高尿酸血症が起こる要素

遺伝的体質

- 近親者に高尿酸血症患者がいる

環境

- 年齢
- 性別

→ **変えられない要素**

- **生活習慣**
  - 食べすぎ、飲みすぎ
  - 肥満
  - 適切な運動の不足
  - 激しい運動のしすぎ
  - ストレスをためやすい性格
  - ストレスの多い生活

→ **改善できる要素**

尿酸値を高くする 病気・薬剤
（二次性高尿酸血症の原因）

- **病気**：腎疾患、悪性腫瘍、糖尿病などほかの生活習慣病
- **薬剤**：降圧薬、利尿薬

尿酸値 基礎知識

メタボリック症候群《シンドローム》と関係ある？

尿酸値が高くなるとメタボにもなりやすい

メタボリックシンドロームとは、肥満（内臓脂肪型肥満）というベースがあって、さらに脂質異常・高血圧・高血糖のうち2つ以上がある状態をいいます。どの要素も動脈硬化を進行させますが、複数組み合わさるとさらに進行を早めるだけでなく、問題のなかった要素や症状の軽かった要素も悪くし、悪循環を起こします。そこで、これら4つの要素を複合的にみて、適切に対応していくことが求められるようになりました。高尿酸血症はメタボリックシンドロームの診断基準には含まれていませんが、尿酸値が高くなるにしたがいメタボリックシンドローム発症の可能性も高くなるといわれています。

メタボになると尿酸値が上がる

一方、メタボリックシンドロームの構成要素が増えると尿酸値も上がります。その主な原因はメタボリックシンドロームのベースとなっている内臓脂肪の増えすぎ、つまり内臓脂肪型肥満です。

内臓脂肪からはさまざまな物質が分泌されていて、これにより糖代謝においてはインスリンがうまく働かないインスリン抵抗性という状態になります。すると糖代謝を進めるためインスリンがどんどん分泌され、高インスリン血症の状態となります。インスリンには腎尿細管で尿酸を再吸収する働きがあるので、高インスリン血症になると、この作用が過剰になり、高尿酸血症となるのです。

高尿酸血症とメタボは生活習慣病

高尿酸血症とメタボリックシンドロームは密接に関連しています。それはどちらも生活習慣に起因しているからです。どちらかを診断されたら合併しないように注意し、生活習慣の改善を急ぐ必要があります。

高尿酸血症とメタボリックシンドロームの関係

メタボリックシンドロームの診断基準

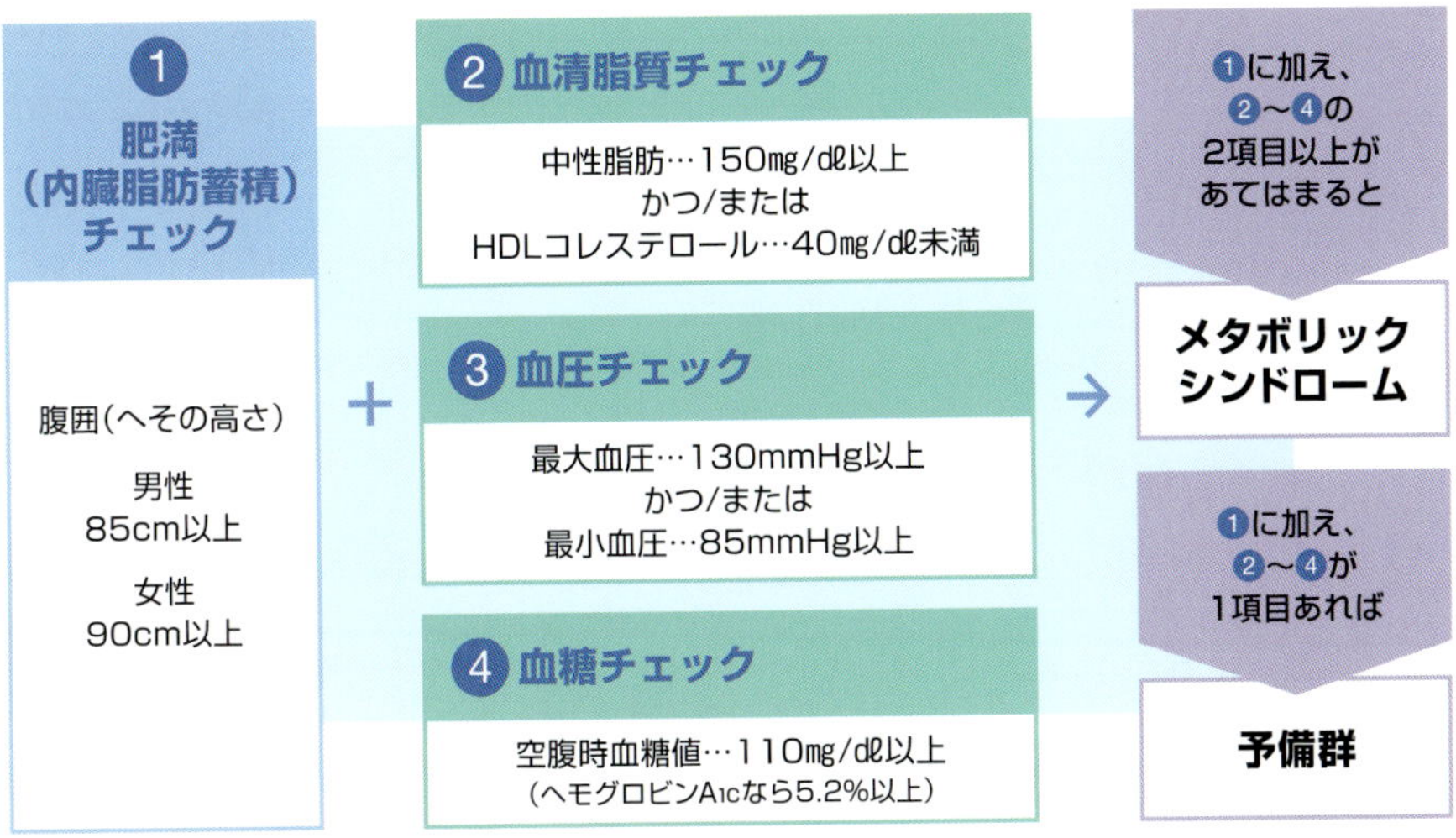

メタボリックシンドロームにおける高尿酸血症の発症メカニズム

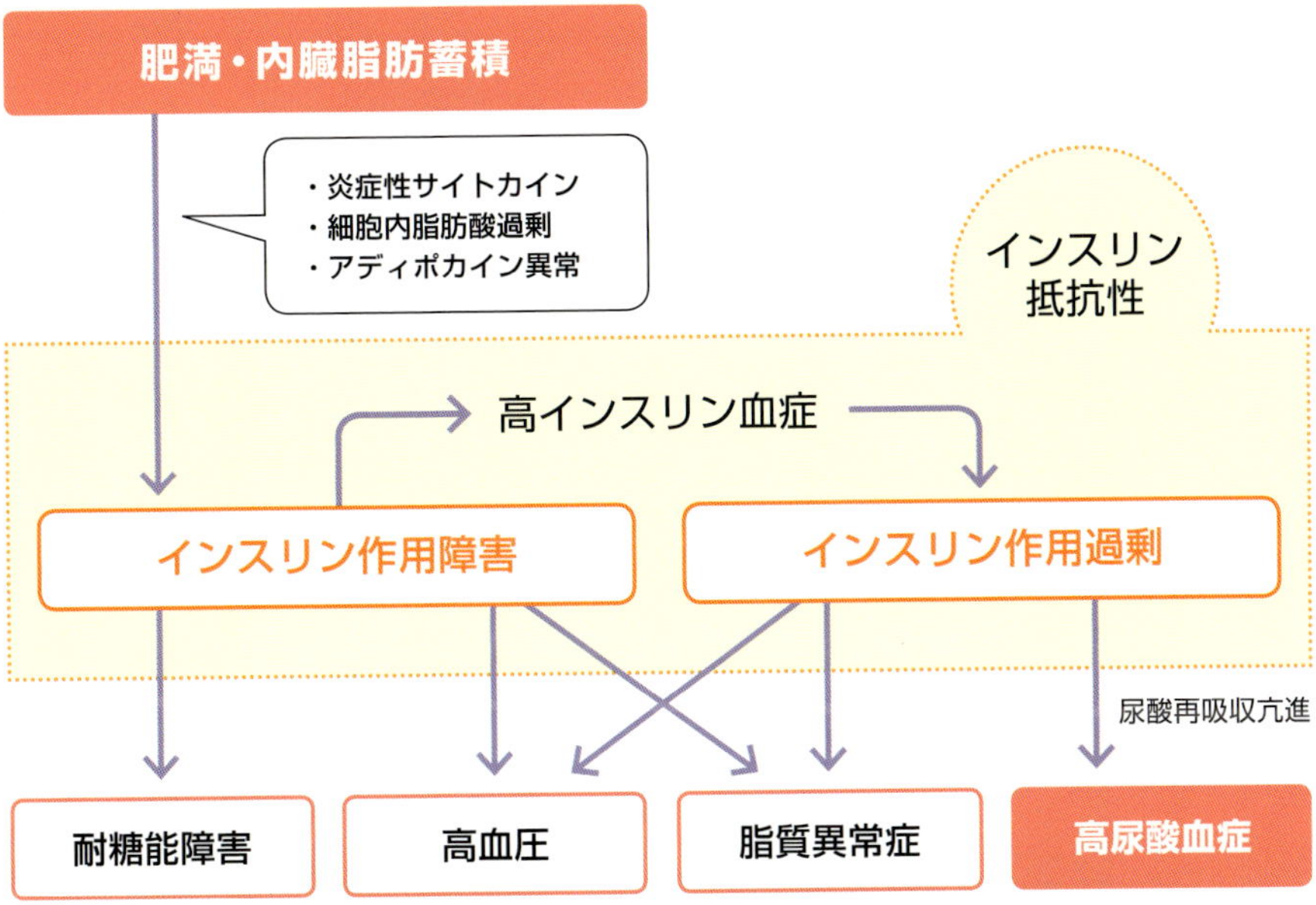

小川渉「尿酸とインスリン抵抗性」（『メタボリックシンドロームにおける高尿酸血症の意義とその管理』）より

尿酸値基礎知識

治療を始めるタイミングは？

高尿酸血症の治療の目安

高尿酸血症の状態を放置すると痛風発作を起こす可能性が高まるだけでなく、恐い合併症を発症する危険も出てきます。高尿酸血症と診断されたら適切な治療を受ける必要があります。

尿酸値が7・0㎎／dℓを超えると高尿酸血症と診断され、その際、痛風の症状があるかないか、また合併症があるかないかをみて、治療法が決められます。とくに痛風発作を発症した人では、再発作を起こさないためにも尿酸値を6・0㎎／dℓ以下に維持することが望ましいとされています。これは、関節液中で尿酸は6・7㎎／dℓを超えると結晶化するからで、再発作を起こさないためにより低い値を目標にします。

生活習慣の改善と薬物療法の実際

高尿酸血症の治療の大きな柱として、生活習慣の改善と薬物療法があります。

通常、痛風を発症したら生活習慣の改善とともにすぐに薬物療法（142ページ参照）も開始されます。無症候性高尿酸血症でも、合併症があって尿酸値8・0㎎／dℓ以上であれば、また合併症がなくても尿酸値9・0㎎／dℓ以上であれば、薬物療法を検討します。一方、尿酸値9・0㎎／dℓ未満で痛風や合併症がなければ生活習慣の改善から始めます。いずれにしても、生活習慣の改善は高尿酸血症治療の基本となります。

大切なのは継続すること

高尿酸血症の治療の目標は尿酸値を下げ、それを維持して合併症を防ぐことです。治療を開始すると、それまで何もしなかったわけですから、尿酸値は少しずつ下がってきます。しかし、これで治療をやめてしまうと再び尿酸値は上がってしまいます。これは尿酸値を上げている原因が取り除かれたわけではないからで、高尿酸血症の治療には気長に取り組む必要があるのです。

高尿酸血症の治療指針

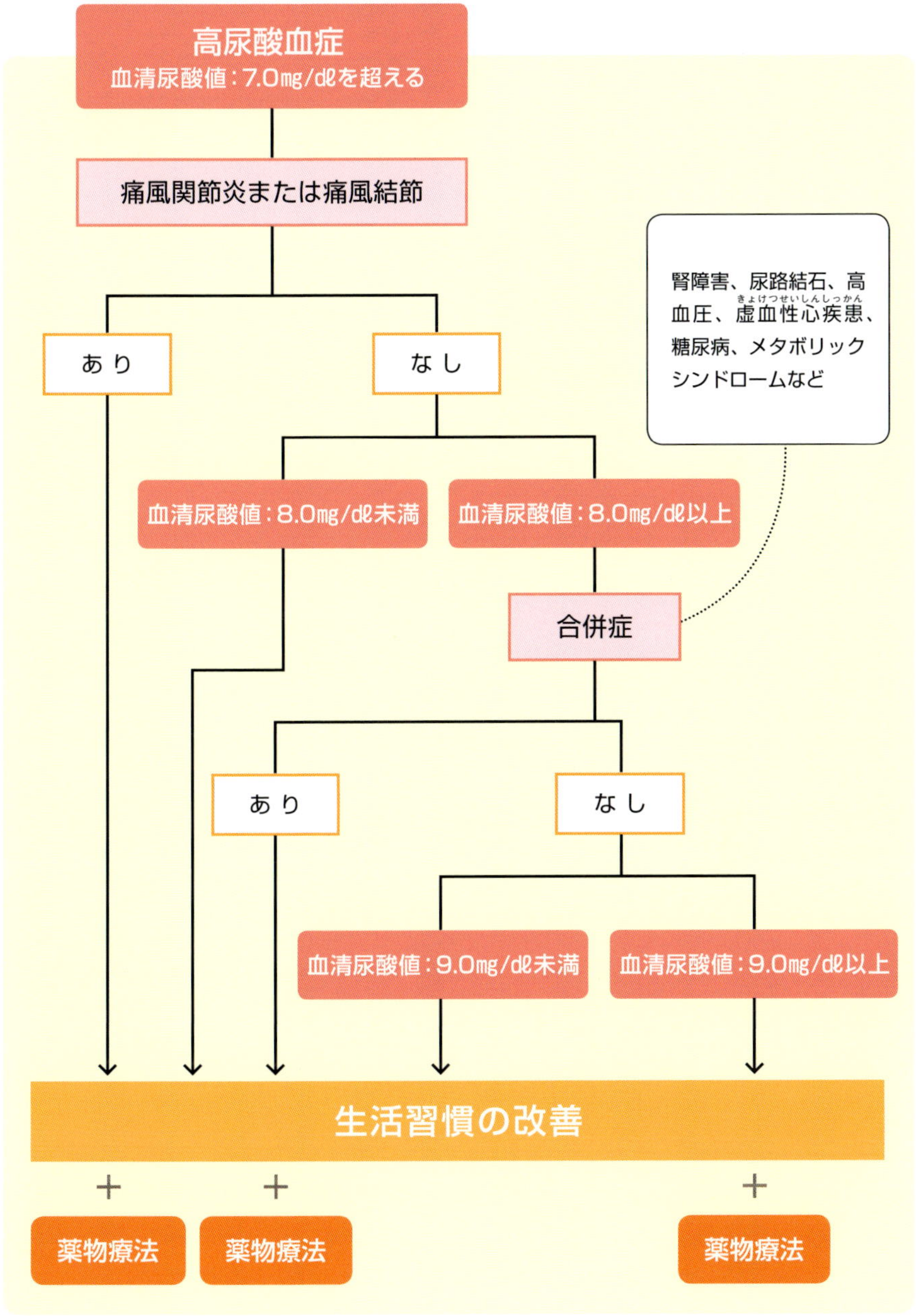

『高尿酸血症・痛風の治療ガイドライン第２版』より引用改変

治療のポイントは？

基本は生活習慣の改善

薬物療法の進歩のおかげで、高尿酸血症の治療において尿酸値管理は比較的容易になりましたが、高尿酸血症が生活習慣病であることを考えると、あくまでも治療の基本は生活習慣の改善であるといえます。

生活習慣の改善には、食事療法、アルコール制限、運動療法、ストレスコントロールなどがあり、尿酸値低下に有効と考えられる内臓脂肪型肥満の解消や、尿酸のもとになるプリン体の量を増やさない、また尿酸の排泄を低下させない生活をめざします。

症状がなくても早めに取り組む

生活習慣は長い時間をかけて身についていくものですから、改善したほうがいいとわかっていても実行に移すのは簡単ではありません。何とか改善に取り組み始めても、それをずっと続けるのは難しいものです。高尿酸血症を発症するのは30代、40代の男性が多く、ちょうどこの年代の男性は働き盛りで忙しいという人が多く、生活習慣の改善にじっくり取り組むのが難しいという背景もあります。

しかし、高尿酸血症を放置すると痛風発作だけでなく、命にかかわる合併症を起こす可能性があります。いったん、こういった病気を発症すると直ちに治療に取り組む必要があり、生活にも支障をきたします。長い目でみると、高尿酸血症の治療には早めに取り組むほうが得策といえるでしょう。

じっくり取り組み一生続けるつもりで

生活習慣は急には変えられないものです。まずは取り組みやすいことから始め、少しずつ時間をかけて改善していきます。そして、一つうまくいったら別のことにも取り組み、こうして身につけた習慣を一生続けることで、高尿酸血症を遠ざけていきます。

高尿酸血症の生活改善

食事療法

尿酸を増やさない

プリン体制限
エネルギー制限
ショ糖、果糖の制限

尿酸を排泄させる

尿をアルカリ化する食品の摂取
水分摂取

→ PART 2

アルコール制限

アルコールは代謝により、尿酸値を上げる。とくに、ビールはプリン体を多く含むため、より注意が必要

→ PART 2

運動療法

有酸素運動の推奨
無酸素運動の制限

→ PART 3

その他

ストレスを回避する
リラックス、休息をとる

→ PART 4

痛風発症リスクの比較

果物摂取をする集団や、ランニング距離が長い集団、適度な運動をする集団では痛風発症リスクが減ります。

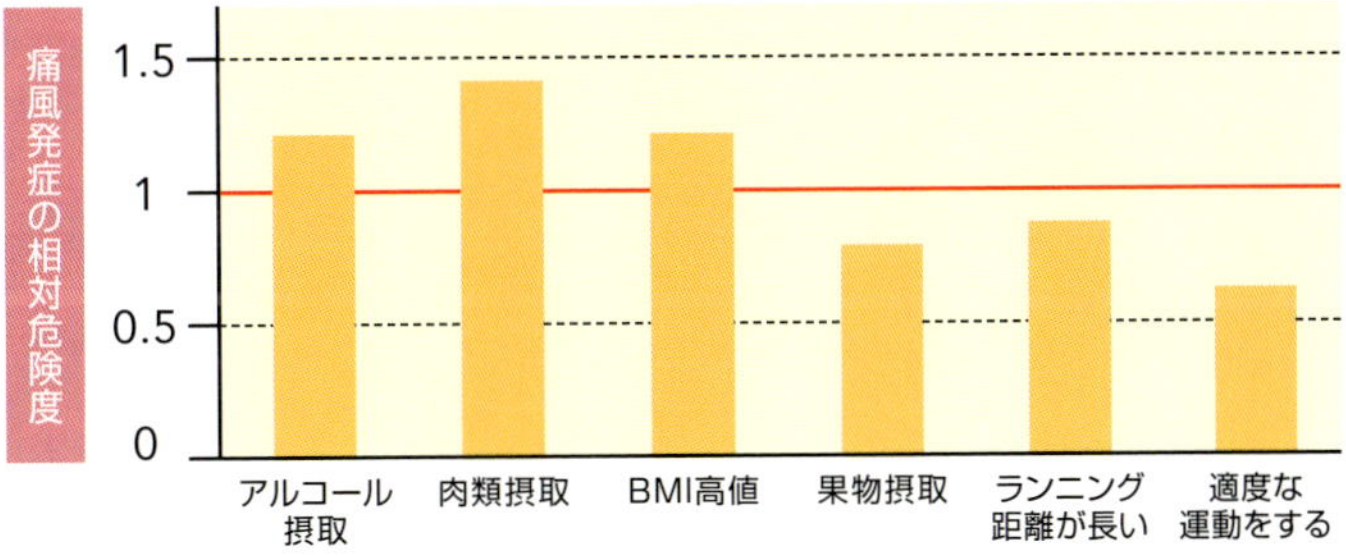

『高尿酸血症・痛風の治療ガイドライン第2版』より

女性や若い世代も尿酸値の推移に注意を

高尿酸血症の患者は圧倒的に男性が多く、痛風患者の男女比は９対１といわれています。

高尿酸血症になる女性が少ないのは、エストロゲン（卵胞ホルモン）といった女性ホルモンが尿酸の排泄を促しているからと考えられていて、実際に閉経前の女性が痛風を起こす例は極めてまれです。

尿酸値は性別や年齢により左右され、尿酸値が高くなる要因（２４ページ参照）を最も多く抱えていると思われる３０代、４０代の男性に、高尿酸血症の患者が多い（３０ページ参照）のは事実です。しかしながら、働く女性の増加で男性と同じように尿酸値が高くなる要因をもつ女性や、食べすぎや運動不足などで肥満している子供が増えている現代では、性別や年齢に関係なく高尿酸血症になる人がみられます。女性だから、若いからといって安心は禁物です。

なお、女性の場合は、男性よりも低い尿酸値の段階で生活習慣病のリスクが高まる傾向があります。女性は、尿酸値が上がり始めたら正常値（7.0㎎/dℓ以下）であっても注意したほうがよいでしょう。

尿酸値が上がると生活習慣病のリスクも上がる！

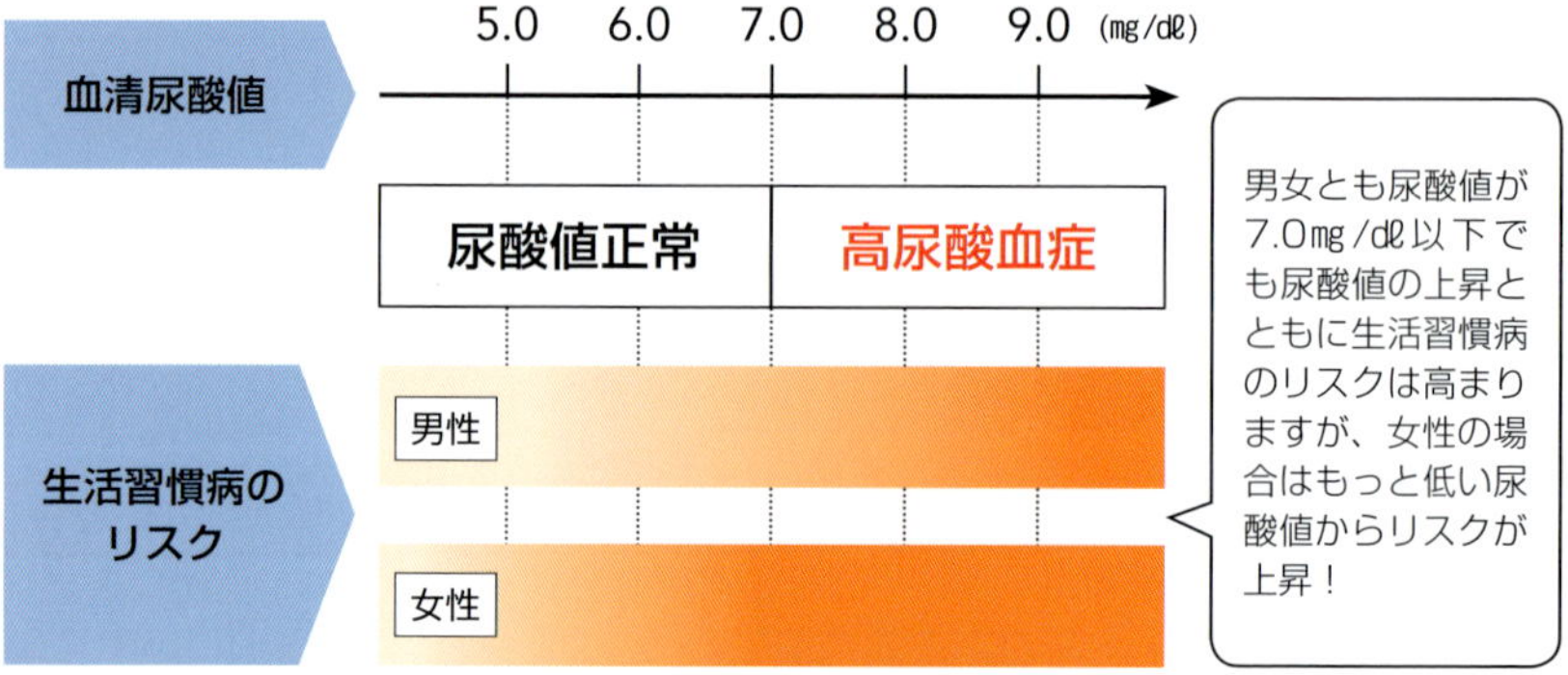

『高尿酸血症·痛風の治療ガイドライン第2版』より引用改変

PART 2

食事で尿酸値を下げる

食事改善のポイント

プリン体だけでなく摂取エネルギー量に注目

摂取エネルギー量を抑えることが大切

「尿酸値が高い人は、プリン体の多い食品の摂取を控えたほうがいい」ということはよく知られています。もちろんこれも大切なことですが、近年の食事指導では、プリン体の摂取を控えることだけでなく、摂取エネルギー量を抑えることが重視されています。

なぜなら、プリン体は食べ物から取り込まれるだけでなく、私たちの体内でも常につくられていて、食べ物から取り込まれるものが全体の２～３割、体内でつくられるものが７～８割です。つまり、食べ物からのプリン体の影響は比較的少ないのです。また、プリン体はいろいろな食品に含まれているため、気にしすぎると食べるものがなくなってしまうという理由もあります。

尿酸値を上げるのは不摂生な食生活

尿酸値を上げる原因はプリン体だけではなく、食べすぎ、飲みすぎ、バランスの悪い食事内容など、食生活全体の問題です。不摂生な食生活は肥満をまねきやすいので、尿酸値の高い人は肥満傾向があるのも特徴です。

肥満はそれだけで尿酸値を上げる原因になりますが、高尿酸血症や痛風だけでなく、糖尿病や高血圧症などを合併しやすくなるので注意が必要です。反対に、肥満を解消すると尿酸値が改善され、生活習慣病を遠ざけることができます。

適正エネルギー量を知り肥満を解消しよう

肥満を防ぐためには、まず１日に摂取する適正エネルギー量を知ることが大切です。左の計算式から自分の標準体重と、１日の適正エネルギー量を算出してみましょう。今、標準体重をオーバーしている人は、月１～２kg程度を目標にゆっくり減量していきましょう。体重が標準体重に近づくと、尿酸値も改善されていきます。

肥満度をチェックしてみよう

BMI ＝ 体重(kg) ÷ (身長(m) × 身長(m))

例

身長167cm、体重72kgの
AさんのBMIは、
72kg÷(1.67m×1.67m)≒25.8で、
肥満1度となります。

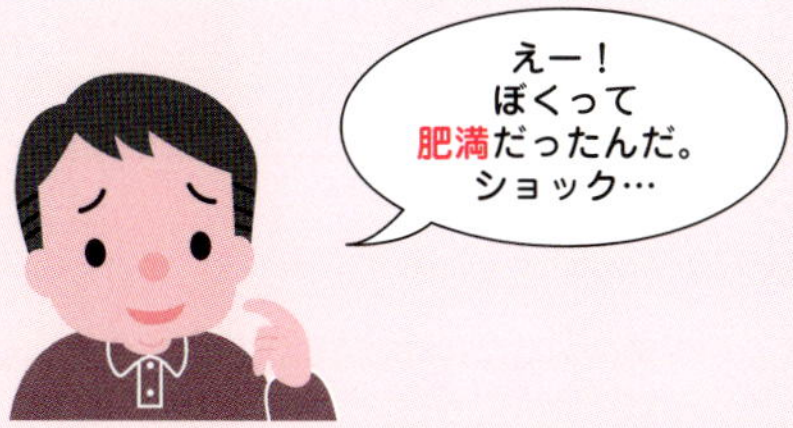
えー！
ぼくって
肥満だったんだ。
ショック…

BMI	肥満度
18.5未満	低体重
18.5以上25未満	普通体重
25以上30未満	肥満1度
30以上35未満	肥満2度
35以上40未満	肥満3度
40以上	肥満4度

（日本肥満学会2000）

BMIとはボディ・マス・インデックスの略で、身長と体重の関係から算出する体格指数です。日本肥満学会では、BMI22を標準体重、25以上を肥満としています。

自分の標準体重を知ろう

標準体重(kg) ＝ 身長(m) × 身長(m) × 22

例

身長167cmのAさんの標準体重は、
1.67(m)×1.67(m)×22≒61.4(kg)

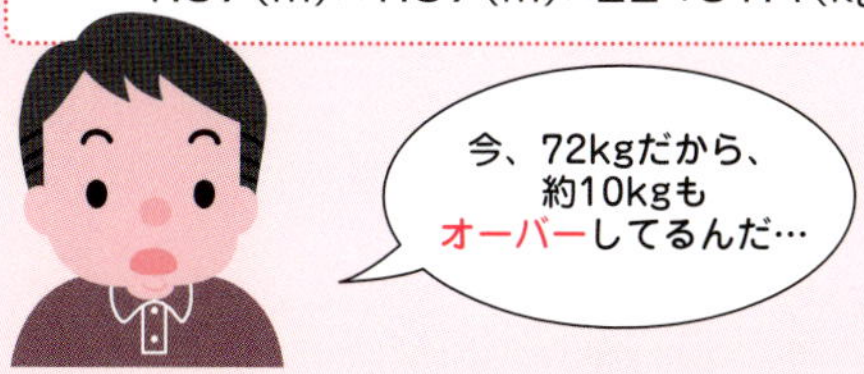
今、72kgだから、
約10kgも
オーバーしてるんだ…

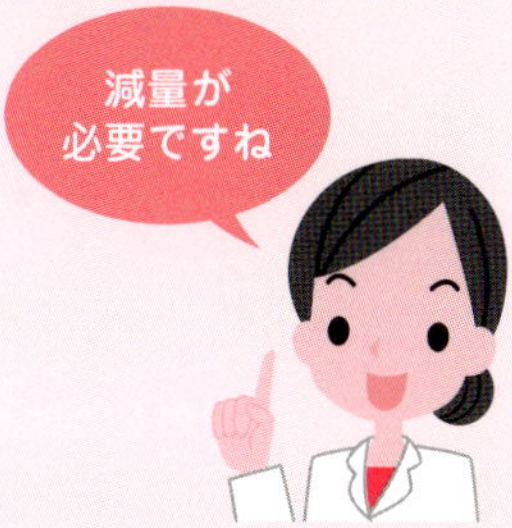
減量が
必要ですね

1日の適正エネルギー量を計算しよう

適正エネルギー量(kcal) ＝ 標準体重(kg) × 30(kcal)

例

標準体重61.4kgのAさんの適正エネルギー量は、
61.4(kg)×30(kcal)＝1842(kcal)

食事改善のポイント

男性は30代からの肥満に注意

肥満と高尿酸血症には密接な関連がある

厚生労働省の『平成21年国民健康・栄養調査』によると、成人男性の30・5%、女性の20・8%が肥満者（ＢＭＩ25以上）となっています。男性は30代から肥満者が急激に増え、30～60代では3割以上が肥満です。女性は30代から徐々に肥満者が増えますが、男性ほど多くはありません。

高尿酸血症の患者のほぼ95%が男性で、年齢的には30～60代で発症しています。昔は50～60代の発症が多かったのですが、今は発症のピークが40代から30代に移りつつあります。

基礎代謝が減るため中年期からは太りやすい

肥満と尿酸値には密接な関連がありますが、30代から太りやすくなる原因を考えてみましょう。

中年になるとだれでも基礎代謝が減ります。基礎代謝とは体温を一定に保ったり、心臓を拍動させたり、消化吸収を行ったりなど、生命を維持するために最低限必要なエネルギーです。基礎代謝が行われる場所は、筋肉が最も多いため、加齢によって筋肉が衰えると、エネルギーを消費する場が少なくなり、太りやすくなると考えられます。

若いころと同じ量を食べていて運動をしなければ、だれでも太りやすくなることを覚えておきましょう。

男性に多い食生活は尿酸値上昇をまねきやすい

ラーメン、焼き肉、ファストフード、コンビニ弁当など、男性が口にしがちな料理は、高脂肪、高エネルギーなものが多く、肥満をまねきやすいのが特徴です。これらは、尿酸値を上昇させる原因にもなります。

また、アルコールの飲みすぎも尿酸値上昇や肥満の原因になるので注意が必要です（52ページ参照）。

男性は30代になるころに、食生活を根本的に見直す必要があります。

男性の3割、女性の2割が肥満

肥満者の割合(20歳以上)

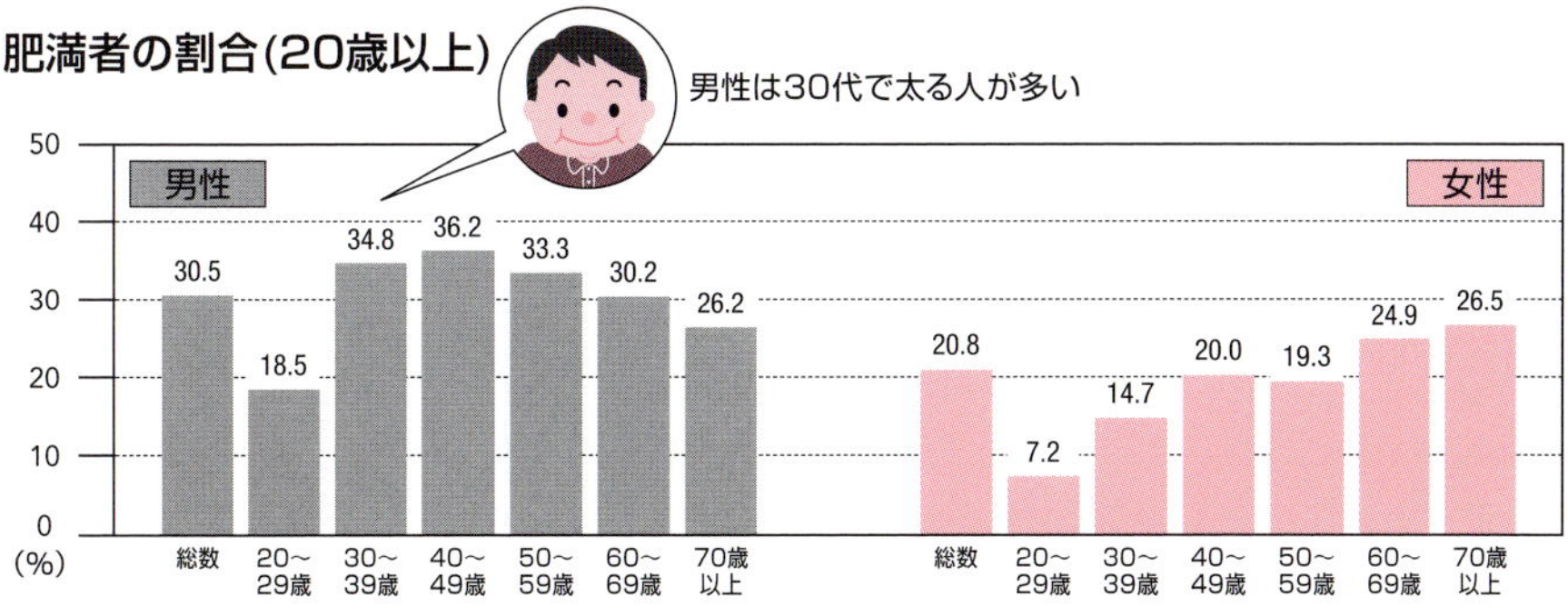

男女とも20代から30代になるときに最も変化が大きいのが特徴。とくに男性は、30代になるころに食事をはじめとする生活習慣を改めないと、高尿酸血症や痛風だけでなく、さまざまな生活習慣病にかかるリスクが高くなります。

『平成21年国民健康・栄養調査』より

Aさん(30代男性)のある日の食事とエネルギー

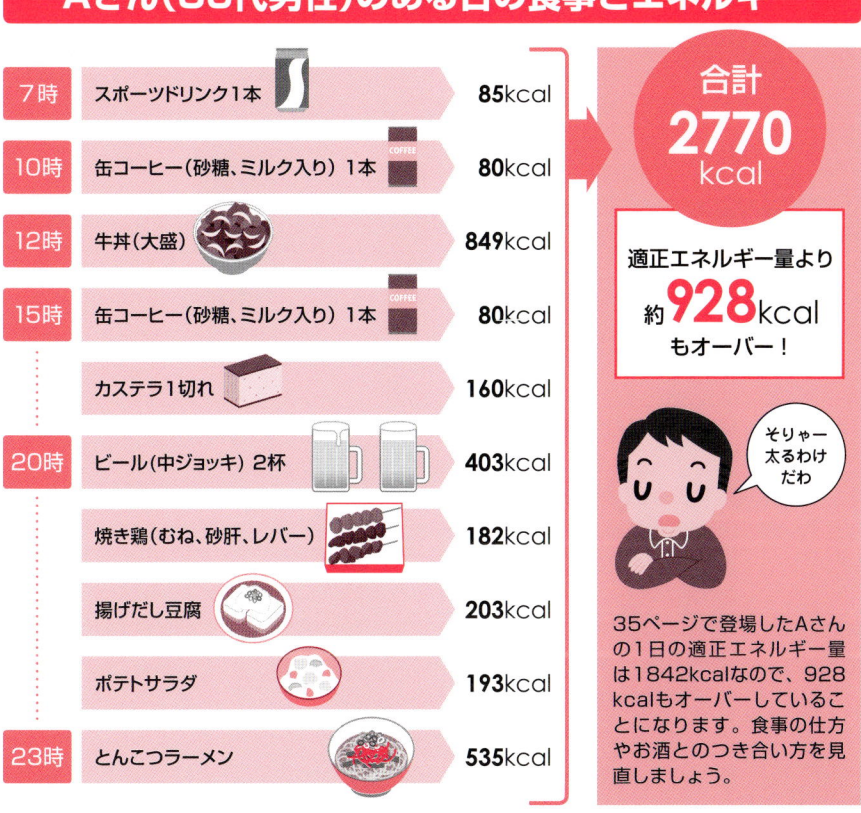

7時	スポーツドリンク1本	85kcal
10時	缶コーヒー(砂糖、ミルク入り) 1本	80kcal
12時	牛丼(大盛)	849kcal
15時	缶コーヒー(砂糖、ミルク入り) 1本	80kcal
	カステラ1切れ	160kcal
20時	ビール(中ジョッキ) 2杯	403kcal
	焼き鶏(むね、砂肝、レバー)	182kcal
	揚げだし豆腐	203kcal
	ポテトサラダ	193kcal
23時	とんこつラーメン	535kcal

合計 2770kcal

適正エネルギー量より約928kcalもオーバー!

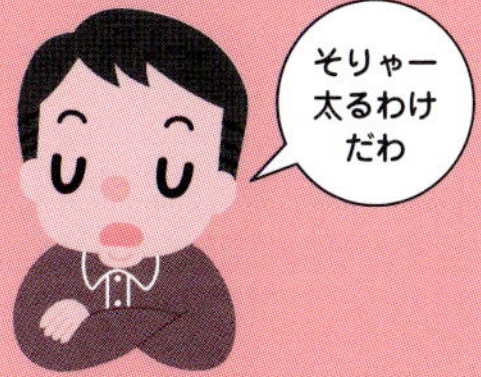

35ページで登場したAさんの1日の適正エネルギー量は1842kcalなので、928kcalもオーバーしていることになります。食事の仕方やお酒とのつき合い方を見直しましょう。

食事改善のポイント

食事の内容だけでなく食べ方も改善しよう

食事は3食規則正しく まとめ食いはNG

適正な摂取エネルギーの範囲なら、いつ、何を食べてもいいのでは？　と思うかもしれません。しかし、同じ内容の食事を、1日3回で食べるのと2回で食べるのとでは、体に与える影響が違います。

食事を抜いたり、食事の間隔が長くあくと血糖値が低下します。その状態で食事をとると、血糖値が急上昇します。血糖値の低下と急上昇を繰り返すと、血糖値を下げるホルモンであるインスリンが大量に分泌されます。インスリンには細胞への糖の取り込みを促進する働きがあるため、太りやすくなるのです。

欠食は肥満だけでなく、糖尿病を誘発する原因にもなるので、食事は抜かず、規則正しく食べましょう。

帰宅が遅くなる日は 夕方、軽食をとるのがコツ

朝食抜き、昼食は軽くすませ、おやつを食べて、夜遅い時間にボリュームたっぷりの夕食…。働き盛りの男性に多い食事パターンです。

夜はエネルギー消費量が減るので、夜にボリュームのある食事をとると、肥満のもとになります。通勤時間が長かったり、残業が多い仕事環境だと、ある程度はしかたがありませんが、就寝の3時間前には食事を終えているのが理想です。

帰宅が遅くなるときは、お菓子でおなかをなだめるよりも、軽食をとるほうがいいでしょう。夕方、コンビニでおにぎりとみそ汁、サンドイッチと野菜ジュースなどを買って食べ、帰宅してからの食事は軽めにします。こうすると、「朝、食欲がなくて食事抜き」という悪循環が避けられます。

このほか、働き盛りの男性に多い、早食いやストレス食いなども肥満をまねきやすい食べ方です。食べる内容だけでなく、食べ方にも気をつけて肥満を防ぎましょう。

太りやすい食べ方、飲み方とその対策

太りやすい人に典型的な食べ方、飲み方を知り、改善していきましょう。

まとめ食い

1食抜いたあとの食事は、必要以上にたくさん食べてしまいがち。また、脂肪として蓄えられやすくなるので注意が必要です。朝食を抜かないこと、3食なるべく決まった時間に食べることが大切です。

早食い

満腹感が脳に伝わるのは、食べ始めてから15分以上たってから。短時間で食べると食べすぎになりやすいので、ゆっくり食べることを心がけます。一口30回以上噛む、一口食べるたびに箸を置くなどがおすすめ。

ながら食い

テレビを見ながら、新聞を読みながら食事をすると、少ししか食べていないつもりでも、食べすぎてしまいます。食事中はテレビを消し、食卓に食事と無関係なものを置かないように。食事中の会話を楽しみましょう。

ストレス食い

ストレスはドカ食いや甘いもの、お酒のとりすぎをまねくことがあります。深呼吸をしたり、水やお茶を飲むなど、食べ物に走らないように気をつけて。ストレスの原因を知り、早めに対策をとりましょう（114ページ参照）。

無意識飲み

缶コーヒーやスポーツドリンクなどの砂糖入りの飲み物を、無意識に何本も飲んでいる人がいます。これらの飲みすぎは肥満のもとです。飲み物は砂糖の入っていない水やお茶を選びましょう。

肉から食べる

肉のおかずなどエネルギーの高いものから先に食べるよりも、野菜や海藻のおかず、汁ものなど、低エネルギーでかさのあるものを先に食べたほうが満腹感が得られやすく、食べすぎを防ぐ効果があります。

帰宅が遅くなる日の「分食」例

残業などで帰宅が遅くなる日は、夕方の軽食と帰宅後の軽い夜食で賢くのりきろう。

18：00 会社で軽食

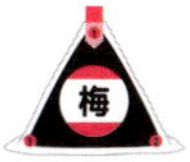

おにぎり

＋

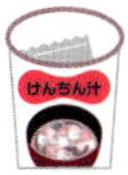

けんちん汁

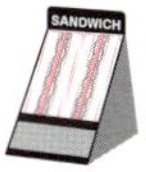

サンドイッチ

＋

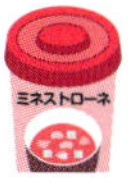

ミネストローネ

夕方の軽食には、脳や体のエネルギー源になるおにぎりやサンドイッチを中心にしたメニューを。具だくさんの汁もの、野菜ジュース、サラダなどを組み合わせて。

23：00 家で夜食

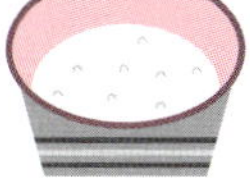

おかゆ

＋

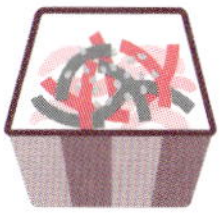

ささ身と
野菜のあえもの

夜遅い食事は、ご飯、パン、めん類などは控えるか軽めにし、ささ身、鶏むね肉、刺身、豆腐など、低エネルギー・高たんぱくな食品に野菜をたっぷり添えてとりましょう。

食事改善のポイント

高プリン体食品に注意しよう

細胞の核を構成する成分でほとんどの食品に含まれる

私たちの体内では常にプリン体がつくられていると同時に、食べ物からもプリン体を取り入れています（16ページ参照）。プリン体が肝臓で分解されて尿酸がつくられるため、プリン体を多く含む食品をとりすぎないことが、尿酸値を下げるための一つのポイントになります。

巻末に「食品中のプリン体含有量」を収録しているので（１５２ページ参照）、どんな食品に、どれだけプリン体が含まれているかを、おおよそ知っておきましょう。

プリン体の摂取は１日４００㎎までを目安に

プリン体は細胞の核を構成する成分なので、ほぼすべての食品に含まれています。とくに、細胞数の多いものや細胞分裂の盛んな部分に多く、また、うまみ成分を含有しているので、おいしいものに多いのも特徴です。

１００ｇあたりに２００㎎以上のプリン体を含むものを高プリン体食品と呼びますが、具体的には、動物の内臓や魚の干物などがあげられます。尿酸値が気になる人は、これらをできるだけ控え、プリン体の摂取量を１日４００㎎までに抑えるのが目安です。

プリン体を警戒しすぎるより全体の栄養バランスを重視

プリン体はほぼすべての食品に含まれているため、気にしすぎると何を食べればよいのかわからなくなってしまいます。また、プリン体は肉や魚などのたんぱく質源に多く含まれているため、厳格に制限しようとすると、栄養バランスがくずれ、免疫力が低下したり、ほかの病気をまねいてしまう危険性があります。

プリン体を気にしすぎるよりも、多種多様な食品を、栄養バランスよく、適正エネルギー量を守って食べることのほうが大切です。

プリン体を気にしすぎず、栄養バランスを重視

プリン体 ＜ **栄養バランス**

プリン体を完全に避けることは困難です。また、プリン体は少なくてもエネルギーや脂質の多い食品もあり、プリン体だけを気にしすぎると栄養バランスをくずすことも。高プリン体食品を控えることは大事ですが、栄養バランスを重視しましょう。

高プリン体食品を知っておこう

（食品100gあたり）

プリン体が極めて多い食品
（300mg〜）

鶏レバー
まいわし（干物）
いさき白子
あんこう肝（酒蒸し）

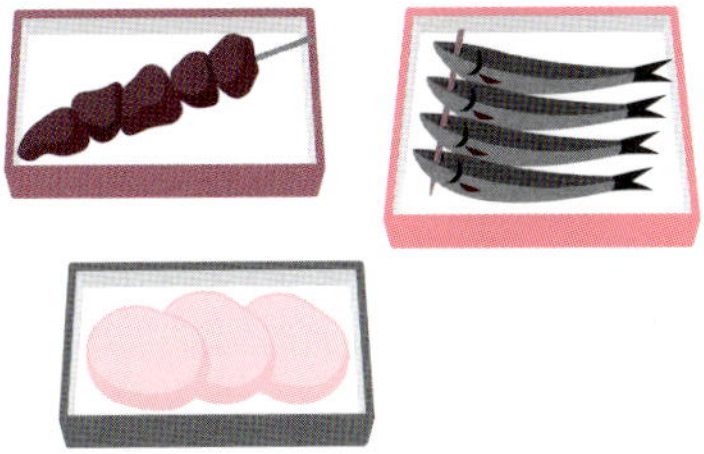

プリン体が多い食品
（200〜300mg）

豚レバー
牛レバー
かつお、まいわし
大正えび
まあじ（干物）
さんま（干物）

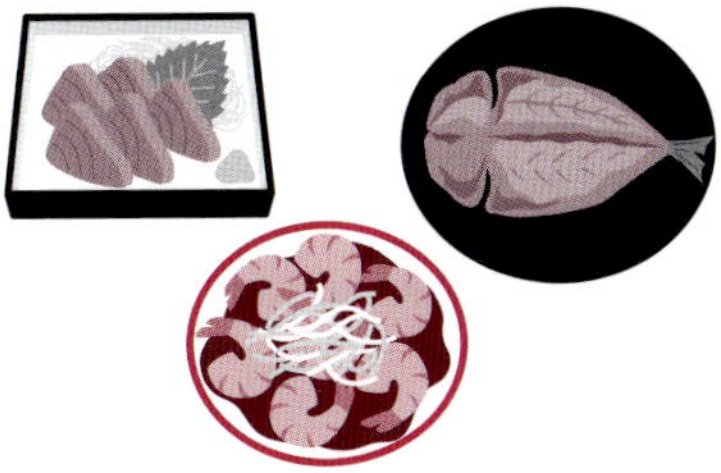

『高尿酸血症・痛風の治療ガイドライン第2版』より抜粋

レバー

牛、豚、鶏、いずれのレバーもプリン体を多く含みます。これは、レバーは一つ一つの細胞が小さく密になっているためです。レバーはコレステロールも多く含むので、これらを控えることは動脈硬化の予防にもなります。

干物

魚はプリン体を多く含む食品です。魚を干すことで水分が抜けるため、干物は相対的にプリン体が多くなります。干物はプリン体だけでなく、塩分も多く含むので、干物を控えると高血圧症の予防にもなります。

かつお、いわし、えび

魚介のなかでもうまみの多いものはプリン体が多い傾向にあります。これらは控えたほうがいいですが、毎日食べたり、量をとりすぎたりしなければ大丈夫。たまに、控えめにとる程度なら問題ありません。

食事改善のポイント

脂質と上手につき合おう

動物性脂肪のとりすぎは尿酸値を上昇させる

尿酸値が高い人は脂っこい食べ物を好む人が多いようです。「揚げ物が好き」「とんかつはヒレよりロース」「しゃぶしゃぶより焼き肉」「洋菓子や菓子パンが好き」などという人は注意が必要です。

脂質は１ｇで９キロカロリーものエネルギーを生み出すエネルギー源であり、細胞膜やホルモンを構成する重要な栄養素ですが、とりすぎると尿酸値を上昇させたり、肥満や脂質異常症、高血圧症、糖尿病など、さまざまな生活習慣病を引き起こします。

減らしたい脂質 積極的にとりたい脂質

脂質は主に脂肪酸で構成されていますが、脂肪酸には飽和脂肪酸と不飽和脂肪酸があり、これらは体内での働きが大きく異なります。飽和脂肪酸は肉や乳製品などの脂質に多く含まれ、血液中のコレステロールや中性脂肪を増やす働きがあるため、とりすぎには注意が必要です。

一方、不飽和脂肪酸は植物油や魚の脂質に多く含まれています。種類によって性質が異なりますが、ｎ-３系脂肪酸のＤＨＡ（ドコサヘキサエン酸）やＩＰＡ（イコサペンタエン酸）には、血液中のコレステロールや中性脂肪を減らす働きがあるため、積極的にとることがすすめられています。

脂質は質と量を見極め賢く取り入れる

脂質はすべてが悪者というわけではないので、バランスよく取り入れましょう。これまで肉ばかりに偏って食べていた人は、肉と魚を１：１でとるようにします。肉類は脂肪の少ない部位を選び、調理でも油脂を使いすぎないようにすることが大切です。

生クリームやバターがたっぷり含まれている洋菓子や菓子パンなどは、できるだけ控えましょう。

主な脂肪酸の種類と特徴

飽和脂肪酸		パルミチン酸	パーム油、ショートニング、バターなど
		ミリスチン酸	やし油、パーム油、バターなど
		ステアリン酸	牛・豚の脂、チョコレートなど
		ラウリン酸	パーム油、やし油、ココナッツなど
		酪 酸	バター、生クリーム、チーズなど
不飽和脂肪酸	一価不飽和脂肪酸	オレイン酸	オリーブ油、なたね油、アーモンドなど
	多価不飽和脂肪酸 n-6系脂肪酸	リノール酸	サフラワー油、ひまわり油、大豆油、コーン油、ごま油、くるみなど
		γ《ガンマ》-リノレン酸	月見草油、母乳など
		アラキドン酸	レバーなど
	多価不飽和脂肪酸 n-3系脂肪酸	α-リノレン酸	しそ油、えごま油など
		IPA	まぐろ（トロ）、いわし、たちうお、さんま、さばなど
		DHA	まぐろ（トロ）、さんま、たちうお、ぶり、さけ、さばなど

飽和脂肪酸 → 減らす

n-3系脂肪酸 → 積極的にとる

肉の脂肪を減らす調理テクニック

脂肪や皮を取り除く

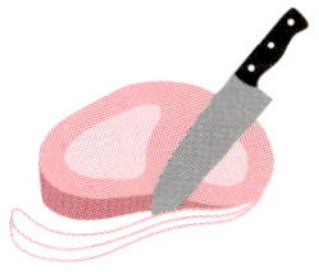

豚肉の脂身や、鶏肉の皮や脂肪はていねいに取り除きましょう。40～60%のエネルギーダウンになります。

ゆでて落とす

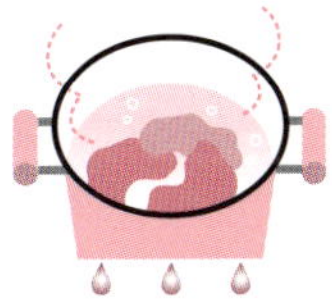

ゆでると脂がゆで汁に溶け出ます。アクを取り除いて鍋ごと冷まし、固まった脂を取り除くとエネルギーダウンに。

焼き脂をふき取る

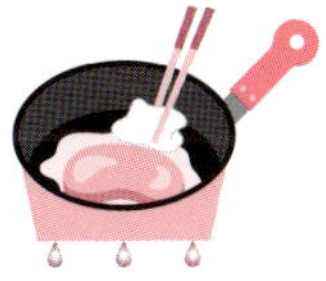

フライパンで焼いたとき、出てきた脂をキッチンペーパーなどに吸わせて捨てれば、エネルギーダウンに。

焼いて落とす

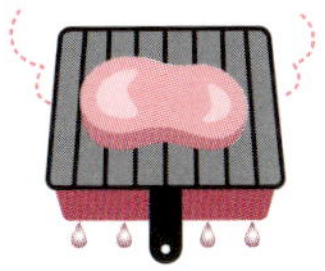

脂肪の多い肉は、フライパンで焼くよりも、グリルや焼き網などで焼くほうが脂肪を効率よく落とせます。

食事改善のポイント

尿酸の排泄を促す食品をとろう

尿をアルカリ化して尿酸を溶かして排泄

尿酸は体内で日々つくられ、健康な人では毎日約７００㎎を尿、汗、便などから排泄しています。そのうち、約7割が尿からの排泄です（16ページ参照）。尿酸はアルカリ性の液体に溶けやすい性質があるため、尿をアルカリ側に傾けると排泄がスムーズになります。これは、腎障害や尿路結石の予防にもなります。

尿は通常、弱酸性に保たれていますが、肉、魚介、アルコールなどを多くとる人は尿が酸性に傾いているので、尿をアルカリ化する働きのある海藻、野菜、きのこ、芋などを積極的にとるといいでしょう。

塩分や老廃物の排泄を促す食物繊維やカリウム

海藻、野菜、きのこ、芋などは、尿をアルカリ化するだけでなく、食物繊維やカリウムを多く含んでいるため、生活習慣病全般の予防に役立ちます。食物繊維は体内の余分なコレステロール、中性脂肪、ナトリウム、糖質などの吸収を抑える働きがあります。また、腸内環境を整えて排便を促すので、尿酸の排泄を促す働きが期待できます。

カリウムには体内の余分なナトリウムを排泄する作用があります。塩分のとりすぎは動脈硬化や高血圧症、腎機能の低下などをまねくので、塩分を控えると同時に、カリウムを多く含む食品を積極的にとることがすすめられます（50ページ参照）。

早食いによる食べすぎを防ぐ効果も

海藻、野菜、きのこ、こんにゃく（芋の仲間）は大変エネルギーが低く、独特の噛みごたえがあるのも特徴です。これらは、たっぷり食べても肥満の心配がなく、早食いによる食べすぎを防ぐ効果も期待できます。

いいことずくめの食品たちです。ぜひ、積極的に取り入れましょう。

尿をアルカリ化する食品、酸性化する食品

尿をアルカリ化する海藻、きのこ、野菜などを積極的にとりましょう。

尿をアルカリ化する食品	アルカリ度／酸度	尿を酸性化する食品
ひじき、わかめ	高い	卵、豚肉、さば
昆布、干ししいたけ、大豆		牛肉、あおやぎ
ほうれん草		かつお、帆立て貝
ごぼう、さつま芋		精白米、ぶり
にんじん		まぐろ、さんま
バナナ、里芋		あじ、かます
キャベツ、メロン		いわし、かれい
大根、かぶ、なす	低い	あなご、芝エビ
じゃが芋、グレープフルーツ		大正えび

『高尿酸血症・痛風の治療ガイドライン第１版』より

こんなにある！ 食物繊維の働き

食物繊維にはさまざまな働きがあり、生活習慣病予防になくてはならない栄養素ですが、実際の摂取量をみるとかなり不足しています。意識して取り入れましょう。

- 排便を促す
- 満腹感を得やすくする
- 老廃物や有害物質の排泄を促す
- コレステロール値を下げる
- 血糖値の急上昇を抑える

日本人の年代別食物繊維摂取量

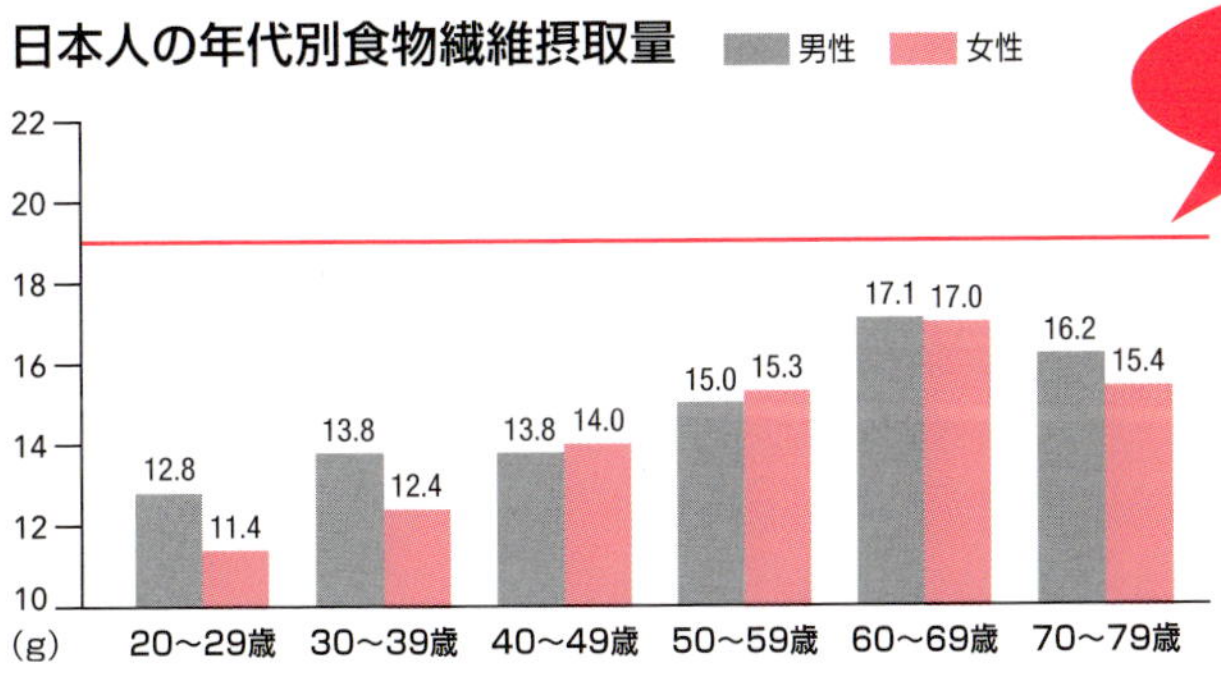

成人男性の目標は1日19g以上！

『平成21年国民健康・栄養調査』（厚生労働省）より

『日本人の食事摂取基準2010年版』によると、食物繊維の摂取目標量は成人男性は1日あたり19g以上、女性は17g以上となっています。しかし、実際の摂取量をみると、20～40代ではかなり不足していることがわかります。

食事改善のポイント

尿酸値を下げるための食品バランスガイド

※1日に食べる量の目安は56ページを参照してください

摂取量に気をつけたいもの

かつお、まいわし、大正えび

プリン体が多い食品です。基本的には控えたほうがいいですが、プリン体以外の栄養価を考えると優れた食品なので、たまに、控えめに食べる程度なら問題ありません。ほかの魚介類よりも食卓に上げる頻度を少なくしましょう。

摂取を避けたいもの

レバー、干物、白子、あんこう肝（酒蒸し）

プリン体が極めて多く、摂取を避けたい食品です。日常的に食べるような食品ではないので、控えるのはそんなに難しくないでしょう。これらが大好物でやめられないという人は、ごくたまに少量を楽しむ程度にしましょう。

積極的にとりたいもの

きのこ

プリン体が少ない食品です。ほとんどが水分でエネルギーが低いため、エネルギーを気にせず食べられます。独特の噛みごたえがあるのも特徴です。糖質や脂質の代謝をスムーズにするビタミンB群も含むので、減量の強い味方になります。

野菜

プリン体が少ない食品です。また、尿をアルカリ化して尿酸の排泄を促す働きがあるため、積極的にとりましょう（44ページ参照）。ビタミン、ミネラルのほか、老廃物を排泄する働きが期待できるカリウムや食物繊維が豊富です。

海藻

プリン体が少ない食品です。また、尿をアルカリ化して尿酸の排泄を促す働きがあるため、積極的にとりましょう（44ページ参照）。食物繊維の一種であるアルギン酸やフコイダンを含むため、老廃物を排泄する働きが期待できます。

牛乳、乳製品

プリン体をほとんど含まない食品で、尿酸を排泄したり、痛風を抑制する働きが期待できます。また、たんぱく質やカルシウムの手軽な供給源なので、毎日取り入れましょう。エネルギーや脂質のとりすぎを防ぐには、無糖、低脂肪タイプを。

適量を上手にとりたいもの

魚介

プリン体の多い食品です。しかし、良質なたんぱく質の供給源であるとともに、動脈硬化を予防する働きのあるDHA、IPAを含むので、上手に取り入れたい食品です。いろいろな種類をまんべんなく選び、適量を食べましょう。

肉

肉はプリン体の多い食品です。しかし、良質なたんぱく質の供給源なので、極端に制限すると、栄養バランスがくずれるおそれがあります。牛や豚なら赤身、鶏ならささ身やむね肉など、脂肪が少ない部位を選んで適量を食べましょう。

ご飯、パン、めん

ご飯、パン、めんはプリン体の少ない食品です。脳や体のエネルギー源となる糖質の供給源なので、適量をとりましょう。これらは、とりすぎると脂肪に変わって体内に蓄積されてしまうので、量には気をつけてとりたい食品です。

芋

芋はプリン体が少ない食品です。ビタミンC、カリウム、食物繊維が豊富で、老廃物を排泄する働きが期待できます。ただし、糖質が多いので、量を多くとるときは主食の量を控えるなど、バランスに注意する必要があります。

大豆、大豆製品

乾燥大豆や納豆はプリン体が少ないとはいえない食品です。しかし、たんぱく質が豊富で、生活習慣病を予防する食物繊維やビタミン、ミネラル、ポリフェノール類の宝庫なので、1日1回食べる程度なら問題ないでしょう。

鶏卵

プリン体を含まない食品です。良質なたんぱく質や、ビタミン、ミネラルの供給源なので、1日1個を目安にとりましょう。ただし、コレステロール値の高い人は、とりすぎには注意が必要です。1週間に3～4個程度が目安です。

果物

果物はビタミンやポリフェノールが豊富です。また、カリウムや食物繊維といった老廃物を排泄する働きが期待できる成分も豊富です。しかし、果糖を多く含んでいるため、とりすぎると尿酸が増加したり、肥満のもとになるので量に注意を。

注意が必要なもの

健康食品

健康食品にはプリン体が含まれているものがあります。DNA／RNA、ビール酵母製品、クロレラ、スピルリナ、ローヤルゼリーなどはプリン体が多く含まれているので、日常的に摂取する場合は注意が必要です。

食事改善のポイント

水を1日2ℓ飲もう

尿の量を増やして尿酸の排泄を促そう

尿酸の約7割は尿から排泄されるため、尿量が少ないと尿酸値が高くなります。たっぷり水分をとり、尿酸の排泄を促しましょう。尿をアルカリ化しておくと、より効果的です（44ページ参照）。『高尿酸血症・痛風の治療ガイドライン第2版』では、尿量を1日2ℓ確保することが目標となっています。

私たちの体は、摂取する水分と失われる水分はほぼ同量で、成人の場合、いずれも1日約2・5ℓといわれています。摂取する水分は、食事、飲み水、代謝により体内でつくられる水の3つですが、このうち、飲み水からとっている水が約1・2ℓといわれています。つまり、尿量を1日2ℓ確保するためには、いつもよりもコップ4杯（約800mℓ）ほど多く飲む必要があります。

おすすめは水やお茶ジュースやお酒はNG

水分補給に最も適しているのは水です。麦茶、緑茶、ウーロン茶などでもいいでしょう。糖分を含むソフトドリンク類は、とりすぎるとエネルギーオーバーになるだけでなく、尿酸が上昇して痛風の発症リスクが増えるという報告もあるので、できるだけ控えましょう。

アルコールは体内で尿酸をつくったり、尿酸の排泄を抑制する働きがあるので、水分補給には適していません。

こまめに水分をとる習慣をつけよう

水は一度に大量に飲むのではなく、起床時、食事時、入浴の前後、就寝前などに、コップ1杯（約200mℓ）程度をこまめにとるといいでしょう。

暑い季節に大量に汗をかいたときや、スポーツのあと、サウナのあとなどは尿酸値が上昇しています。こういった場面で飲むビールはおいしいですが、尿酸値を急上昇させてしまうので要注意。汗をかいたときは、必ず水を飲みましょう。

上手な水の飲み方

- 1日に **2ℓ**
- 1回に **コップ1杯**（約200mℓ）
- あまり冷たくせず、**常温程度**に
- 一口ずつ口に含んで **ゆっくりと** 飲む

毎日の水分補給のポイント

起床時
睡眠中に濃縮された尿や血液を素早く正常な状態に戻すために、コップ1杯の水を。

食事前
胃腸の働きを整え、満腹中枢を刺激しやすくするので食べすぎの防止にもなります。

入浴時
入浴の前後に飲み、汗をかいて不足する水分を補い、尿や血液の濃縮を防ぎます。

就寝前
長時間水分補給ができないだけでなく、汗で水分が失われがち。水を飲んで寝る習慣を。

＋

こんなときはさらにプラス

運動時
汗や呼吸によって急速に水分が失われるので、運動の前後と運動中に必ず水分補給を行いましょう。のどが渇く前にこまめにとりましょう。

飲酒時
アルコールには利尿作用があるので、水分をとったつもりでも体は脱水状態に。必ずアルコールと同量程度の水を飲むようにします。二日酔いのときも同様。

暑い日、発熱時
汗や呼吸から失われる水分が多いので、こまめな水分補給を心がけましょう。

砂糖入りソフトドリンクをよく飲む人ほど痛風発作を起こしやすい

砂糖の入ったソフトドリンクを1日に2回以上飲む人は、月1回未満の人に比べ、痛風の発症リスクが1.5倍以上になります。水分補給にはジュースやスポーツドリンクなどではなく、甘みのない水かお茶を選びましょう。

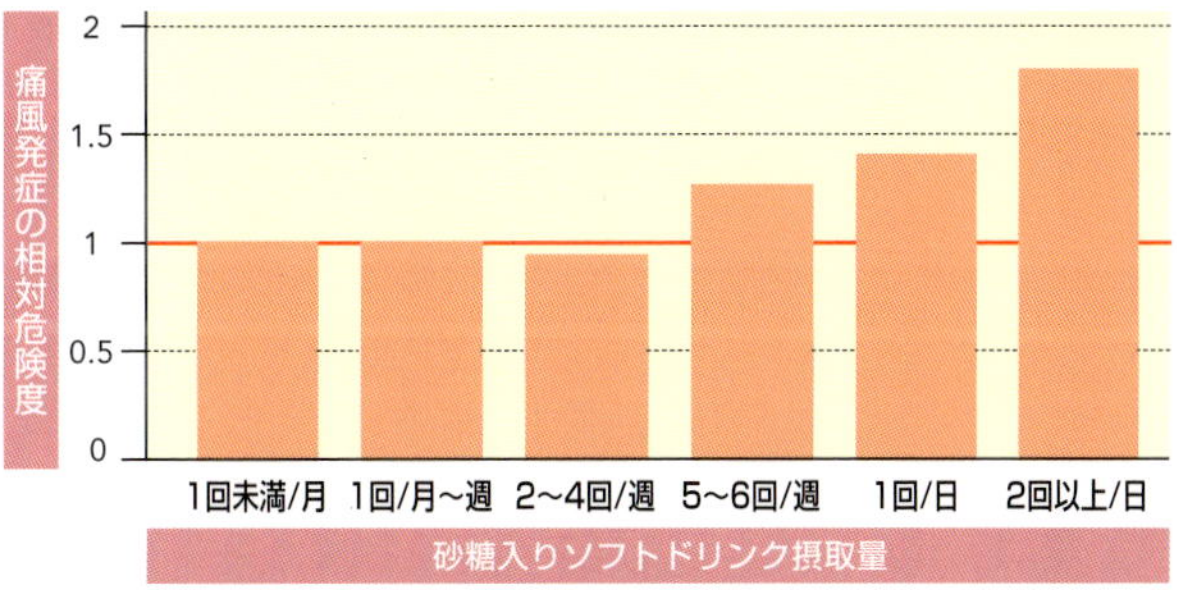

『高尿酸血症・痛風の治療ガイドライン第2版』より

食事改善のポイント

塩分を控えよう

尿酸値が高い人は血圧も高くなりやすい

『平成21年国民健康・栄養調査』によると、日本人の成人の1日の塩分摂取量は、男性11・6g、女性9・9gです。これは、諸外国と比べるとかなり高い数字です。『日本人の食事摂取基準２０１０年版』では、健康な人の塩分摂取の目標値を、男性9・0g未満、女性7・5g未満としています。塩分中のナトリウムのとりすぎが高血圧症の原因になることはよく知られており、高血圧症の人の塩分摂取の目標値はさらに低く、1日6g未満です。

尿酸値が高い人は血圧も高いことが多く、両方をあわせもっていると、動脈硬化や腎機能の低下が進みやすくなるので注意が必要です。

塩分とプリン体を多く含むものを避ける

塩分を多く含む食品には、漬物、つくだ煮、練り製品、干物、ハム、レトルト食品、だし・スープの素などがあります。干物はプリン体も極めて多い食品なので、できるだけ避けましょう。食品中のプリン体は、煮ると30～40%が煮汁中に溶け出るといわれているため、だし・スープの素も比較的プリン体が多い食品です。これらは加工の際に調味料が使われているため、塩分も多いのが特徴です。

煮汁やスープを飲まないカリウムを積極的にとろう

ラーメンの汁や寄せ鍋の煮汁のように、肉や魚を煮込んだ汁に調味料を加えたものは、プリン体と塩分が多く含まれています。スープや煮汁を飲んだり、煮汁でおじやを作って食べたりすると、塩分もプリン体もとりすぎてしまうので注意が必要です。

また、体にナトリウムを取り込まないことも重要ですが、ナトリウムを体外に排泄することも重要です。カリウムには余分なナトリウムの排泄を促す働きがあるので積極的にとりましょう。

塩分を多く含む食品

	食品名	目安量	塩分(g)
漬物	梅干し	1個(10g)	2.2
	ザーサイ	15g	2.1
	高菜漬け	30g	1.7
	きゅうりのぬか漬け	30g	1.6
	たくあん	30g	1.3
魚介の加工品	からし明太子	1/4腹(30g)	1.7
	いかの塩辛	20g	1.4
	あさりのつくだ煮	15g	1.1
	かつおの角煮	20g	0.8
	いくら	大さじ1(25g)	0.6
干物	めざし	4尾(60g)	1.7
	塩ざけ	1切れ(80g)	1.4
	あじの開き	1尾(85g)	1.4
	さんまの開き	1尾(70g)	0.9
	ちりめんじゃこ	大さじ2(10g)	0.7
練り製品	はんぺん	1個(100g)	1.5
	チーズ入りかまぼこ	1本(40g)	1.0
	かまぼこ	2切れ(30g)	0.8
	ちくわ	1本(32g)	0.7
	さつま揚げ	1個(32g)	0.6

	食品名	目安量	塩分(g)
肉の加工品	サラミソーセージ	30g	1.1
	生ハム(長期熟成)	15g	0.8
	ウィンナーソーセージ	1本(25g)	0.5
	ロースハム	1枚(15g)	0.4
	ベーコン	1枚(18g)	0.4
調理加工食品	インスタントラーメン	1袋	6.4
	カップめん	1個	5.5
	カップ焼きそば	1個	4.6
	レトルトカレー	1袋	2.8
	インスタントみそ汁(粉末)	1袋	2.3
だし・スープの素	コンソメスープの素(固形)	1個(4g)	1.7
	和風だしの素(顆粒)	小さじ1(2g)	0.8
	鶏ガラスープの素(顆粒)	小さじ1(3g)	1.4

- 和風だしは削り節、昆布、干ししいたけなどから手作りすると減塩になります。これらは使用量が多くないので、プリン体はさほど気にしなくてもいいでしょう。
- 洋風のスープは動物や魚などを煮込んで抽出するため、プリン体を多く含みます。手作りすれば塩分は調整できますが、食べる回数や量に注意したほうがいいでしょう。

カリウムを含む身近な食品

	食品名	目安量 ( )内は可食部重量	カリウム(mg)
野菜	かぼちゃ(西洋)	1/8個(110g)	495
	小松菜	1/4束(70g)	350
	ほうれんそう	1/4束(50g)	345
	にら	大1束(60g)	306
	枝豆	さやつき90g(50g)	295
果物	アボカド	1/2個(70g)	504
	バナナ	1本(90g)	324
	キウイフルーツ	1個(85g)	247
	いちご	5粒(80g)	136
芋	里芋	2個(120g)	768
	じゃが芋	1個(135g)	554
	さつま芋	1/2本(90g)	423
きのこ	えのきだけ	大1/2袋(60g)	204
	しめじ	1/2袋(45g)	171
海藻	ひじき(乾燥品)	小さじ2(6g)	264
	わかめ	20g	146

	食品名	目安量 ( )内は可食部重量	カリウム(mg)
種実	アーモンド	10粒(14g)	108
	落花生(いり)	殻つき10粒(18g)	139
大豆製品	豆乳	1カップ(210g)	399
	納豆	1パック(40g)	264
	大豆(ゆで)	40g	228
	きなこ	大さじ1(6g)	114
魚介	たい(養殖)	1切れ(80g)	376
	たら	1切れ(100g)	350
	生紅ざけ	1切れ(80g)	304
	あじ	1尾(80g)	296
	帆立て貝柱	60g	252
肉	ささ身	小2本(80g)	336
	豚ひれ肉	70g	287
	牛もも肉(輸入)	60g	204

食事改善のポイント

アルコールと尿酸値の関係を正しく知ろう

ビールがNGなのではなく アルコールそのものが問題

尿酸値が高い人はビールを控えたほうがいい、ということはよく知られています。「ビールをやめて焼酎にすれば大丈夫」「プリン体の少ない発泡酒にすれば大丈夫」と思っている人がいますが、これは間違いです。

確かに、ビールに含まれるプリン体は吸収がよいため、摂取を控えたほうがいいのですが、アルコール自体に尿酸値を上昇させる働きがあるため、どの種類のお酒を飲んでも尿酸値は上昇します。アルコールをたくさんとる人ほど、痛風を発症しやすくなるので注意が必要です。

尿酸をたくさんつくり 排泄をじゃまする

アルコールには腸管でのプリン体の吸収を増加させる働きや、尿酸が肝臓でつくられるのを促進する働きがあるだけでなく、腎臓からの尿酸の排泄を抑制する働きがあるため、非常に尿酸値を上げやすいのです。

尿酸値が高い人は禁酒するのが理想ですが、難しい人は適量を守って飲みましょう。国の健康政策である『健康日本21』によると、アルコールの1日の適量は、純アルコール量で約20g程度となっています。

また、社団法人アルコール健康医学協会では、週2日はアルコールを飲まない「休肝日」を設けることをすすめています。

お酒を飲むなら 優先順位を守って

尿酸値が高い人のお酒の飲み方の優先順位は、以下のようになります。

①飲まない
②飲むなら種類より量に気をつける
③適量を飲むなら、プリン体が少ないものを選ぶ

ビールが大好きという人は、アルコールを含まないものやプリン体をカットしたものを活用するのも手です。

アルコールをたくさん飲む人は痛風発作を起こしやすい

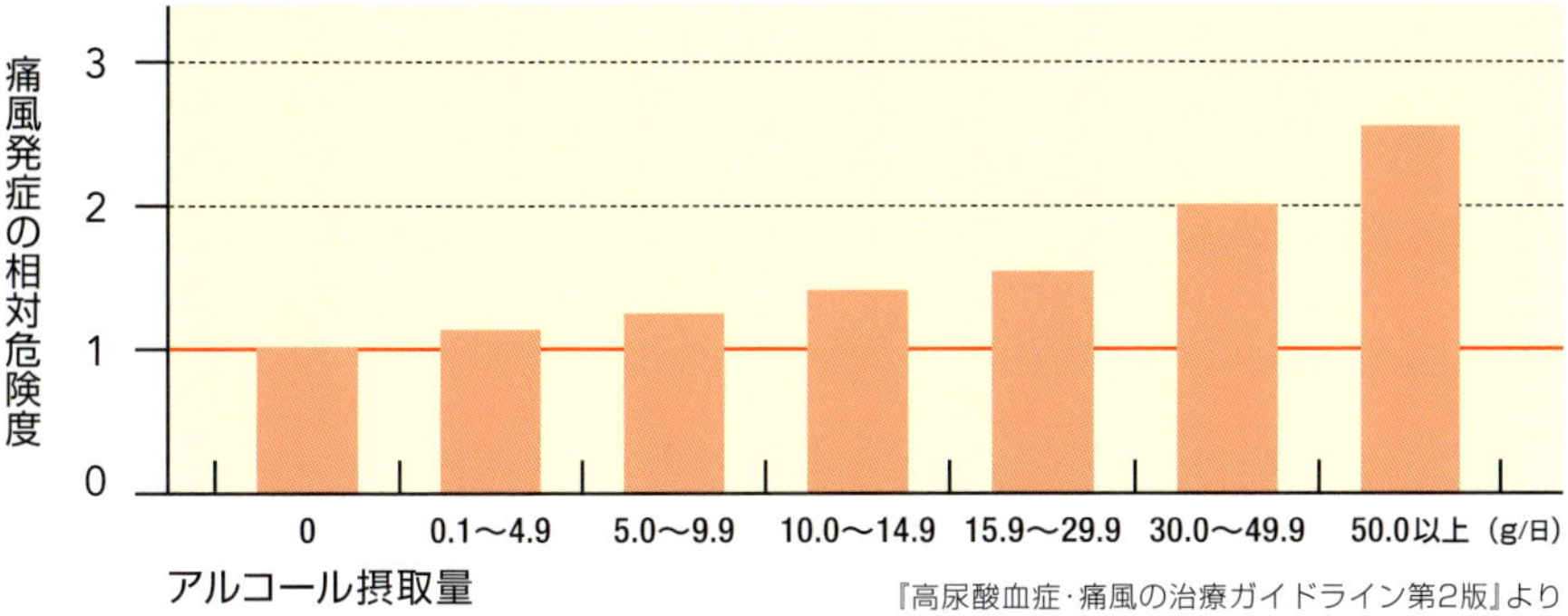

『高尿酸血症・痛風の治療ガイドライン第2版』より

アルコールを飲まない人に比べ、1日50ｇ以上飲む人は、痛風発作が起こる確率が2.5倍以上高くなります。アルコール1日50ｇは、下の1日の適正量の2.5倍が目安です。

アルコールの1日の適正量の目安

アルコール約20gを各種アルコールで換算すると、おおよそ以下の量になります。

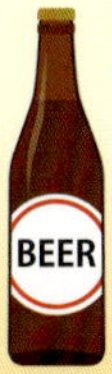

ビール
中びん(ロング缶)
1本

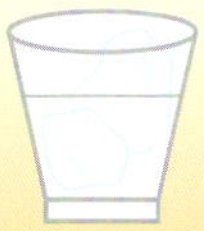

焼酎(35%)
1/2合

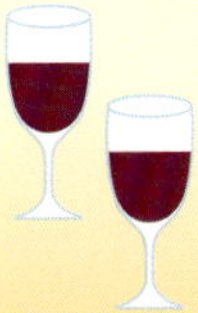

ワイン
グラス2杯

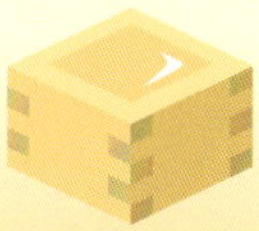

日本酒
1合

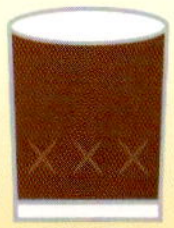

ウイスキー・
ブランデー
ダブル1杯

アルコールに含まれるプリン体量の目安

種 類	100g中の総プリン体量(mg)
地ビール(14種)	4.6〜16.7
ビール(9種)	3.3〜8.4
発泡酒(6種)	2.8〜3.9
日本酒(3種)	1.2〜1.5
ワイン(3種)	0.4〜1.6
ブランデー(1種)	0.4
ウイスキー(2種)	0.1〜0.3
焼酎(25%)(1種)	0.0

ビールはプリン体を多く含んでいます。多いのは地ビール、一般のビール、発泡酒の順で、味わいが濃厚なものほど多く含んでいる傾向があります。このほか、プリン体カットをうたっている発泡酒のなかには、プリン体が0に近いものもあります。

『高尿酸血症・痛風の治療ガイドライン第2版』より抜粋

食事改善のポイント

アルコールとの上手なつき合い方

「焼酎は太らない」はウソ 飲みすぎれば太る

ビールや日本酒などの醸造酒にはアルコールと糖分が含まれていますが、焼酎やウイスキーなどの蒸留酒は、原料を蒸留することで糖分はゼロになります。こういったことから「焼酎は太らない」と思っている人が多いようです。しかし、アルコール自体が1gあたり7・1キロカロリーのエネルギーを産生します。蒸留酒は醸造酒よりもアルコール量が多い傾向があるため、醸造酒よりもエネルギーが低いとはいいきれません。どのお酒も「飲みすぎれば太る」ということを覚えておいて。

飲みながら食べるものは脂肪になりやすい

おつまみ類はプリン体が多いのが特徴です。まずは、これらを口にしないことです（40、88ページ参照）。

アルコールには腸管でのプリン体の吸収を増加させる働きがあります。また、食欲を増進させる作用があるため、食べすぎになりがちです。さらに、アルコールと脂肪を一緒にとると、アルコールが優先的に代謝されるため、脂肪が中性脂肪として蓄えられやすくなります。おつまみには揚げものなどは避け、野菜や海藻などを積極的にとりましょう。これらは尿酸の排泄を促す働きもあります（44ページ参照）。

また、たんぱく質や脂質は胃の粘膜を守り、アルコールの吸収を抑える働きがあるので、チーズなどもおすすめ。乳製品は、たんぱく質源のなかではプリン体が少ない食品です。

お酒と同量の水を飲んで尿を濃くしない

おつまみ類は塩分が多く、のどが渇くので、ついつい杯を重ねがちです。アルコールには利尿作用があるので、ビールなどをたくさん飲んでも水分補給の役目は果たしません。尿が濃くなって尿酸値が上昇するので、お酒と同量の水を飲むようにしましょう。

お酒のエネルギーと度数（100gあたり）

分類	種類	エネルギー（kcal）	アルコール分（%）
醸造酒	ビール（淡色）	40	4.6
	ビール（黒）	46	5.3
	発泡酒	45	5.3
	日本酒（純米酒）	103	15.4
	日本酒（本醸造）	107	15.4
	ワイン（白）	73	11.4
	ワイン（赤）	73	11.6

分類	種類	エネルギー（kcal）	アルコール分（%）
蒸留酒	焼酎（甲類）	206	35.0
	焼酎（乙類）	146	25.0
	ウイスキー	237	40.0
	ブランデー	237	40.0
	ラム	240	40.5
	ウオッカ	240	40.4
	ジン	284	47.4

安心おつまみセレクション

野菜

低エネルギーでビタミンがたっぷり補給できる！

- 青菜のおひたし
- きんぴらごぼう
- 大根サラダ

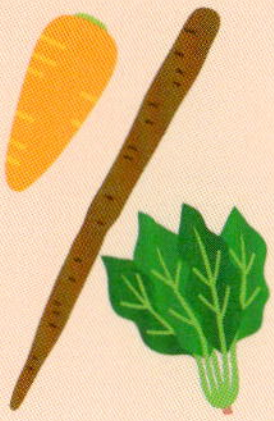

海藻

食物繊維が豊富で尿をアルカリ化する効果も！

- もずくの酢のもの
- わかめときゅうりの酢のもの
- ひじきの煮もの

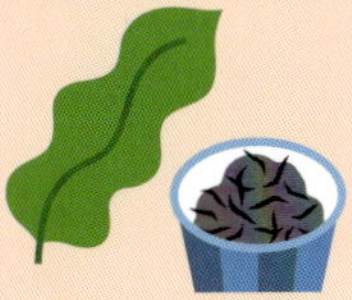

きのこ

独特の噛みごたえでダイエットをサポート！

- なめこおろし
- しいたけの網焼き
- マッシュルームのマリネ

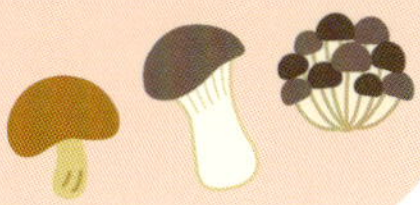

こんにゃく

低エネルギーでボリュームたっぷり！

- こんにゃくステーキ
- おでん
- 煮しめ

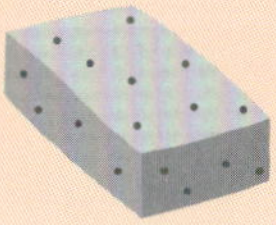

チーズ

プリン体の少ないたんぱく質源。塩分が少ないものをチョイス！

- クリームチーズのディップ
- モッツァレラチーズとトマトのサラダ
- カマンベールチーズ

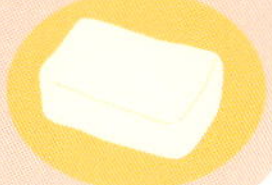

※コレステロール値が高い人は、とりすぎに注意しましょう。

食事改善のポイント

何をどれだけ食べればいいの？

1日に食べる食品の目安量

（摂取エネルギー量が1800kcalの場合）

尿酸値を下げるためには、適正な摂取エネルギー量を守り、いろいろな食品をバランスよく食べることが大切です。1日に何をどれだけ食べればよいか、おおよその目安量を知っておきましょう。

主食

- **ご飯** 茶碗（中）1杯（200g）
- **パン** 食パンなら8枚切り2枚（90g）
- **めん** ゆでうどんなら1袋（250g）

主菜

- **肉** 脂肪の少ない部位70g 薄切り肉なら3枚
- **魚** 70g 切り身なら小1切れ あじなら1尾
- **鶏卵** 1個（50g）
- **大豆・大豆製品** 豆腐なら1/3丁（100g）

副菜

- **野菜** 緑黄色野菜120g以上 淡色野菜230g以上
- **海藻、きのこ、こんにゃく** 取り混ぜて50g
- **芋類** じゃが芋なら中1個（100g）

調味料

- **砂糖** 大さじ1/2弱（5g）
- **みそ** 大さじ1/2強（10g）
- **植物油** 大さじ1と2/3（20g）

果物

バナナなら1本（100g）
りんごなら1/2個（150g）

乳製品

牛乳ならコップ1杯（200㎖）

献立例

朝食

トースト
ハムエッグ
ピクルス
グレープフルーツ
牛乳

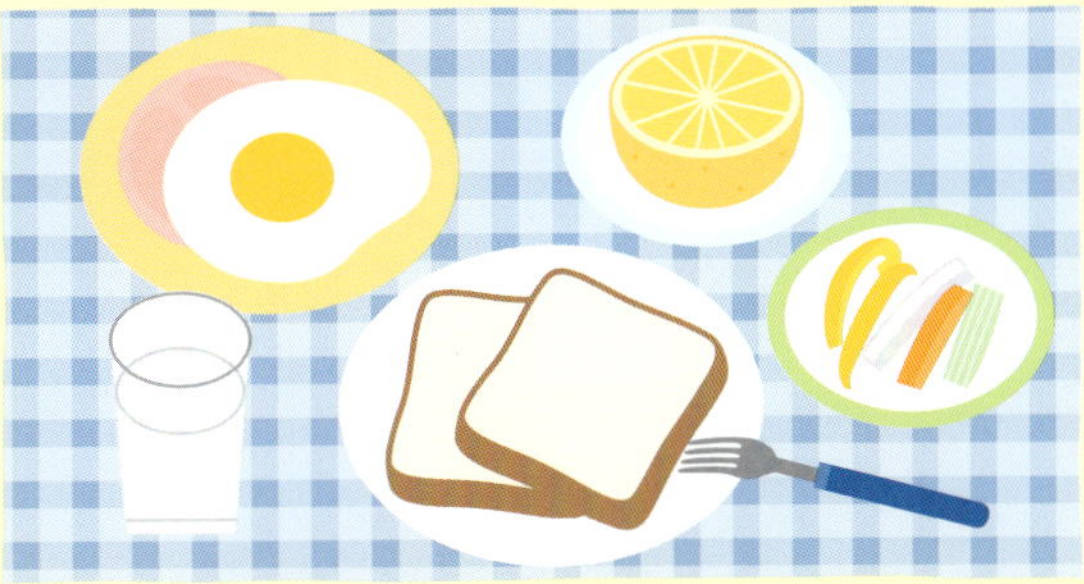

昼食

ご飯
なめこのみそ汁
豚のしょうが焼き
（つけあわせ：キャベツ、トマト）
もずく酢（きゅうり、長芋入り）

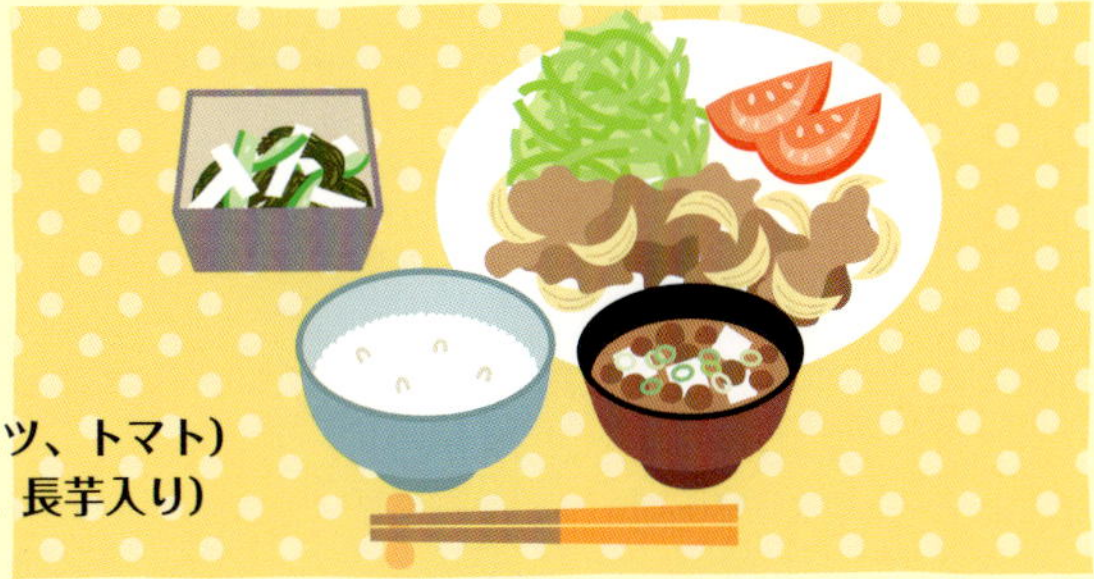

夜食

ご飯
さけのムニエル
（つけあわせ：粉ふき芋、レモン）
海藻サラダ（もやし、水菜入り）

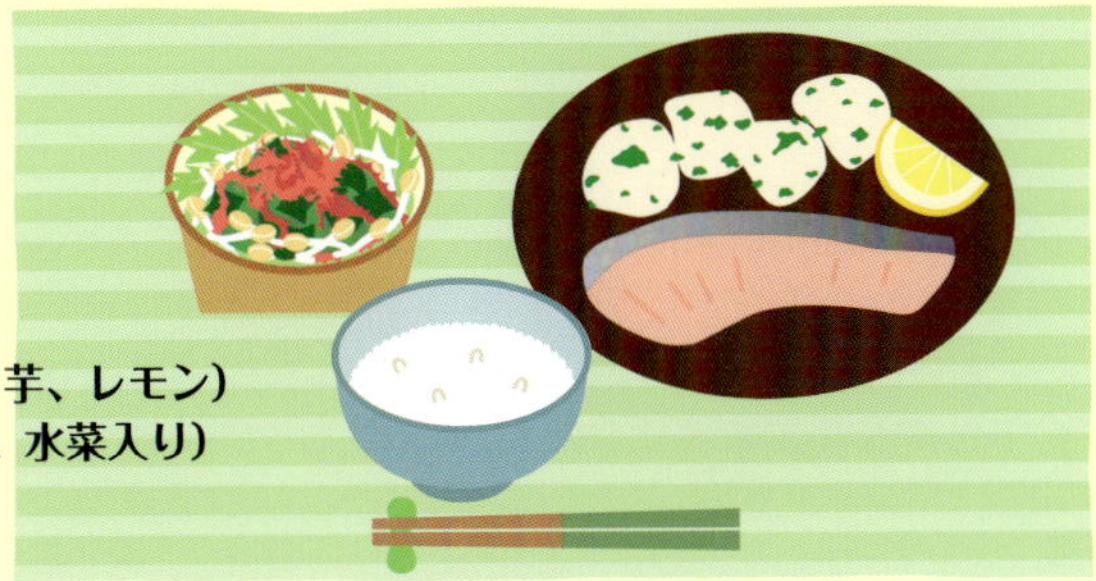

総エネルギー 1823kcal

たんぱく質 71.2g	脂質 48.0g	総プリン体 280.2mg

肉

脂肪が少なめの部位を選び、調理法もエネルギーを上げない工夫を

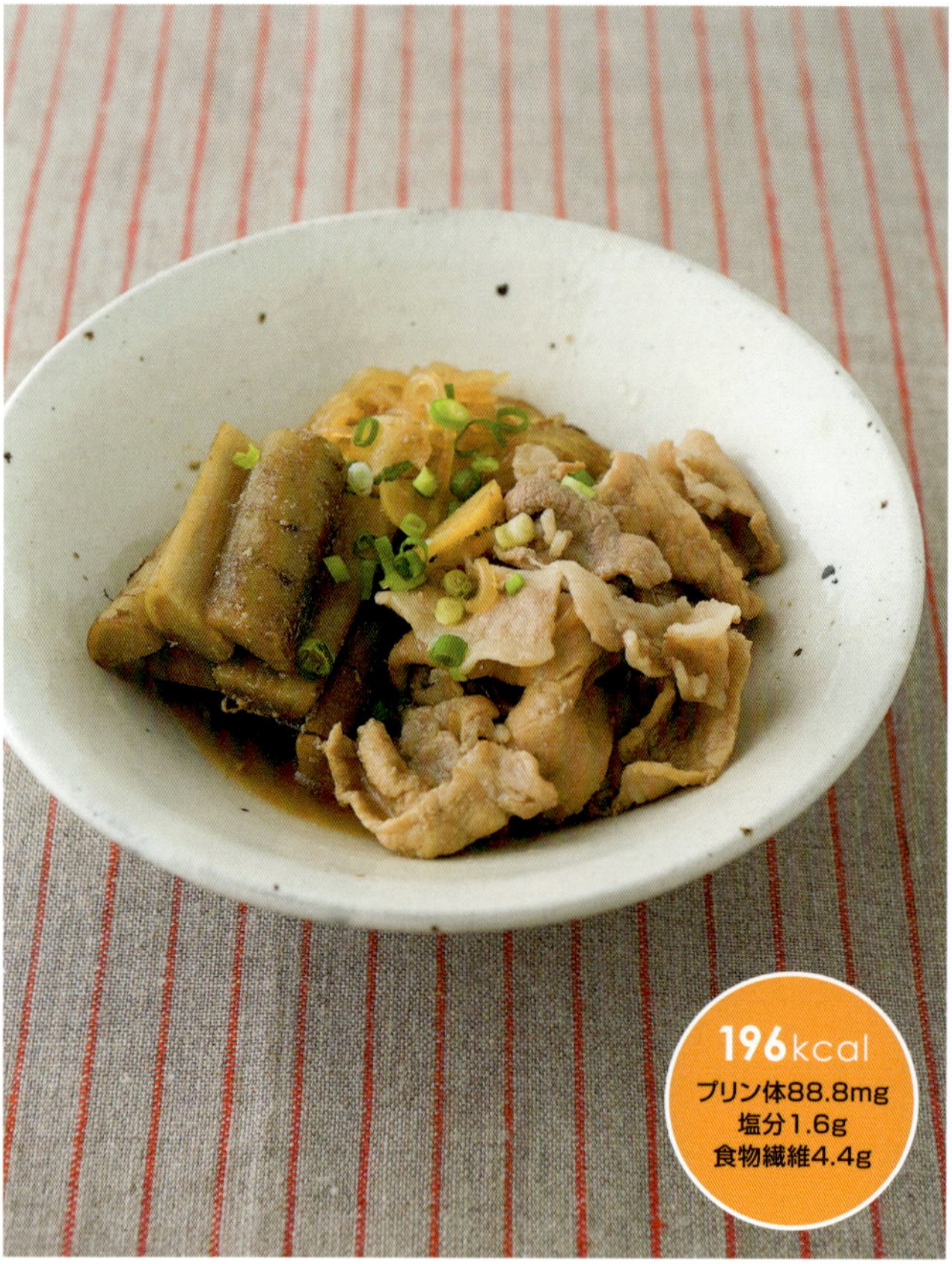

食物繊維もたっぷりとれる

豚肉とごぼうのすき焼き煮

材料（２人分）

豚もも肉薄切り肉……140g
ごぼう……1/2本（100g）
しらたき……1/2袋（100g）
ごま油……小さじ2
しょうがの薄切り……少々
めんつゆ（ストレートタイプ）……大さじ6
青ねぎの小口切り……少々

作り方

1. 豚肉は脂身を切り落とし、一口大に切る。ごぼうは4～5cm長さに切り、縦半分に切る。しらたきは、さっとゆでて食べやすい長さに切る。
2. 鍋にごま油を熱し、しょうが、豚肉を入れて炒める。豚肉に火が通ってきたら、ごぼう、しらたき、めんつゆ、湯1カップを加え、落としぶたをして煮汁が1/3程度になるまで煮込む。
3. 器に盛り、青ねぎを散らす。

point

豚肉には糖質の代謝に欠かせないビタミンB_1が豊富。脂質が比較的少ないもも肉を選べば、効率的に補給できます。

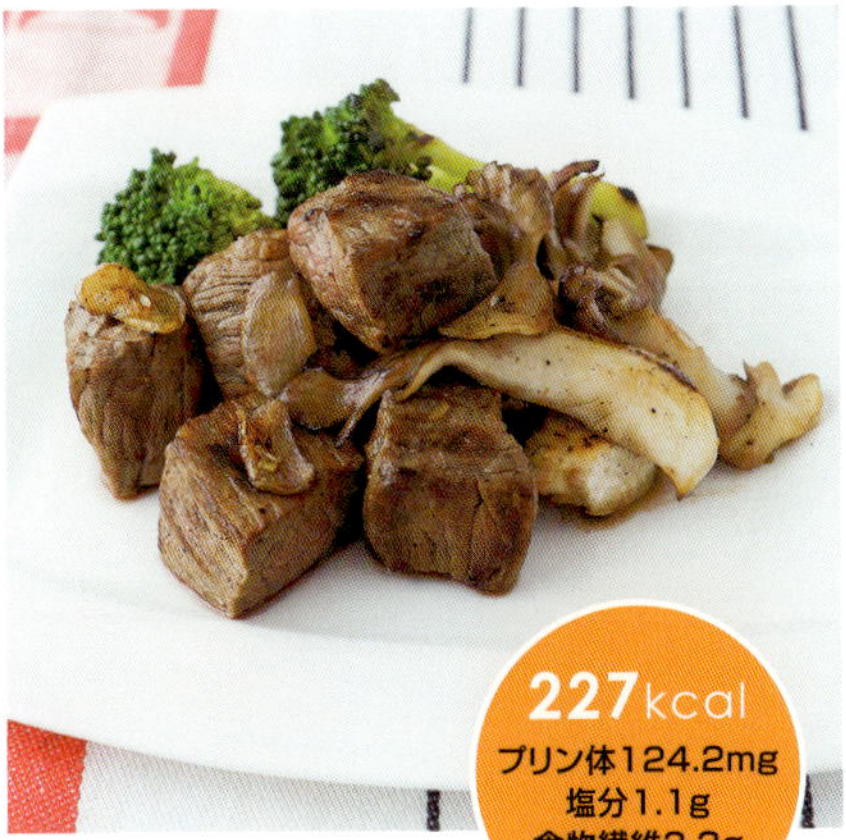

227kcal
プリン体124.2mg
塩分1.1g
食物繊維3.3g

point

ブロッコリーやきのこなど、噛みごたえのある低エネルギーの食材を加えると、少量の肉でも満足感がアップ。

にんにく風味が食欲をそそる

サイコロステーキ

材料（2人分）

牛ランプ肉またはヒレ肉……140g
ブロッコリー……小1個（100g）
まいたけ……大1/2パック（60g）
オリーブ油……小さじ2
にんにくの薄切り……少々
白ワイン……大さじ2
塩……小さじ2/5
粗びき黒こしょう……少々

作り方

1. 牛肉はサイコロ状に切る。ブロッコリーは小房に分け、かためにゆでる。まいたけはほぐす。
2. フライパンにオリーブ油とにんにくを入れて熱し、香りが立ったら、牛肉とまいたけを入れて焼く。
3. 牛肉に焼き色がついたらブロッコリーを加えて炒める。全体に油が回ったらワインを加え、汁けがなくなったら、塩、こしょうで味を調える。

ピリッと辛みのきいた中華風の炒めもの

鶏肉のカラフル野菜炒め

材料（2人分）

鶏むね肉（皮なし）……120g
ピーマン……小2個（60g）
赤ピーマン……1個（60g）
長ねぎ……1本（60g）
A
- 豆板醤……小さじ2/3
- 砂糖……小さじ1
- 酒……大さじ1
- 塩……小さじ1/4
- 片栗粉……小さじ1弱
- 水……大さじ4

サラダ油……小さじ2
しょうがのみじん切り……少々
コーン缶（ホールタイプ）……小1/2缶（60g）

作り方

1. 鶏肉、ピーマン、赤ピーマンは1cm角に切る。長ねぎは1cm長さに切る。
2. Aは混ぜ合わせる。
3. フライパンにサラダ油、しょうがを入れて熱し、香りが立ったら鶏肉を加えて炒める。
4. 鶏肉に火が通ったら、ピーマン、赤ピーマン、長ねぎを加えてさらに炒め、長ねぎがしんなりしてきたら、コーンを加えてさっと炒め、Aを加えて炒め合わせる。

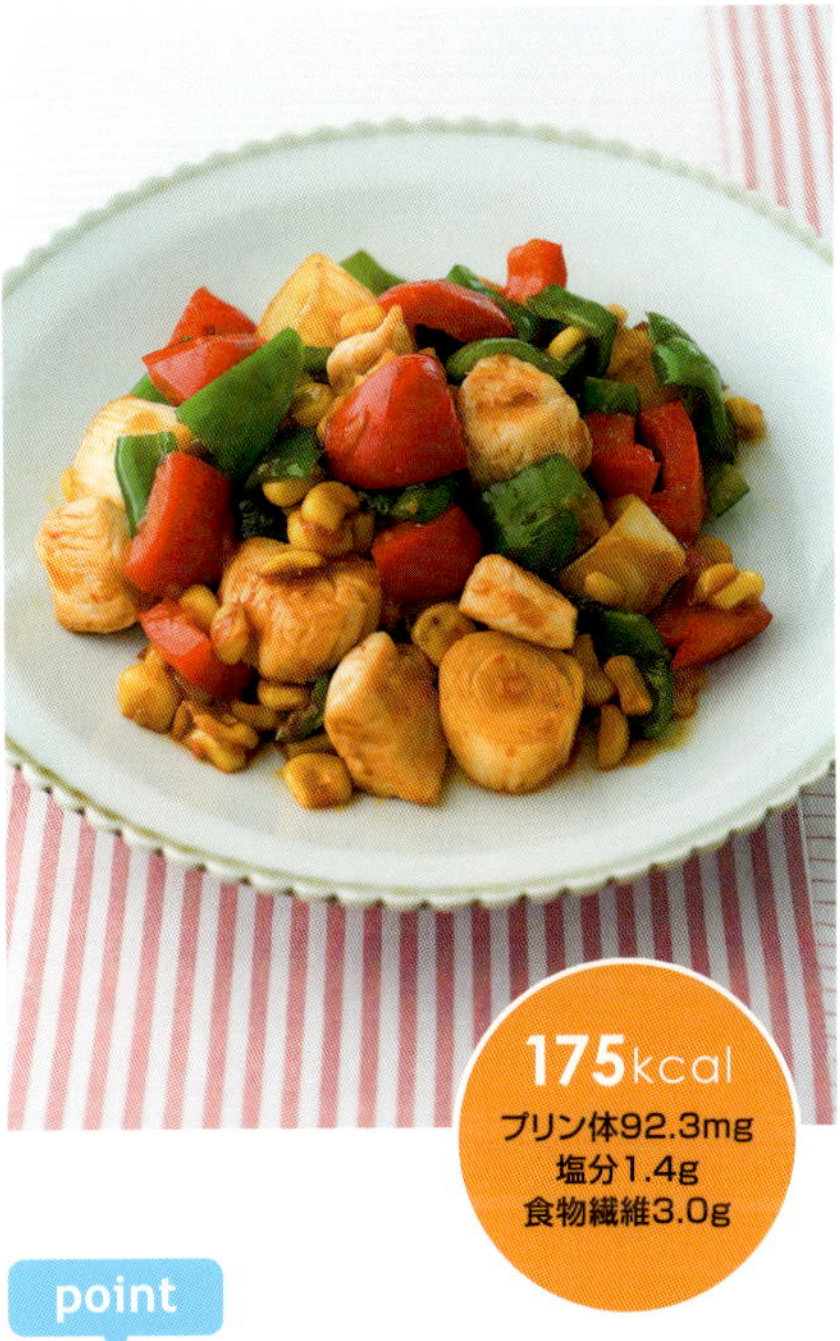

175kcal
プリン体92.3mg
塩分1.4g
食物繊維3.0g

point

鶏むね肉は皮を取ってから調理するのがおすすめ。皮を取ると約40%もエネルギーが抑えられます。

魚介

内臓、干物はできるだけ避け、
いろいろな種類をまんべんなくとろう

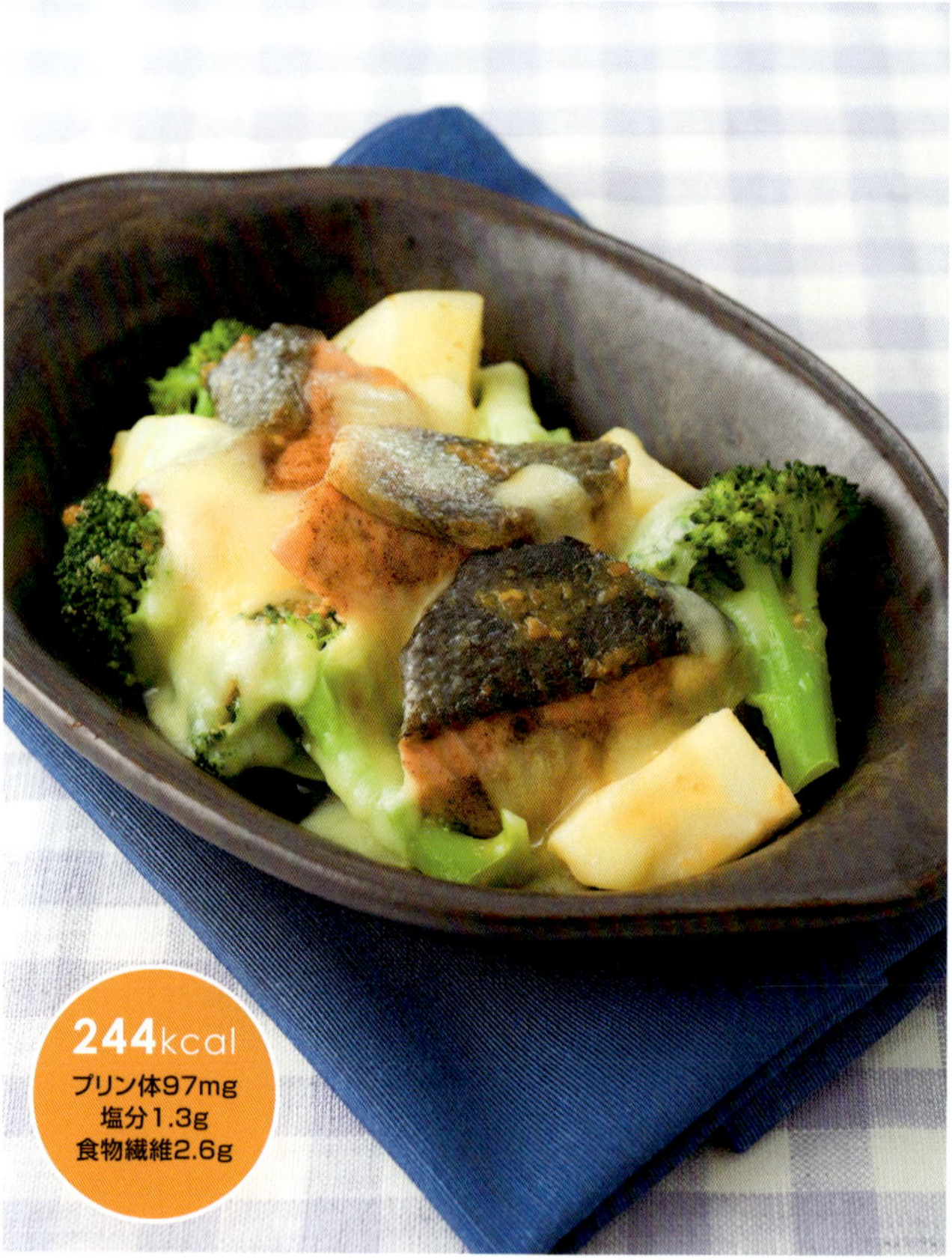

244kcal
プリン体97mg
塩分1.3g
食物繊維2.6g

プリン体の少ないチーズでコク出し

さけとじゃが芋のチーズ焼き

材料(2人分)

じゃが芋……1/2個(80g)
ブロッコリー……2/3個(80g)
みそ……小さじ2
みりん……大さじ1
生ざけ……1切れ(120g)
こしょう……少々
サラダ油……小さじ2
溶けるチーズ……30g

作り方

1. じゃが芋は乱切りにしてラップで包み、電子レンジで2分ほど加熱する。ブロッコリーは小房に分けてかためにゆでる。みそとみりんは混ぜ合わせる。
2. さけは長さを3等分に切ってこしょうをふる。フライパンにサラダ油を熱し、さけを入れて両面を焼く。
3. さけ、じゃが芋、ブロッコリーを耐熱容器に入れてみそとみりんをからめ、チーズをのせる。200℃に温めたオーブンで8～9分焼く。

point

塩分のとりすぎを防ぐため、塩ざけではなく生ざけを使って。じゃが芋とブロッコリーでビタミンCがたっぷり。

こんにゃくを加えてボリュームアップ

あじのコチュジャン煮

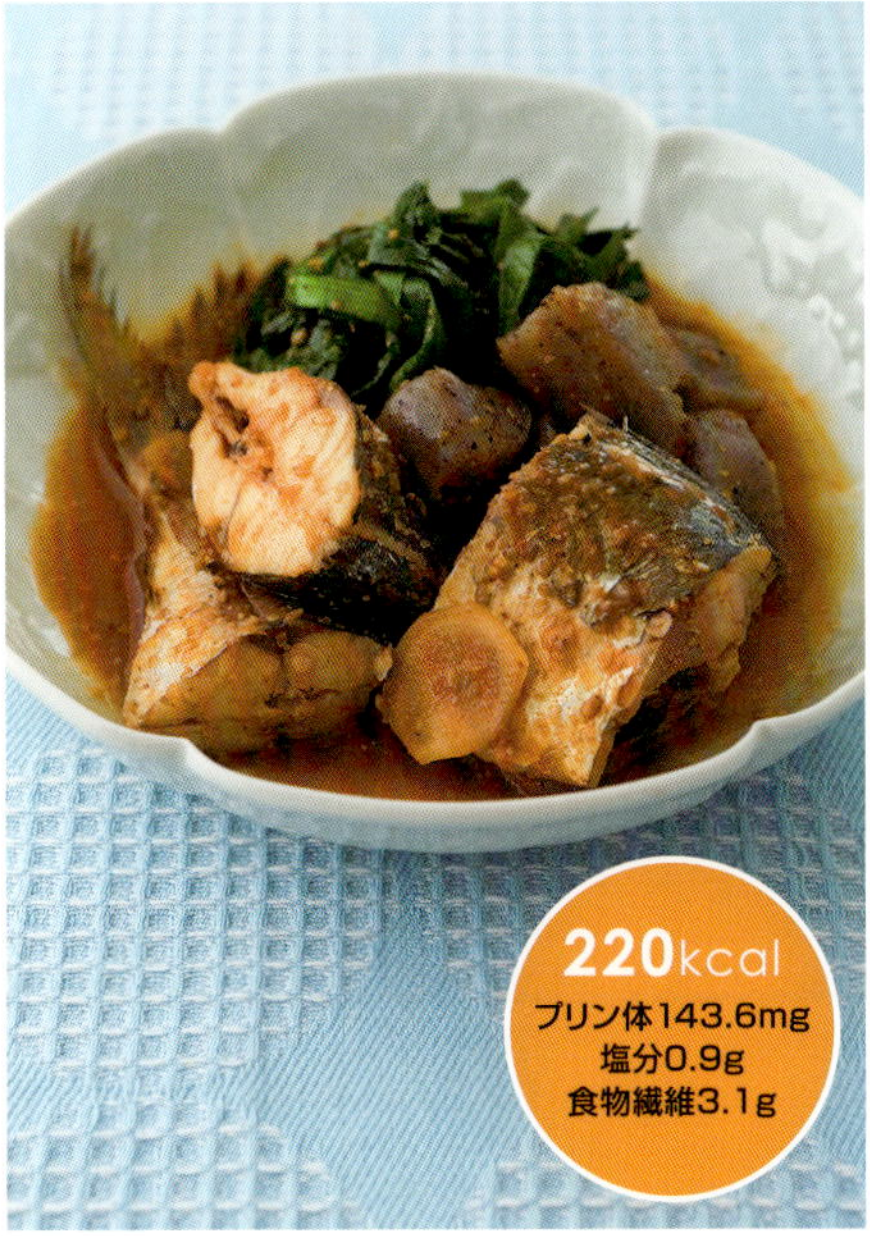

220kcal
プリン体143.6mg
塩分0.9g
食物繊維3.1g

材料（2人分）

あじ……中2尾（160g）
こんにゃく……大1/3枚（100g）
にら……1束（100g）
A［コチュジャン、すり白ごま……各大さじ1
　みりん、酒……各大さじ2
だし汁……2カップ
しょうがの薄切り……少々

作り方

1. あじは頭と内臓を取り、3等分に切る。こんにゃくはすりこ木などで軽くたたき、一口大にちぎって下ゆでする。にらは3cm長さに切る。Aは混ぜ合わせる。
2. 鍋にだし汁、Aを入れて火にかけ、煮立ったら、あじ、しょうが、こんにゃくを入れて弱火にし、落としぶたをして5～6分煮る。
3. にらを加え、しんなりするまで煮る。

point

あじは青魚のなかでも脂肪が少なく、エネルギーを抑えたい場合におすすめ。プリン体の多い内臓はきれいに取って。

たらの繊細なうまみを味わえます

たらちり

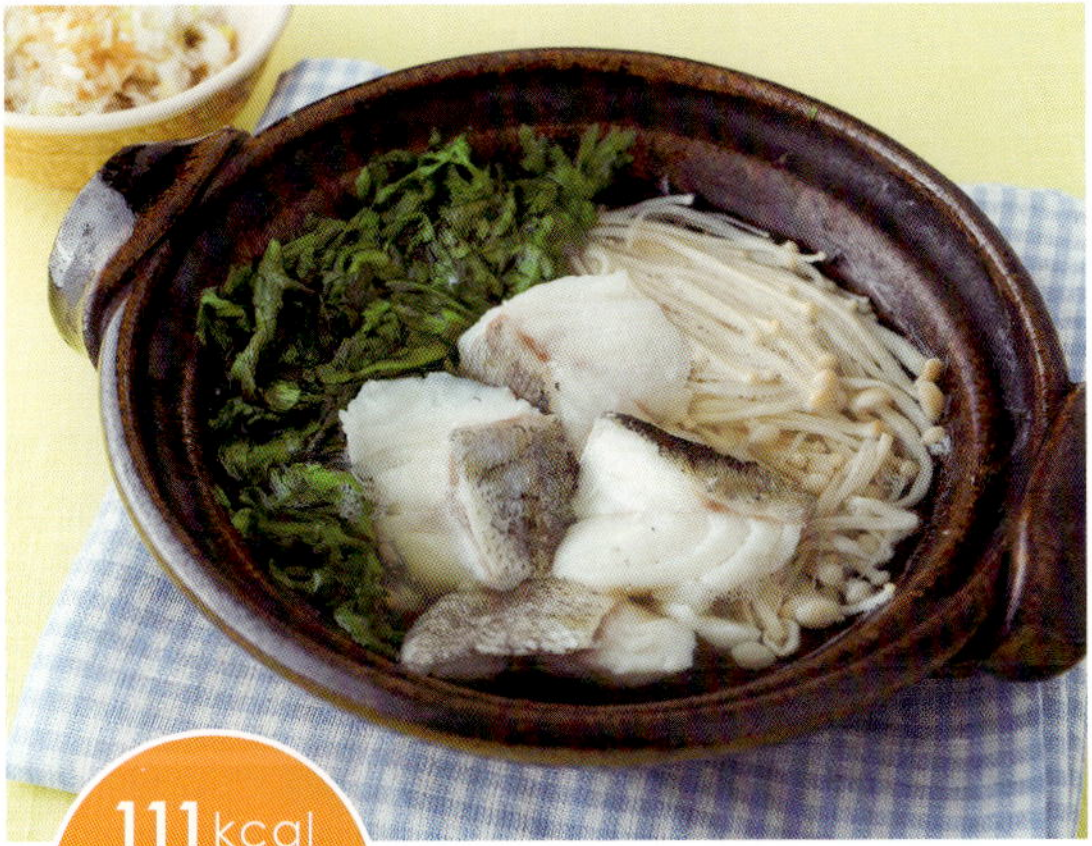

111kcal
プリン体183.4mg
塩分1.7g
食物繊維4.0g

材料（2人分）

たら……2切れ（200g）
春菊……1/2束（100g）
えのきだけ……1袋（100g）
長ねぎのみじん切り
　……大1/2本分（40g）
しょうゆ……大さじ1
だし汁……3カップ強

作り方

1. たらは1切れを半分に切り、春菊は3cm長さに切る。えのきだけは長さを半分に切ってほぐす。
2. 長ねぎとしょうゆを合わせ、たれを作る。
3. 土鍋にだし汁を入れて火にかけ、煮立ったら1を入れて煮る。たれを添える。

point

余分な油を使わない鍋ものは、エネルギーが抑えられるおすすめの調理法。野菜もたっぷり盛り込めます。

こんがり焼きめがつくまで焼いて

豆腐グラタン

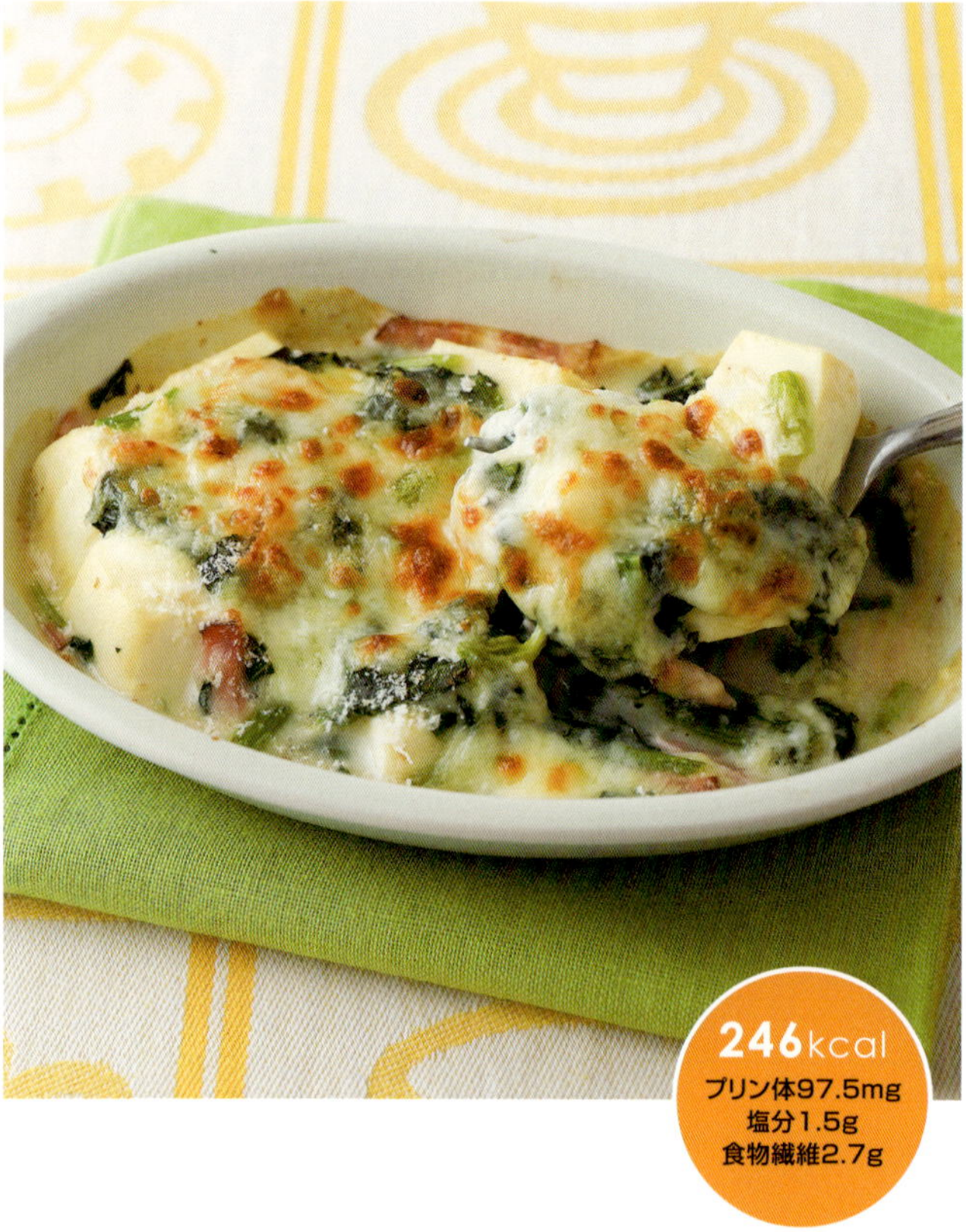

246kcal
プリン体97.5mg
塩分1.5g
食物繊維2.7g

大豆
大豆製品

低エネルギーで植物性のたんぱく質が豊富。
コレステロール値を下げる作用も

材料（２人分）

木綿豆腐……2/3丁（200g）
ほうれんそう……小1束（160g）
ベーコン……1枚（20g）
低脂肪牛乳……1カップ
片栗粉……小さじ2
コンソメスープの素……1/2個
こしょう…… 少々
パン粉……小さじ2
溶けるチーズ……30g

作り方

1. 豆腐はラップで包み、電子レンジで1分30秒ほど加熱して、2cm角に切る。ほうれんそうは下ゆでして2cm長さに切る。ベーコンは5mm幅に切る。
2. 鍋にベーコンを入れて炒め、脂が出てきたらほうれんそうを加えて炒め合わせる。ほうれんそうがしんなりしたら、牛乳、片栗粉、スープの素を加え、時々かき混ぜながら煮、とろみをつける。
3. 耐熱容器に**2**の半量と豆腐を入れて混ぜ、こしょうをふる。残りの**2**を入れ、パン粉、チーズの順にのせ、温めたオーブントースターで4分ほど、焼きめがつくまで焼く。

point

肉の代わりに豆腐を主材料に使えば、見た目のボリュームをキープしたままエネルギーやプリン体が抑えられます。

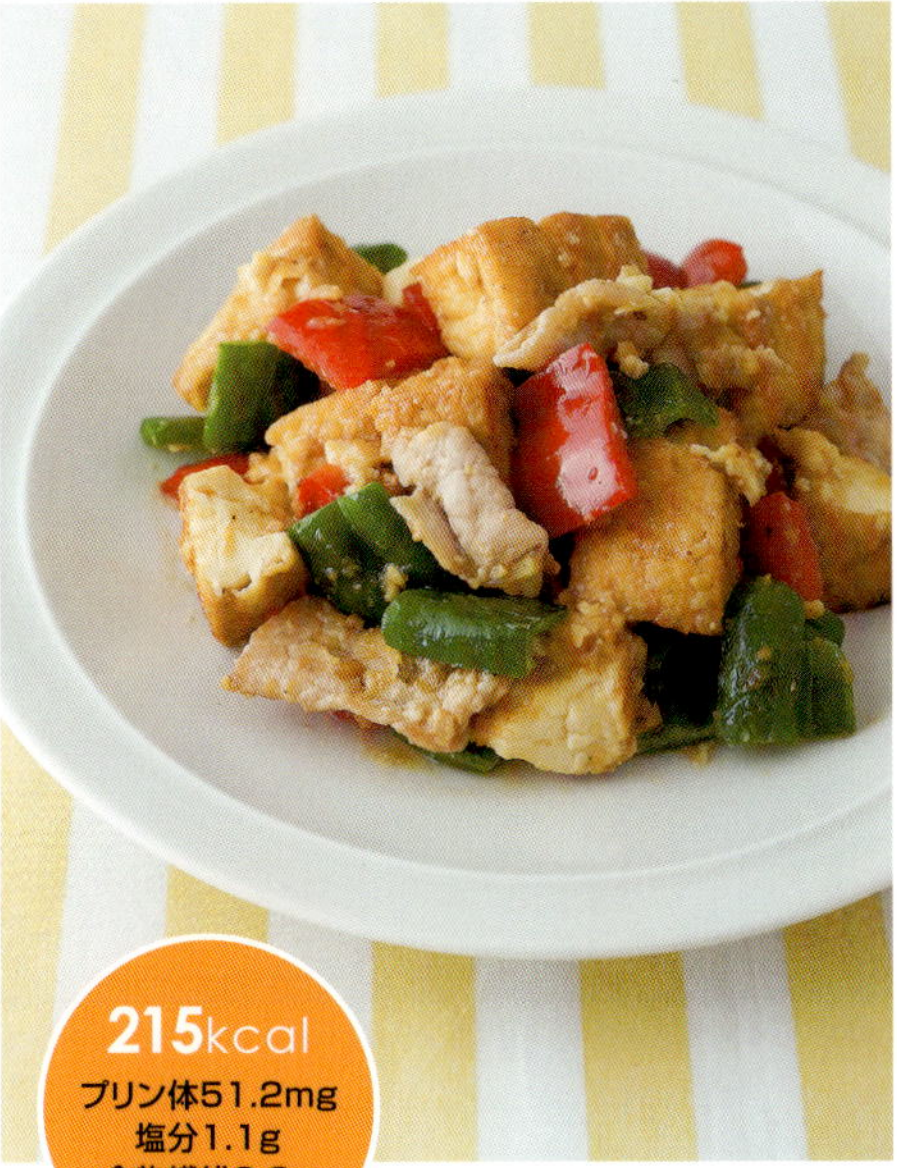

215kcal
プリン体51.2mg
塩分1.1g
食物繊維2.2g

彩りのよい緑黄色野菜を合わせて

厚揚げとピーマンのみそ炒め

材料(２人分)

厚揚げ……1/2枚(100g)
ピーマン……小2個(60g)
赤ピーマン……大1個(80g)
豚もも薄切り肉……50g
A
- みそ……大さじ1
- みりん……小さじ2
- 酒……小さじ2

サラダ油……小さじ2
しょうがのみじん切り……少々

作り方

1. 厚揚げはさっと湯をかけて油を落とし、ペーパータオルで水けをふいて2cm角に切る。ピーマン、赤ピーマンは2cm角に切る。豚肉は一口大に切る。Aは混ぜ合わせる。
2. フライパンにサラダ油を熱してしょうがを炒め、香りが立ったら豚肉を炒める。
3. 豚肉に火が通ったら、厚揚げとピーマンを加えてさらに炒め、ピーマンがしんなりしたら、Aを加えて炒め合わせる。

point

厚揚げは湯をかけて表面の油を落とす“油抜き”を。エネルギーが減らせるだけでなく、味もからみやすくなります。

春菊のさわやかな香りがアクセントに

わかめと春菊の納豆あえ

材料(２人分)

カットわかめ(乾燥品)……小さじ2(4g)
春菊……1/3束(60g)
納豆……2パック(80g)
しょうゆ……小さじ2
練りからし……少々
削り節……少々

作り方

1. わかめは湯でもどす。春菊はゆでて2cm長さに切る。
2. 納豆とわかめを混ぜ合わせ、しょうゆとからしを加えて混ぜ、器に盛る。春菊を添え、削り節をかける。

point

納豆は大豆製品のなかではプリン体が多めですが、食べすぎなければ大丈夫。尿酸値を下げる海藻や野菜と一緒にとる工夫を。

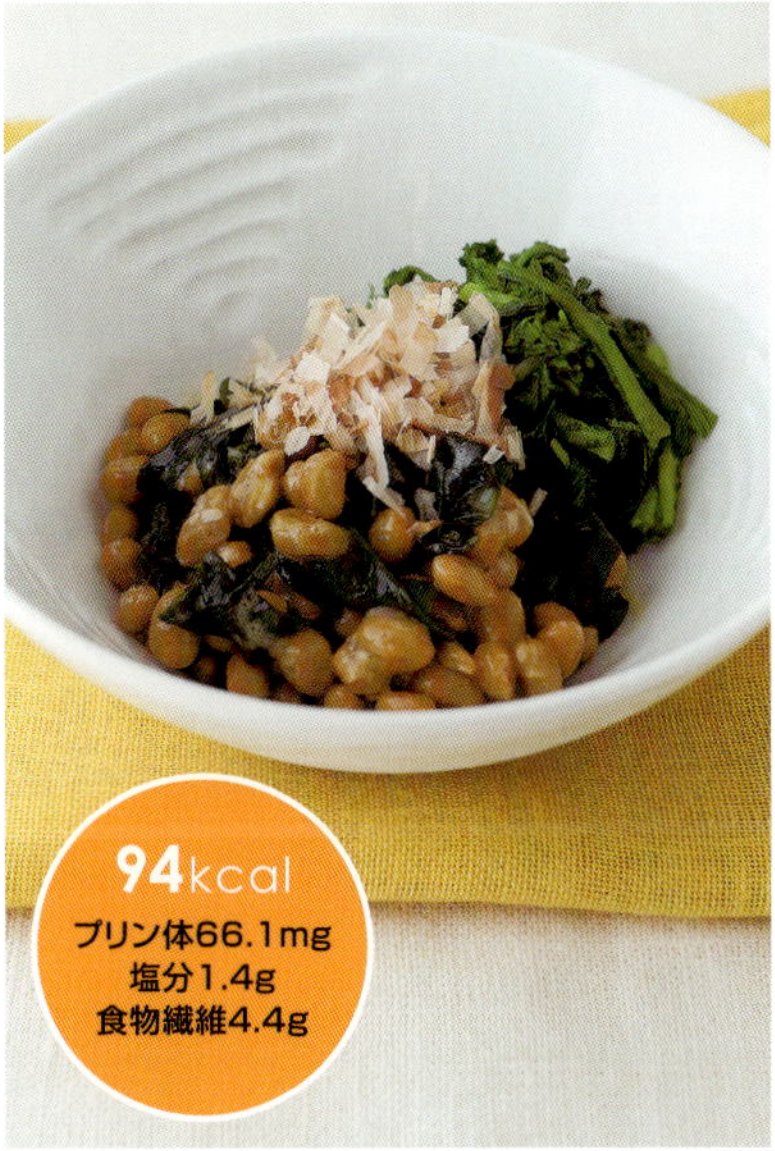

94kcal
プリン体66.1mg
塩分1.4g
食物繊維4.4g

鶏卵

プリン体を含まない良質なたんぱく質源。
1日1個を目安にとりたい

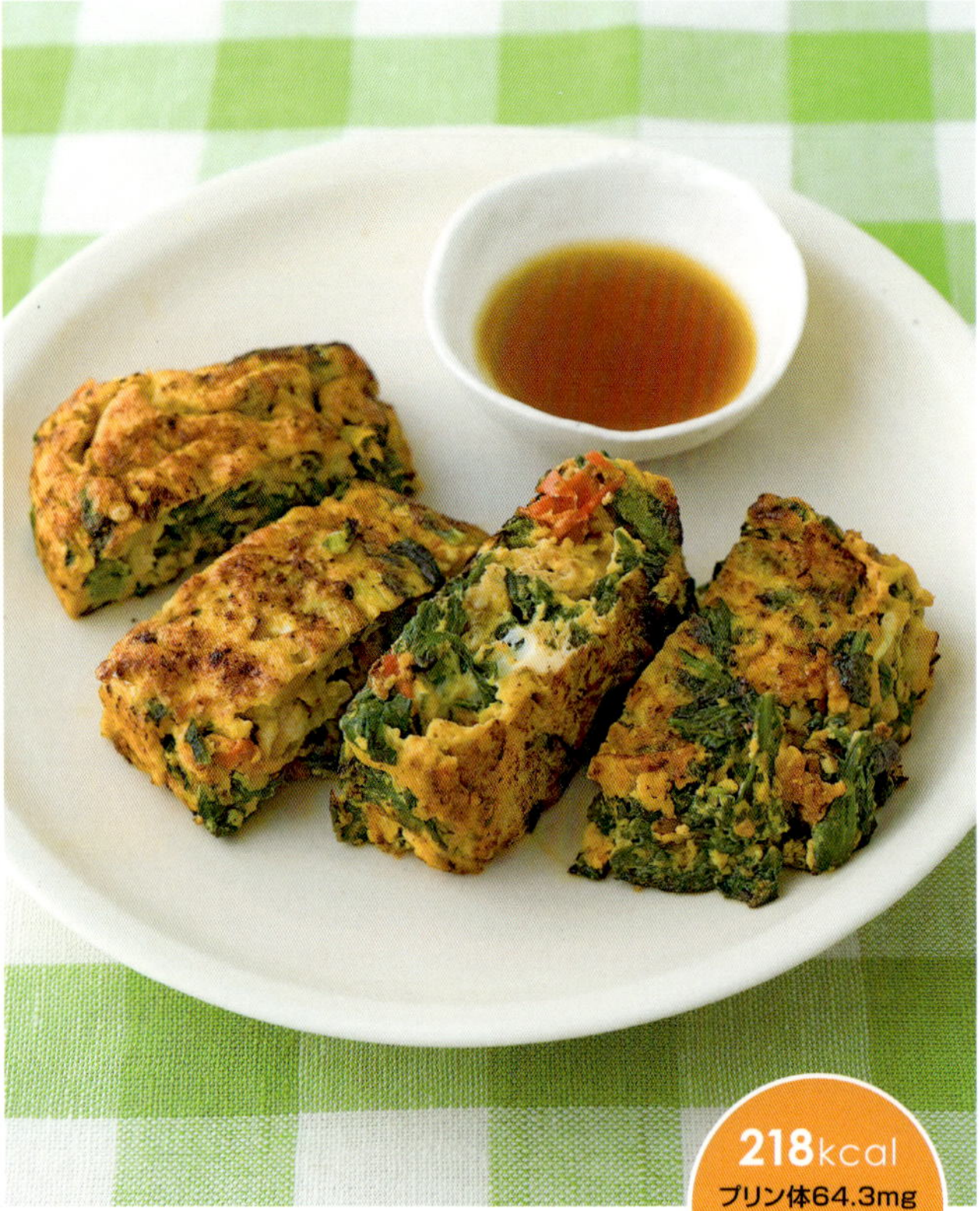

218kcal
プリン体64.3mg
塩分0.8g
食物繊維2.1g

野菜をたっぷり加えて具だくさんに

トマトと豚肉の卵焼き

材料（２人分）

卵……L玉2個（120g）
片栗粉……小さじ2
豚もも薄切り肉……2枚（60g）
トマト……1/2個（100g）
春菊……1/2束（100g）
ごま油……小さじ2
めんつゆ（ストレートタイプ）……小さじ4

作り方

1. 卵は溶きほぐし、片栗粉を入れて混ぜ合わせる。豚肉は細切りにする。トマトは1cm角に、春菊は1cm長さに切る。
2. 小さめのフライパンにごま油を熱し、豚肉を入れて炒める。火が通ったら、トマト、春菊を加え、水けがなくなるまで炒め合わせる。
3. **2**に**1**の溶き卵を回し入れ、半熟状になったら長方形に形を整えて両面を焼く。４等分に切って器に盛り、めんつゆを添える。

point

体に必要な栄養をバランスよく含む卵は、1日1個食べたい食品。コレステロール値が高めの人は1週間に3～4個を目安に。

ほんのり甘くてやさしい味わい

ふわふわ卵のほうれんそうあん

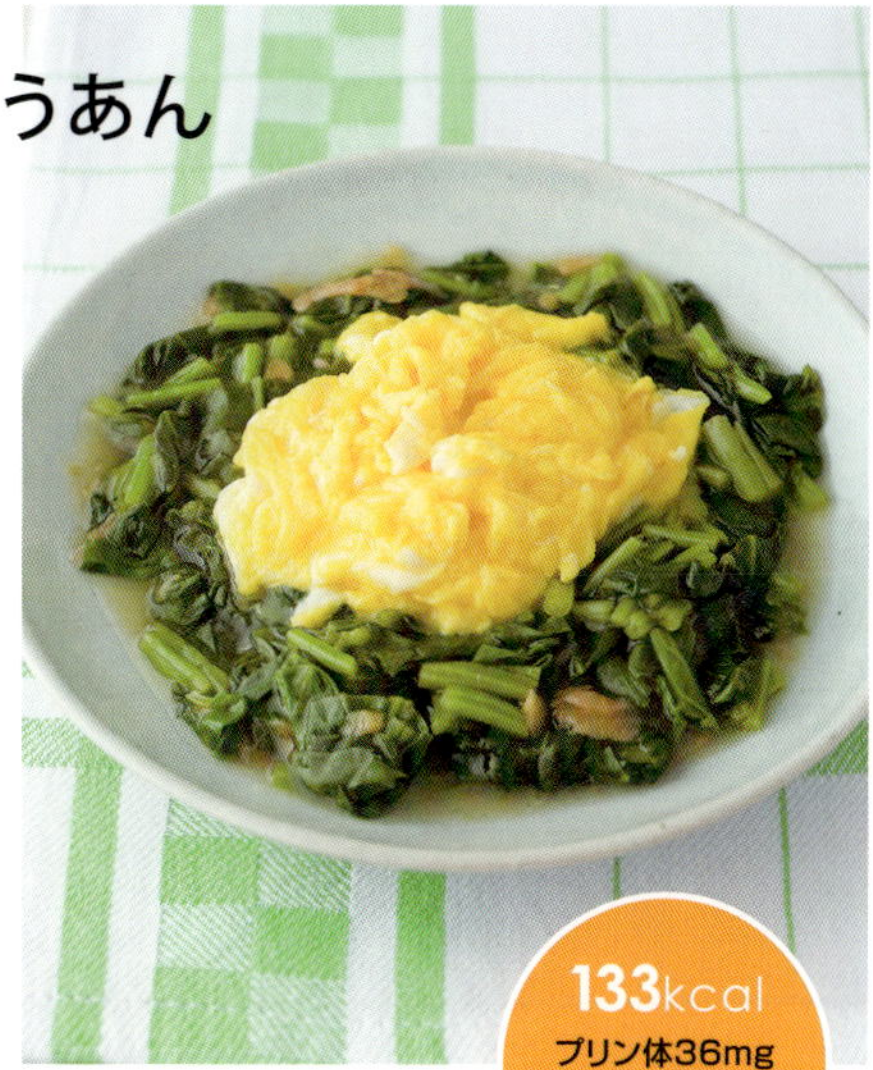

133kcal
プリン体36mg
塩分0.7g
食物繊維2.3g

材料（2人分）

ほうれんそう……小1束（140g）
梅干し（塩分5%のもの）……大1個（20g）
卵……M玉2個（100g）
A［だし汁……大さじ4
　 砂糖……大さじ1
サラダ油……小さじ1
だし汁……2/3カップ弱
片栗粉……小さじ1弱

作り方

1. ほうれんそうはゆでて2cm長さに切る。梅干しは種を取ってたたく。
2. 卵は溶きほぐし、Aを加えて混ぜ合わせる。
3. フライパンにサラダ油を熱し、**2**を流し入れて混ぜ、半熟状に焼く。
4. 鍋にだし汁、ほうれんそう、梅干し、片栗粉を入れて火にかけ、とろみがつくまで混ぜながら温め、器に盛る。**3**をのせる。

point

ほうれんそうは片栗粉を加えてとろみをつけ、とろとろのあんに。食べたときの満足感がアップします。

卵のかたさは好みで調節

油揚げと小松菜の卵とじ

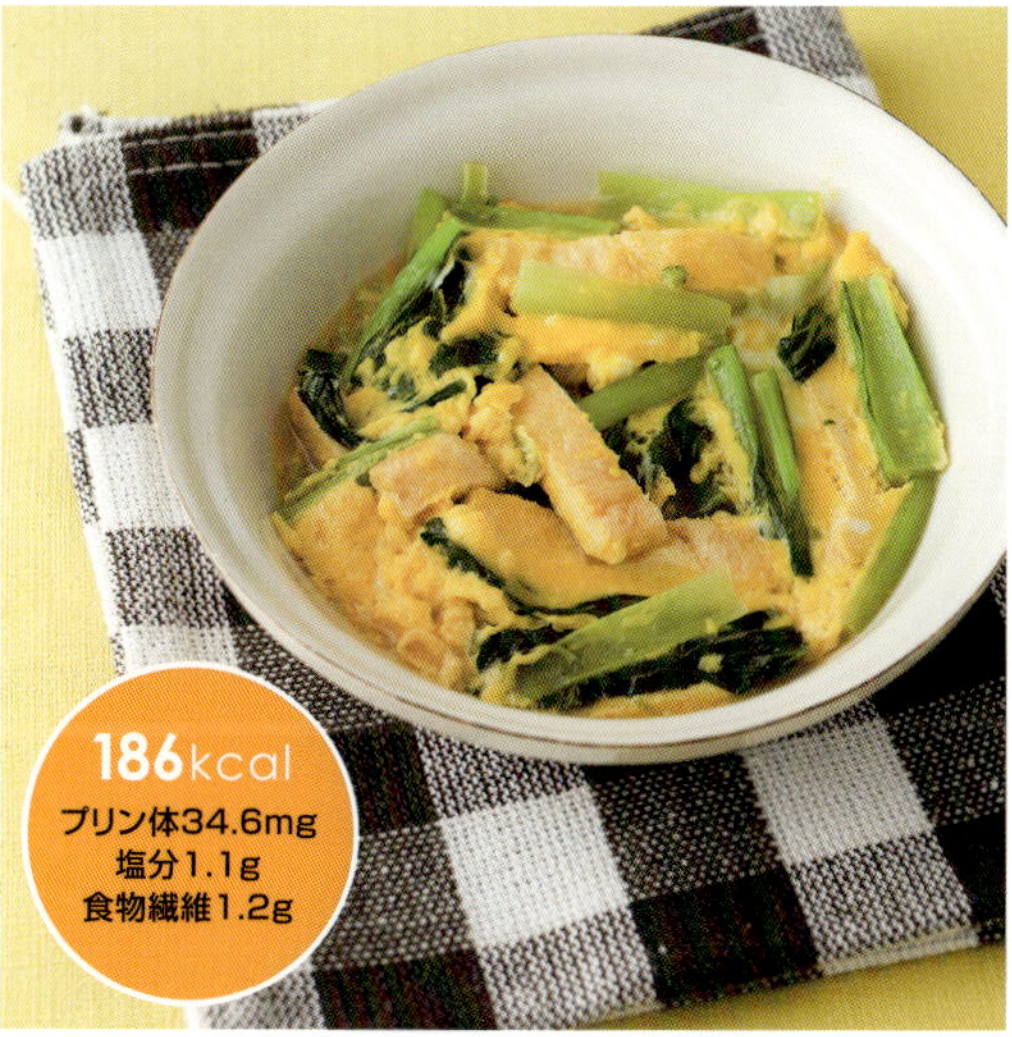

186kcal
プリン体34.6mg
塩分1.1g
食物繊維1.2g

材料（2人分）

油揚げ……小2枚（40g）
小松菜……小1/2束（100g）
卵……M玉2個（100g）
A［だし汁……2/3カップ
　 みりん……大さじ1
　 しょうゆ……小さじ2

作り方

1. 油揚げは湯をかけて油を落とし、ペーパータオルで水けをふいて1cm幅に切る。小松菜はゆでて3cm長さに切る。卵は溶きほぐす。
2. 鍋にAを入れて火にかけ、煮立ったら油揚げ、小松菜を加え、弱火にして1〜2分煮る。溶き卵を回し入れてとじ、半熟状に仕上げる。

point

たんぱく質源の卵と油揚げを組み合わせれば、肉や魚がなくても主菜としての栄養がしっかりとれます。

ヨーグルトには肉をやわらかくする効果も

タンドリーチキン

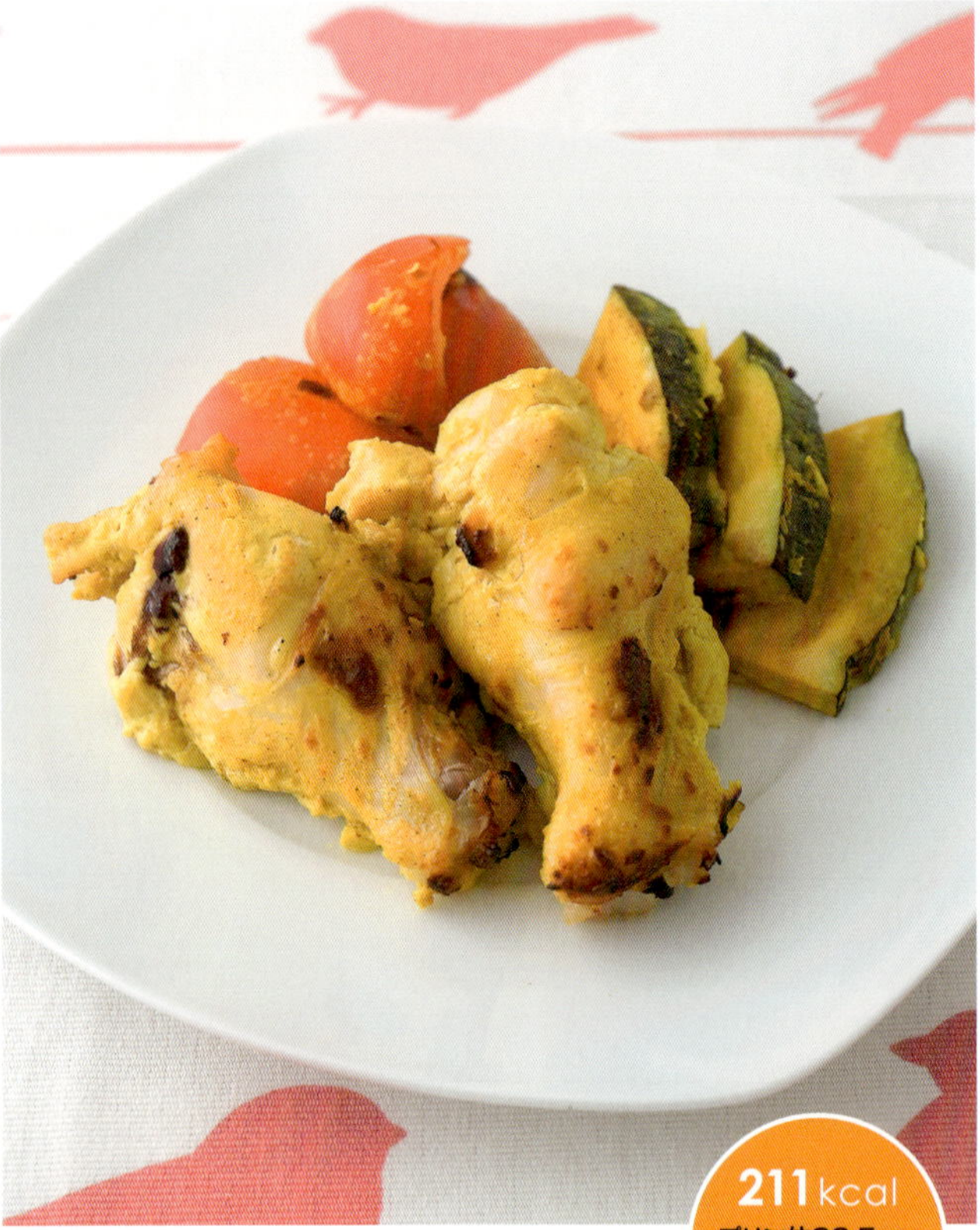

211kcal
プリン体82.5mg
塩分0.7g
食物繊維2.4g

乳製品

たんぱく質、カルシウムが豊富で
プリン体は少なめ。料理にも取り入れて

材料（2人分）

鶏手羽元肉……4本
にんにくのみじん切り……少々
塩……少々
かぼちゃ……1/10個(80g)
赤ピーマン……大1個(60g)
A［
プレーンヨーグルト……100g
カレー粉……小さじ1
ガラムマサラ、クミン、ターメリックなどの香辛料……好みで少々

作り方

1. 手羽元肉はにんにくと塩をもみ込む。かぼちゃは1cm幅に切る。赤ピーマンは乱切りにする。
2. Aを混ぜ合わせ、**1**を30分以上つけ込む。
3. オーブンの天パンに並べ、200℃に温めたオーブンで12〜13分焼く。

point

肉を香辛料につけ込むことで、余分な塩分や油分を使わなくてもスパイシーで本格的な味わいに焼き上がります。

野菜不足を感じたときに最適

ブロッコリーのミルクスープ

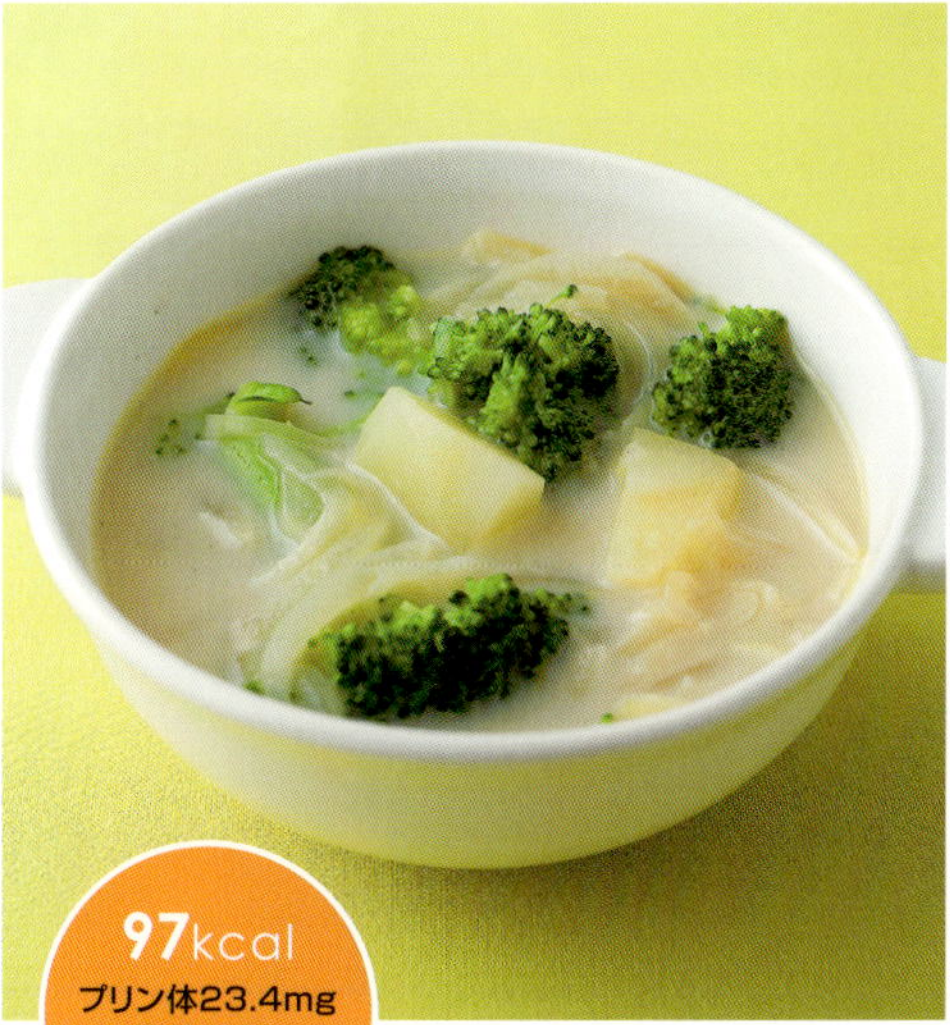

97kcal
プリン体23.4mg
塩分1.1g
食物繊維2.6g

材料（2人分）

ブロッコリー……2/3個（80g）
じゃが芋……中1/2個（60g）
玉ねぎ……1/3個（60g）
オリーブ油……小さじ1
コンソメスープの素……1/2個
低脂肪牛乳……1/2カップ
片栗粉……小さじ1
塩、こしょう……各少々

作り方

1. ブロッコリーは小房に分けてゆでる。じゃが芋は乱切り、玉ねぎは薄切りにする。
2. 鍋にオリーブ油を熱して玉ねぎを入れてひと炒めし、水1と1/2カップ、コンソメスープの素、じゃが芋を加えて煮る。
3. じゃが芋がやわらかくなったら、ブロッコリー、牛乳、水小さじ1で溶いた片栗粉を加え、塩、こしょうで味を調える。

point

普通の牛乳よりも乳脂肪分が少ない低脂肪牛乳をチョイス。片栗粉でとろみをつければ、もの足りなさをカバーできます。

チーズのうまみでモリモリ食べられる

カリフラワーのチーズ焼き

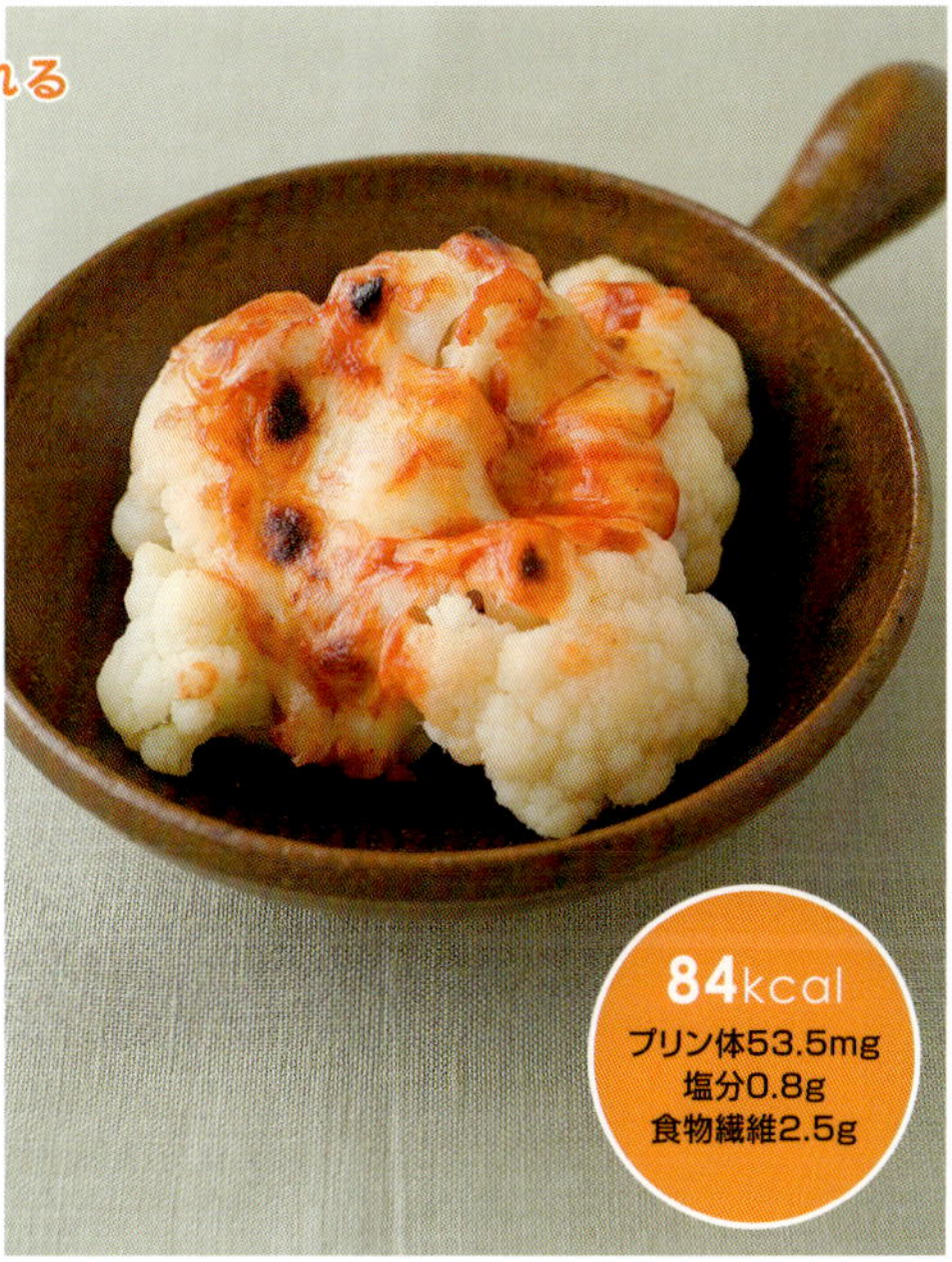

84kcal
プリン体53.5mg
塩分0.8g
食物繊維2.5g

材料（2人分）

カリフラワー……1/2個（160g）
溶けるチーズ……30g
トマトケチャップ……小さじ4

作り方

1. カリフラワーは小房に分けてかためにゆでる。
2. チーズとケチャップは混ぜ合わせる。
3. 耐熱容器にカリフラワーを盛って**2**をかけ、温めたオーブントースターで2〜3分焼く。

point

カリフラワーはかためにゆでておくのがポイント。ある程度歯ごたえを残すことで満足感が得られます。

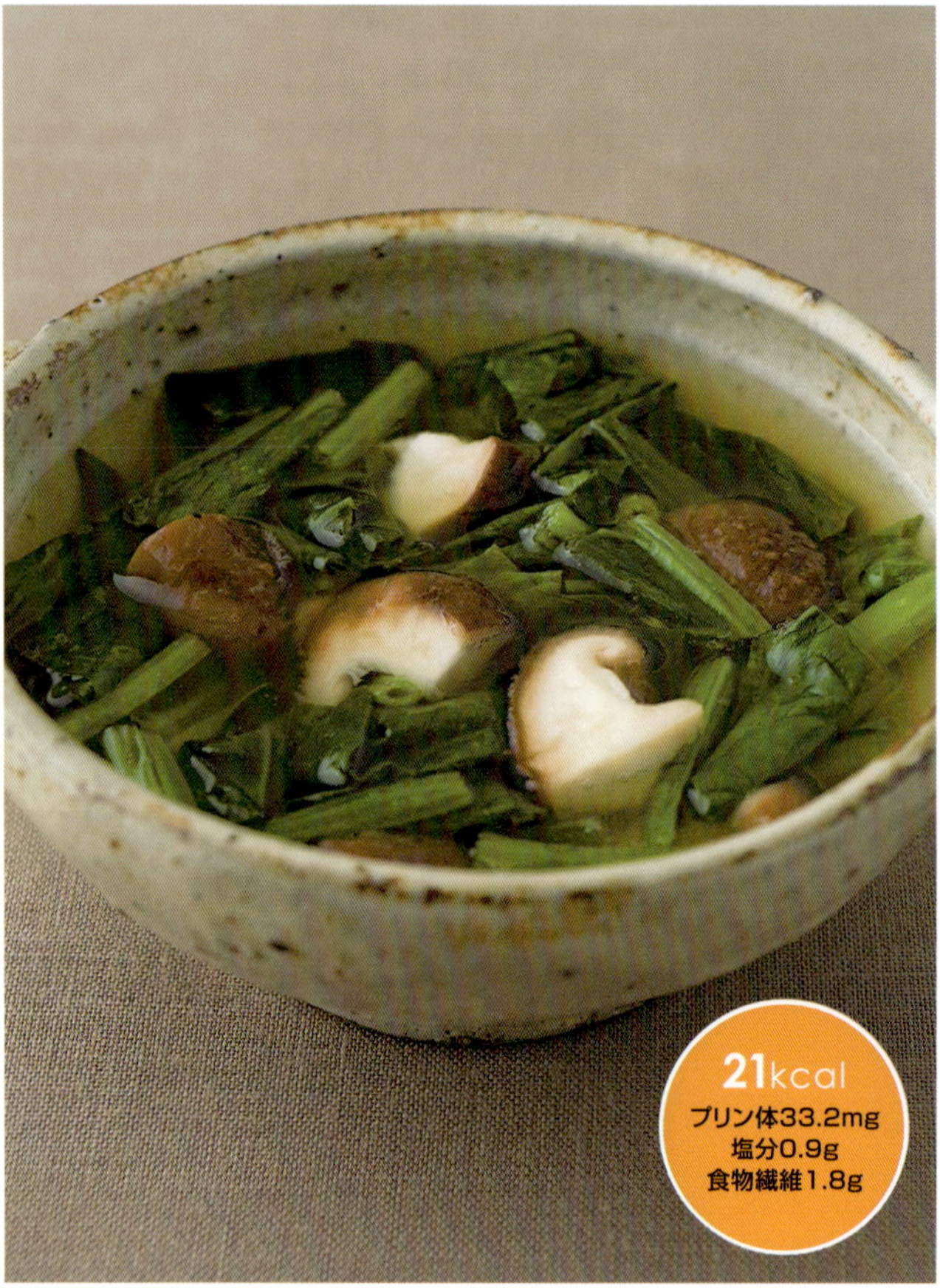
21kcal
プリン体33.2mg
塩分0.9g
食物繊維1.8g

食材と食べ方

緑黄色野菜

β-カロテンやビタミンCの宝庫。
1日120g以上の摂取を目標に

ほどよい酸味でシャキッと元気に

ほうれんそうとしいたけのスープ

材料（2人分）

ほうれんそう……小1/2束（80g）
しいたけ……3～4個（40g）
鶏ガラスープの素……小さじ1
酢……大さじ2
塩……少々

作り方

1. ほうれんそうはゆでて2cm長さに切る。しいたけは四つ割りにする。
2. 鍋に水1と1/2カップ、鶏ガラスープの素を入れて火にかけ、煮立ったら**1**を加えて煮る。しいたけがしんなりしたら酢と塩で味を調える。

point

酢に含まれるクエン酸は尿をアルカリ化する作用があります。また、酢には血圧の上昇を抑える働きが期待できます。

すりごまのつぶつぶ感がアクセント

にんじんとひじきのごま酢煮

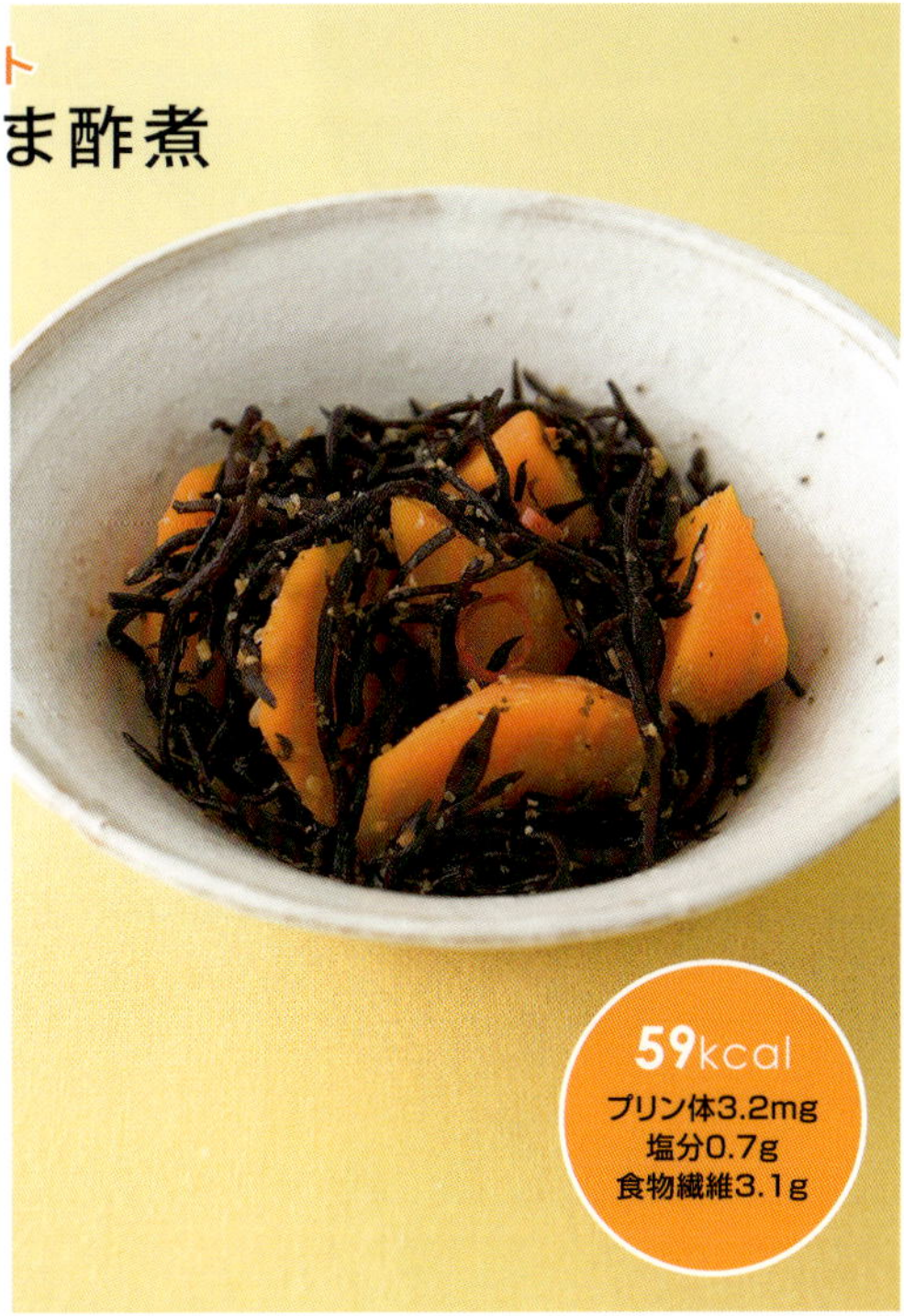

59kcal
プリン体3.2mg
塩分0.7g
食物繊維3.1g

材料（2人分）

にんじん……1/2本（100g）
ひじき（乾燥品）……小さじ2（6g）
だし汁……1カップ強

A
- 酢……大さじ1
- しょうゆ……小さじ1と1/3
- 砂糖……小さじ1
- すり白ごま……小さじ2強
- 赤唐辛子の小口切り……少々

作り方

1. にんじんは乱切りにする。ひじきは湯でもどして水けをきる。
2. 鍋にだし汁とにんじんを入れて煮る。にんじんがやわらかくなったら、ひじき、Aを加えて混ぜ、落としぶたをして汁けがなくなるまで煮る。

point

にんじんのカロテンは、皮の近くの色の濃い部分に多いといわれているので、よく洗って皮ごと調理するのがおすすめ。

焼くと甘みが増してジューシー

プチトマトのオーブン焼き

68kcal
プリン体0.3mg
塩分0.2g
食物繊維1.0g

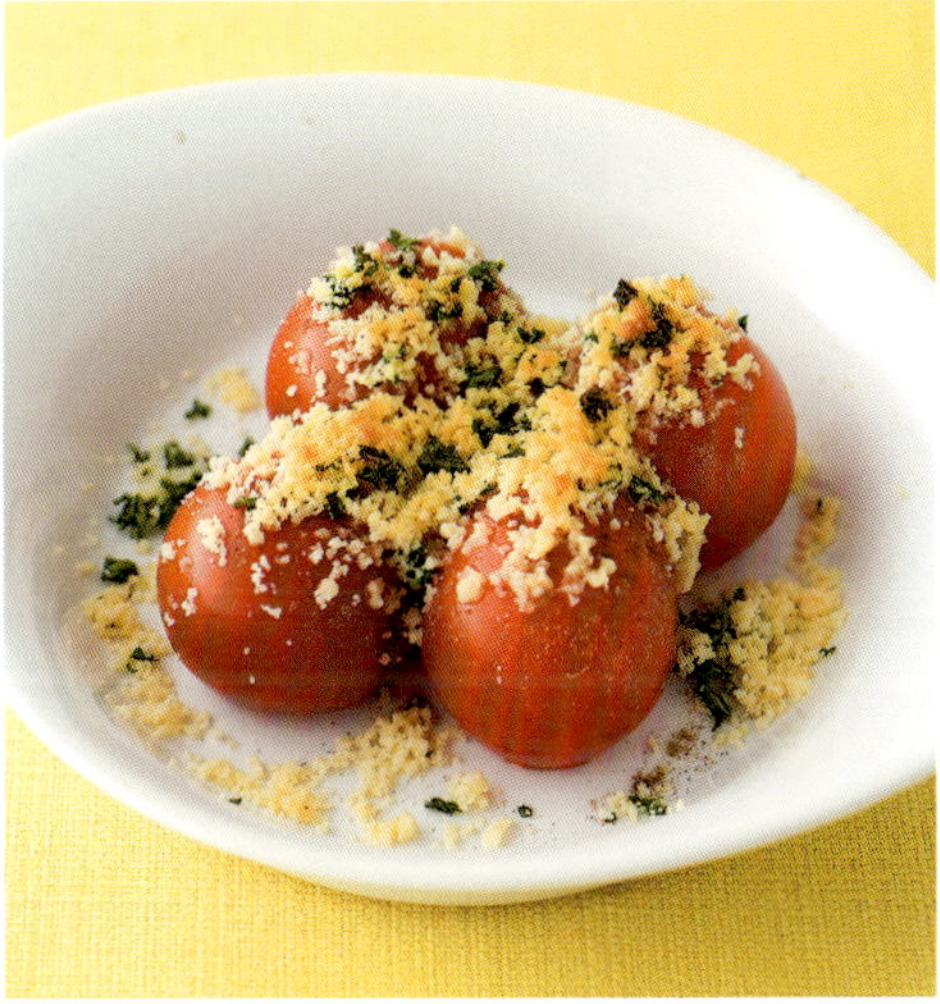

材料（2人分）

プチトマト……8個（120g）

A
- にんにくのみじん切り……少々
- オリーブ油……小さじ1
- 粉チーズ……大さじ2
- パセリのみじん切り……少々

作り方

1. 耐熱容器にプチトマトを入れ、Aを混ぜ合わせてかける。
2. 温めたオーブントースターで2〜3分焼く。

point

トマトの赤い色素成分・リコピンには強い抗酸化作用があることがわかり、注目されています。

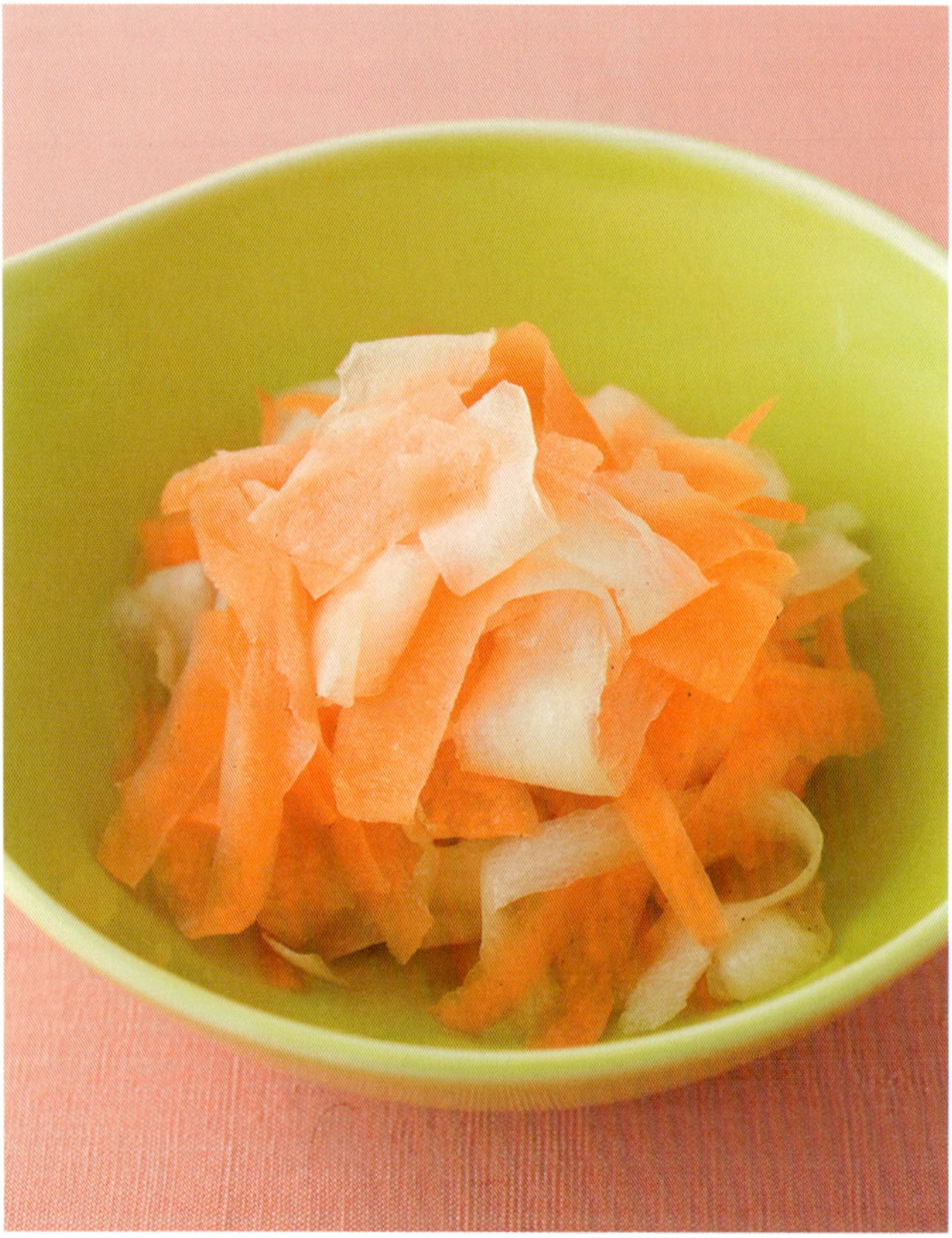

食材と食べ方

淡色野菜

余分な塩分を排泄するカリウムが豊富。サラダなどでたっぷり食べたい

ピーラーで切れば調理も簡単

大根とにんじんのサラダ

40kcal
塩分0.5g
食物繊維1.3g

材料（2人分）

大根……3cm（100g）
にんじん……1/4本（50g）
塩……ふたつまみ
酢……大さじ1
サラダ油……小さじ1
こしょう……少々

作り方

1. 大根とにんじんはピーラーで帯状に切って混ぜ合わせ、塩をふる。
2. 酢とサラダ油を混ぜ合わせ、**1**をあえてこしょうをふる。

point

焼き魚やみそ汁など、塩分が気になるおかずには、塩分を排出する働きのあるカリウムが豊富な大根やにんじんを組み合わせて。

噛みしめるほどに味わい深いおかず

ごぼうとツナのサラダ

98kcal
プリン体23.4mg
塩分0.4g
食物繊維2.8g

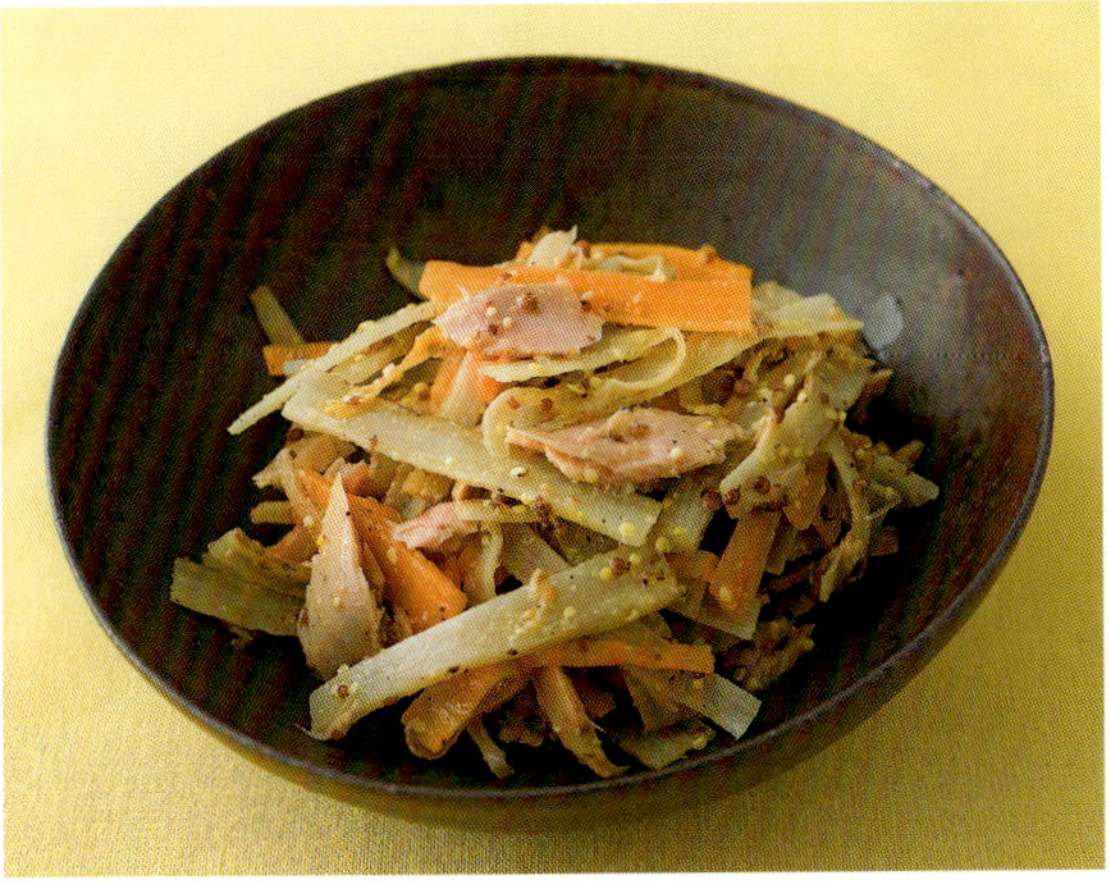

材料（2人分）
ごぼう……中1/2本（80g）
にんじん……1/5本（40g）
ツナ油漬け缶（ライト）
……約1/3缶（40g）
粒マスタード……小さじ2
こしょう……少々

作り方
1. ごぼうとにんじんは4cm長さの薄い短冊切りにしてゆで、水けをきる。
2. ツナはほぐして**1**と混ぜ、粒マスタード、こしょうを加えて混ぜる。

point
ごぼうの食物繊維量は野菜のなかでもトップクラス。よく噛んで食べると満腹感が得やすく、食べすぎ防止につながります。

ハムのうまみを吸ったキャベツが美味

キャベツのスープ

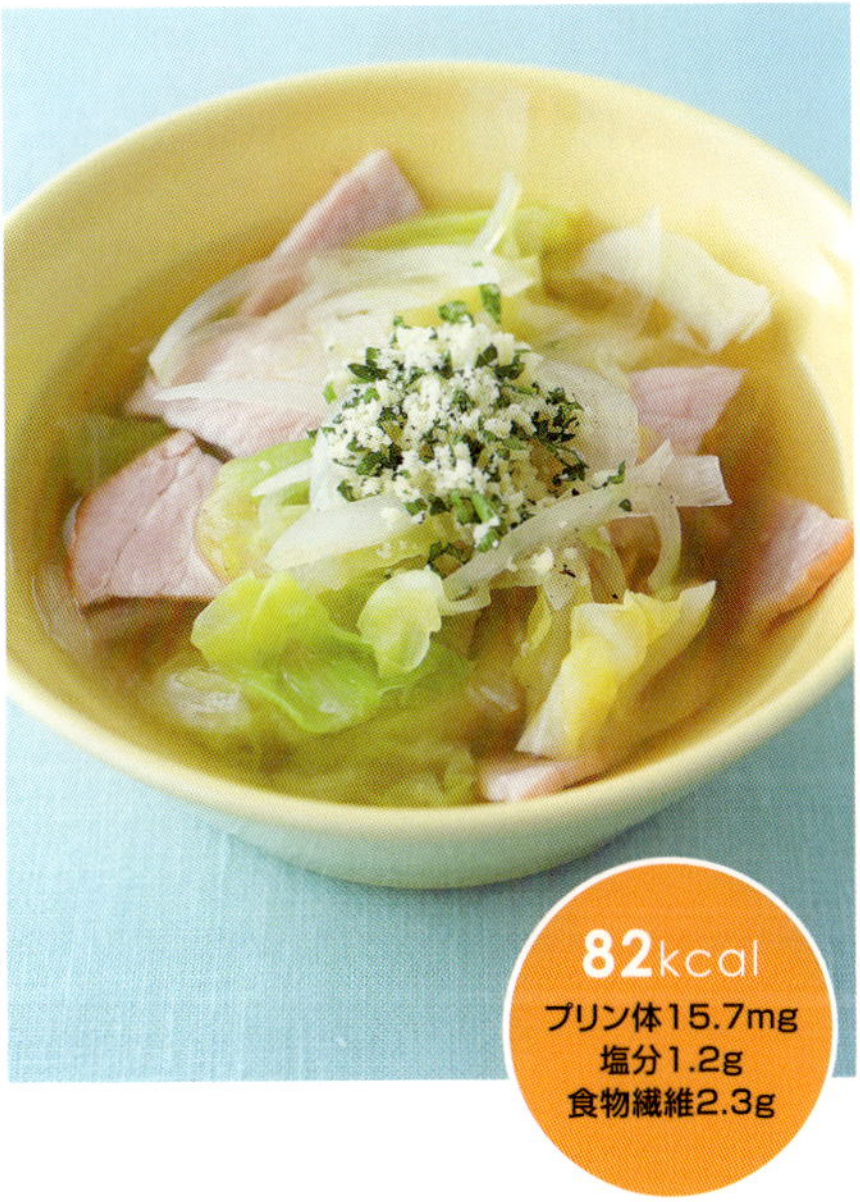

82kcal
プリン体15.7mg
塩分1.2g
食物繊維2.3g

材料（2人分）
キャベツ……1/4個（200g）
玉ねぎ……1/3個（60g）
ロースハム……2枚（40g）
コンソメスープの素……1/2個
こしょう……少々
粉チーズ……小さじ1
パセリのみじん切り……少々

作り方
1. キャベツは2cm角に切る。玉ねぎは薄切りにする。ハムは8等分に切る。
2. 鍋に水2カップ弱を入れ、**1**、スープの素を加えて煮る。キャベツがやわらかくなったら、こしょうで味を調える。
3. 器に盛り、粉チーズとパセリを混ぜ合わせてかける。

point
野菜不足解消には低エネルギーのスープがおすすめ。これ1品で、1日の目標量350gの約1/3が摂取できます。

作りおきOK。お弁当のおかずにも

ひじきとごぼうのきんぴら

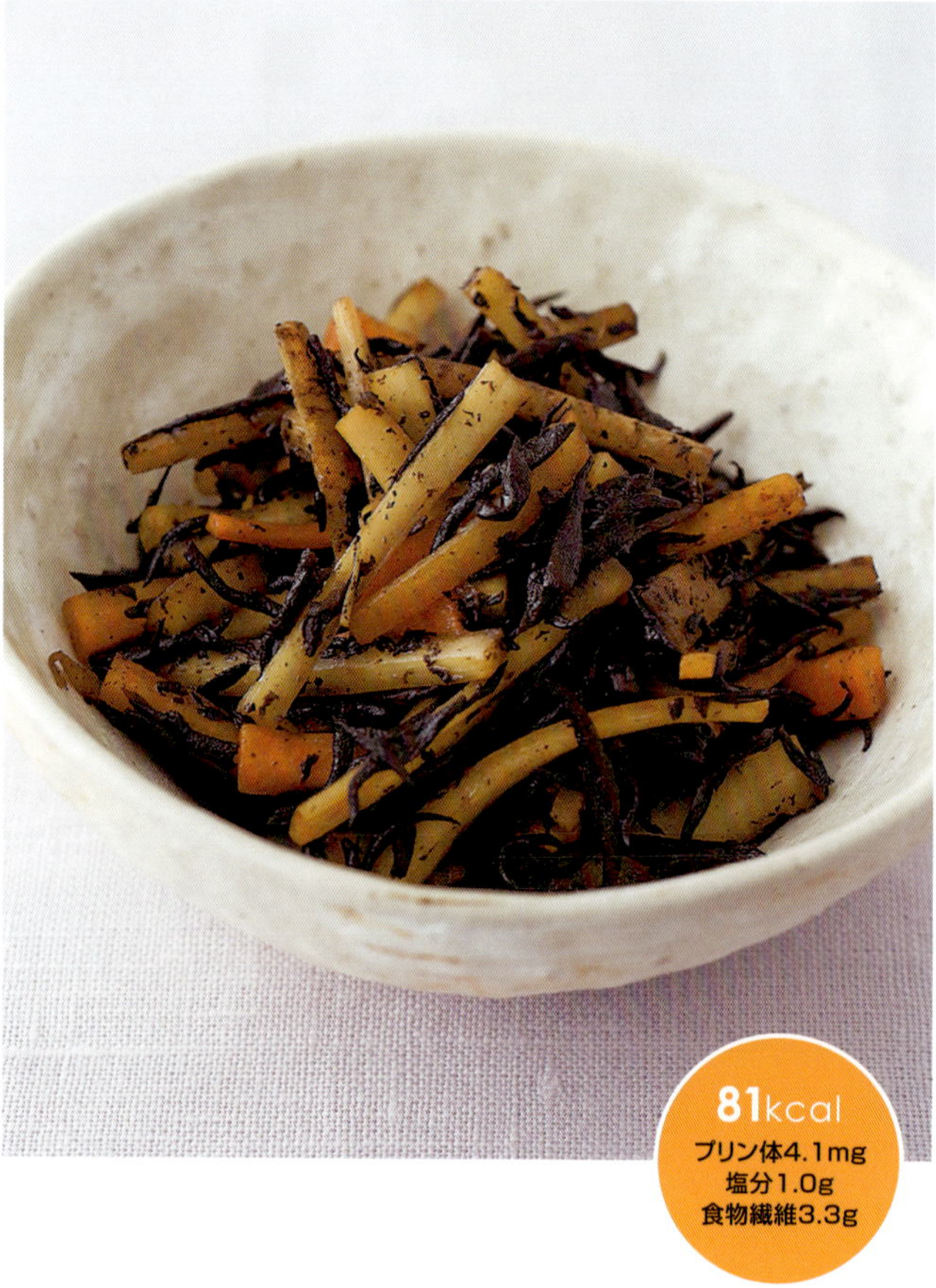

81kcal
プリン体4.1mg
塩分1.0g
食物繊維3.3g

海藻

尿をアルカリ化して
尿酸値を下げる代表的な食品

材料（2人分）

ひじき（乾燥品）……小さじ2（6g）
ごぼう……1/3本（60g）
にんじん……1/10本（20g）
A［しょうゆ、みりん……各小さじ2
　　酒……大さじ2
ごま油……小さじ1

作り方

1. ひじきは湯でもどし、水けをきる。ごぼうとにんじんは4～5cm長さの細切りにする。
2. Aは混ぜ合わせる。
3. フライパンにごま油を熱し、ごぼうとにんじんを入れて炒める。しんなりしたら、ひじきを加えて炒め合わせ、Aを回しかけて汁けがなくなるまで炒める。

point

ひじき、ごぼうはともに食物繊維が豊富。複数の食品から食物繊維を摂取することで健康効果がさらに高まります。

香ばしいごま風味で箸が進む

わかめのナムル

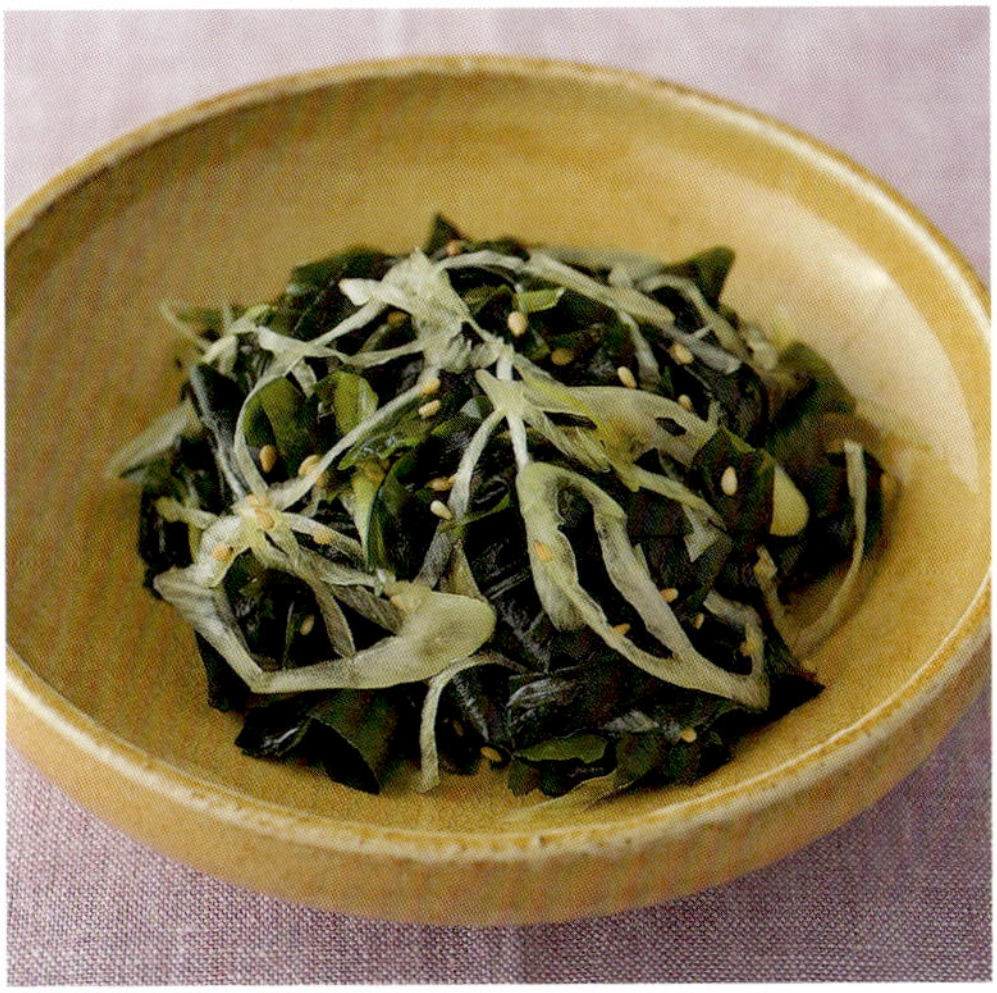

33kcal
プリン体3.7mg
塩分0.6g
食物繊維2.4g

材料（2人分）

カットわかめ（乾燥品）……小さじ5（10g）
長ねぎ……大1/2本（40g）
A ごま油……小さじ1/2
A しょうゆ……小さじ1
A いり白ごま……小さじ1

作り方

1. わかめは湯でもどし、水けをきる。長ねぎは斜め薄切りにして水にさらし、ペーパータオルで水けをふく。
2. Aを混ぜ合わせ、1を加えてあえる。

point

尿をアルカリ化する海藻類は毎日積極的にとりたいもの。わかめにはコレステロール値を下げる作用も期待できます。

切り昆布は常備しておくと便利

昆布と油揚げのしょうが煮

44kcal
プリン体4.8mg
塩分0.8g
食物繊維1.3g

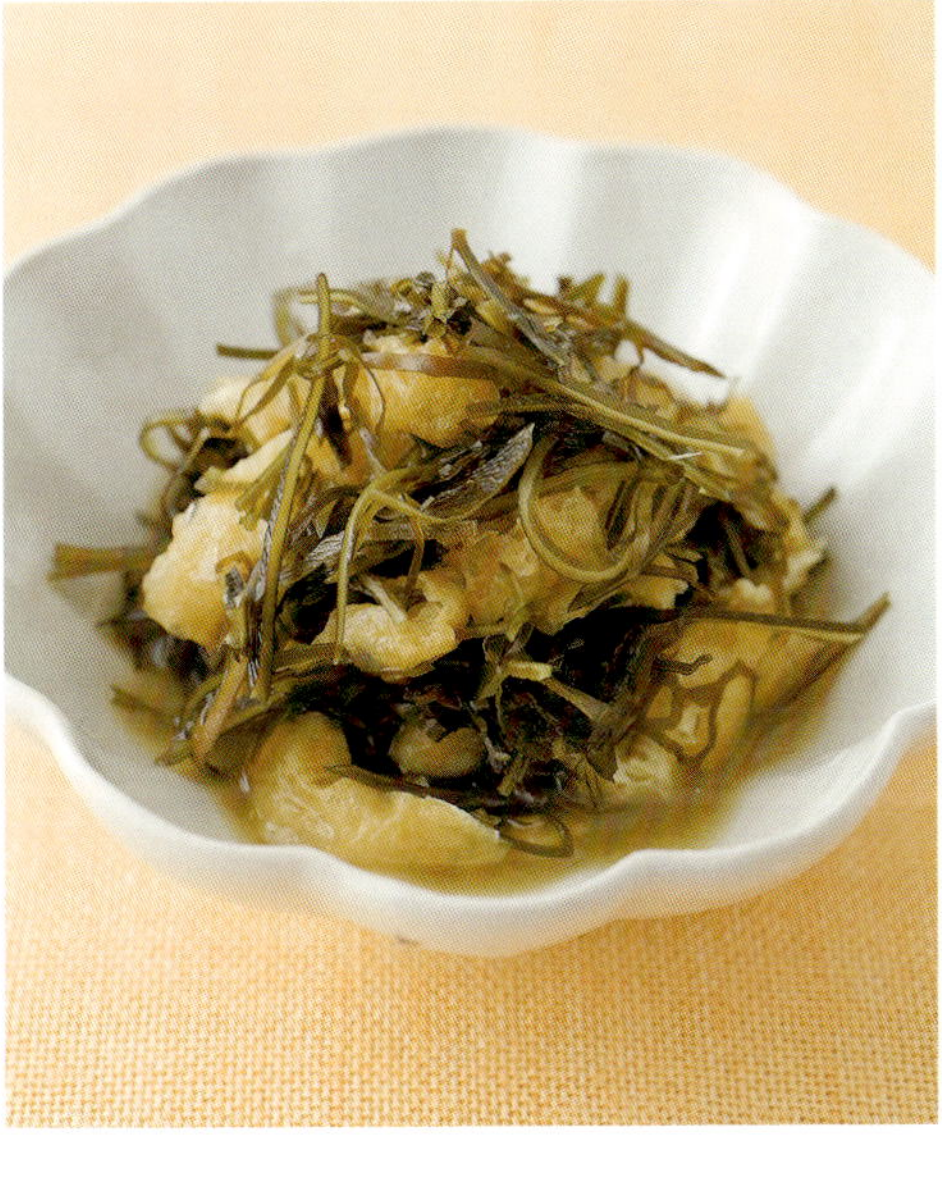

材料（2人分）

切り昆布（乾燥品）……6g
油揚げ……小1枚（20g）
おろししょうが……少々
しょうゆ……小さじ1

作り方

1. 切り昆布は湯1/2カップにつけてもどし、水けをきって食べやすい長さに切る。油揚げは湯をかけて油を落とし、ペーパータオルで水けをふいて1cm幅に切る。
2. 鍋に昆布をもどし汁ごと入れ、油揚げ、しょうが、しょうゆを加え、汁けが少なくなるまで煮る。

point

昆布をもどした煮汁にはうまみ成分が溶け出しているので、調味料は控えめでもおいしく食べられます。

レモン汁できりっと酸味をきかせて

きのことベーコンのサラダ

きのこ

食物繊維が豊富で、食べごたえがあるのに低エネルギー。肥満解消に最適

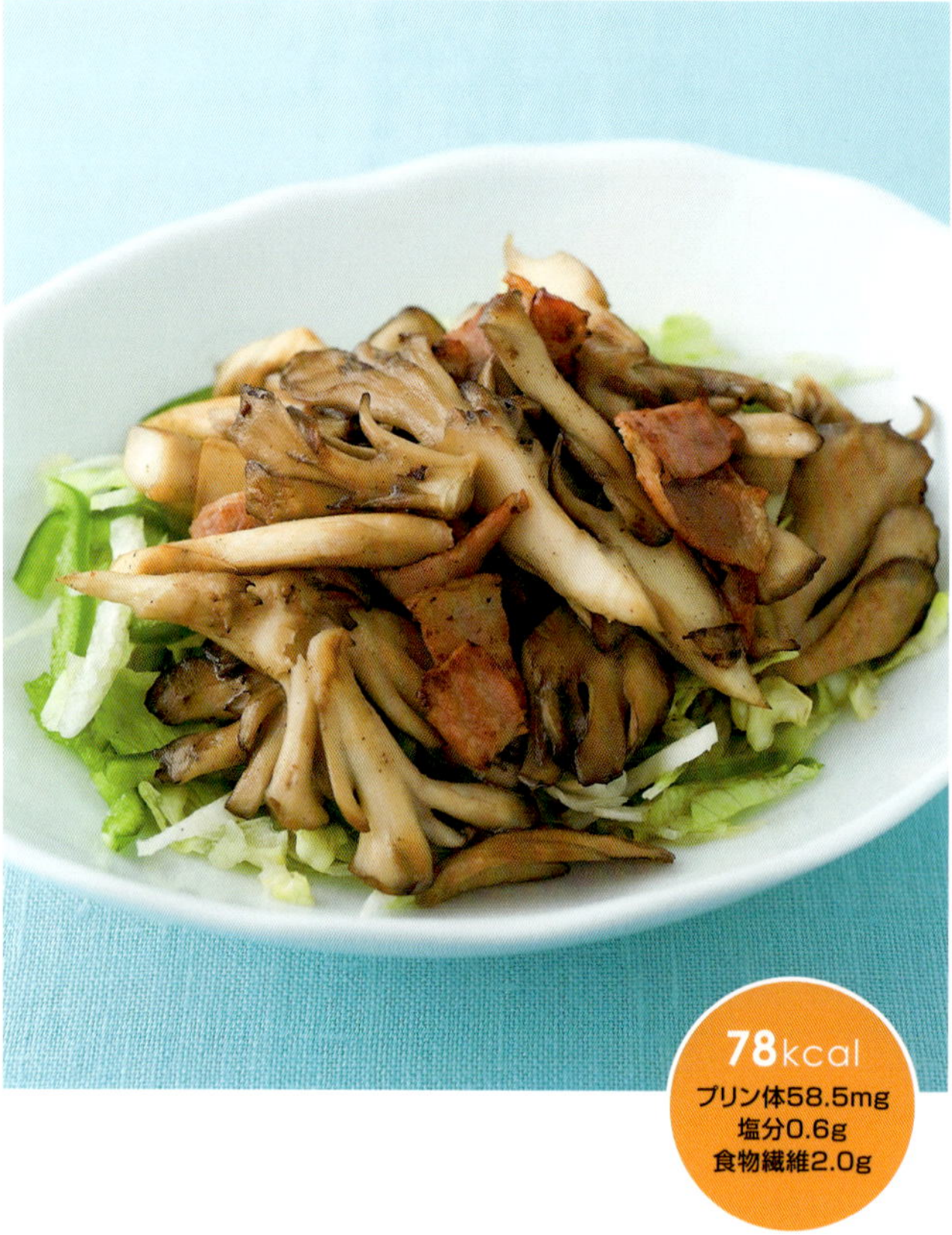

78kcal
プリン体58.5mg
塩分0.6g
食物繊維2.0g

材料（2人分）

まいたけ……1パック（100g）
ベーコン……1と1/2枚（30g）
レタス……1/5個（60g）
ピーマン……小1個（30g）
A［レモン汁……小さじ4
　 塩、こしょう……各少々

作り方

1. まいたけはほぐす。ベーコンは1cm幅に切る。
2. レタスとピーマンはせん切りにし、混ぜ合わせて器に盛る。
3. フライパンにベーコンを入れて炒め、脂が出てきたらまいたけを加えて炒め合わせる。しんなりしたら火を止め、Aで味を調えて**2**の器に盛る。

point

レモンに含まれるクエン酸は尿をアルカリ化する作用があります。まいたけはきのこのなかでは比較的プリン体を多く含みますが、肉や魚のプリン体に比べて吸収がよくないので、さほど心配いりません。

調理は電子レンジにおまかせ

しめじのみそマヨネーズ

64kcal
プリン体31.5mg
塩分0.5g
食物繊維2.4g

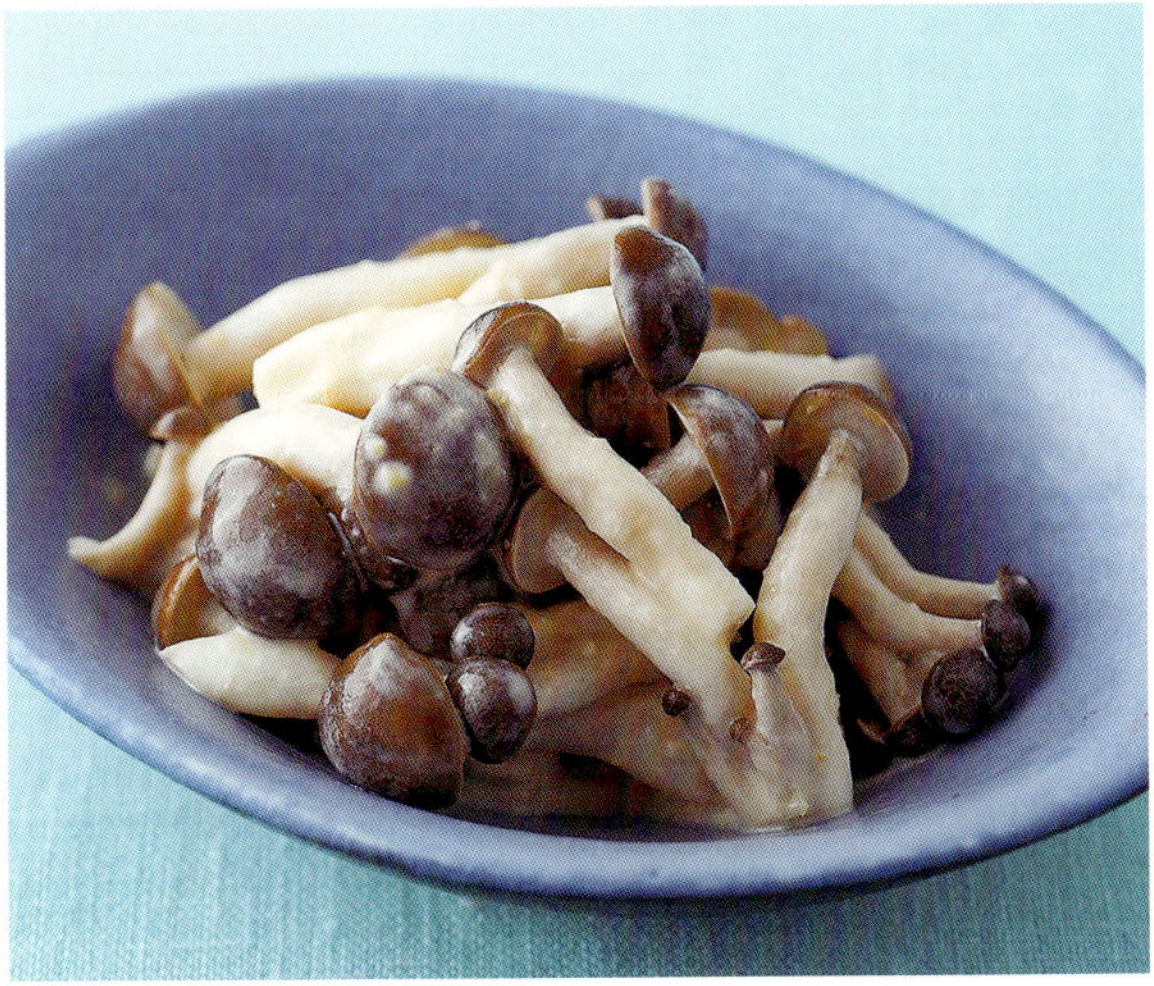

材料（２人分）

しめじ……大1パック（120g）
酒……小さじ2
みそ……小さじ1
マヨネーズ……小さじ2強

作り方

1. しめじはほぐし、耐熱容器に入れて酒をふり、ラップをかけて電子レンジで1分ほど加熱する。
2. みそとマヨネーズは混ぜ合わせ、**1**を加えてあえる。

point

レンジを利用すれば手軽にノンオイル調理が可能。最後にみそとマヨネーズであえることでコクが出せます。

家にあるほかのきのこで作っても

きのこのマリネ

材料（２人分）

しめじ……大1/2パック（60g）
しいたけ……7〜8個（80g）
赤ピーマン……大1/2個（40g）
オリーブ油……小さじ1
にんにくの薄切り……少々
A ［レモン汁……大さじ2
　 塩、こしょう……各少々

作り方

1. しめじはほぐす。しいたけは薄切り、赤ピーマンは細切りにする。
2. フライパンにオリーブ油とにんにくを入れて熱し、香りが立ったら**1**を炒める。しんなりしたらAを加えて味を調える。

point

きのこたっぷりの常備菜は、エネルギーを気にせず食べられる減量の味方。噛みごたえがあるので早食いも防げます。

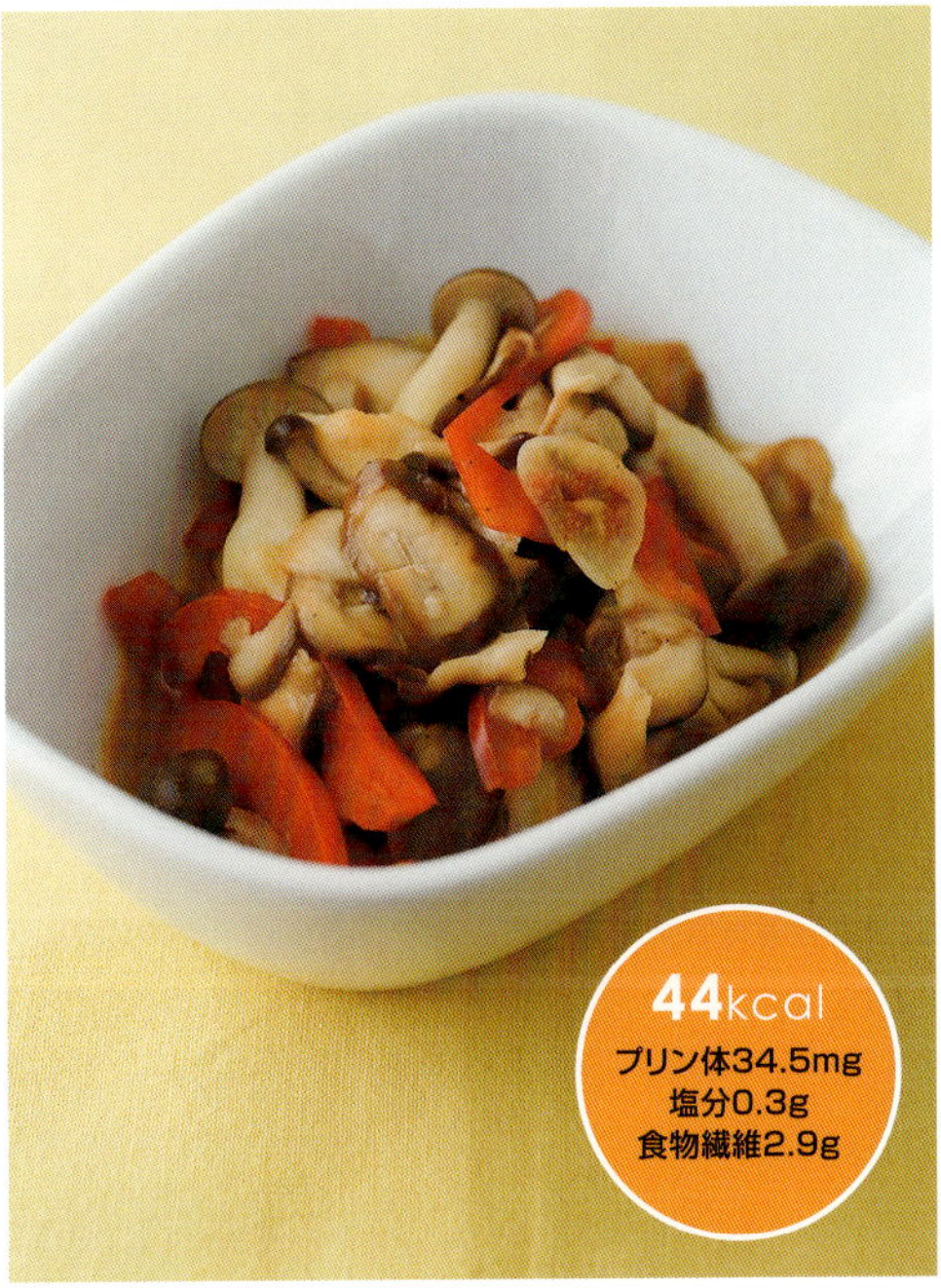

44kcal
プリン体34.5mg
塩分0.3g
食物繊維2.9g

芋

ビタミンC、カリウム、食物繊維がバランスよく含まれ、生活習慣病を予防

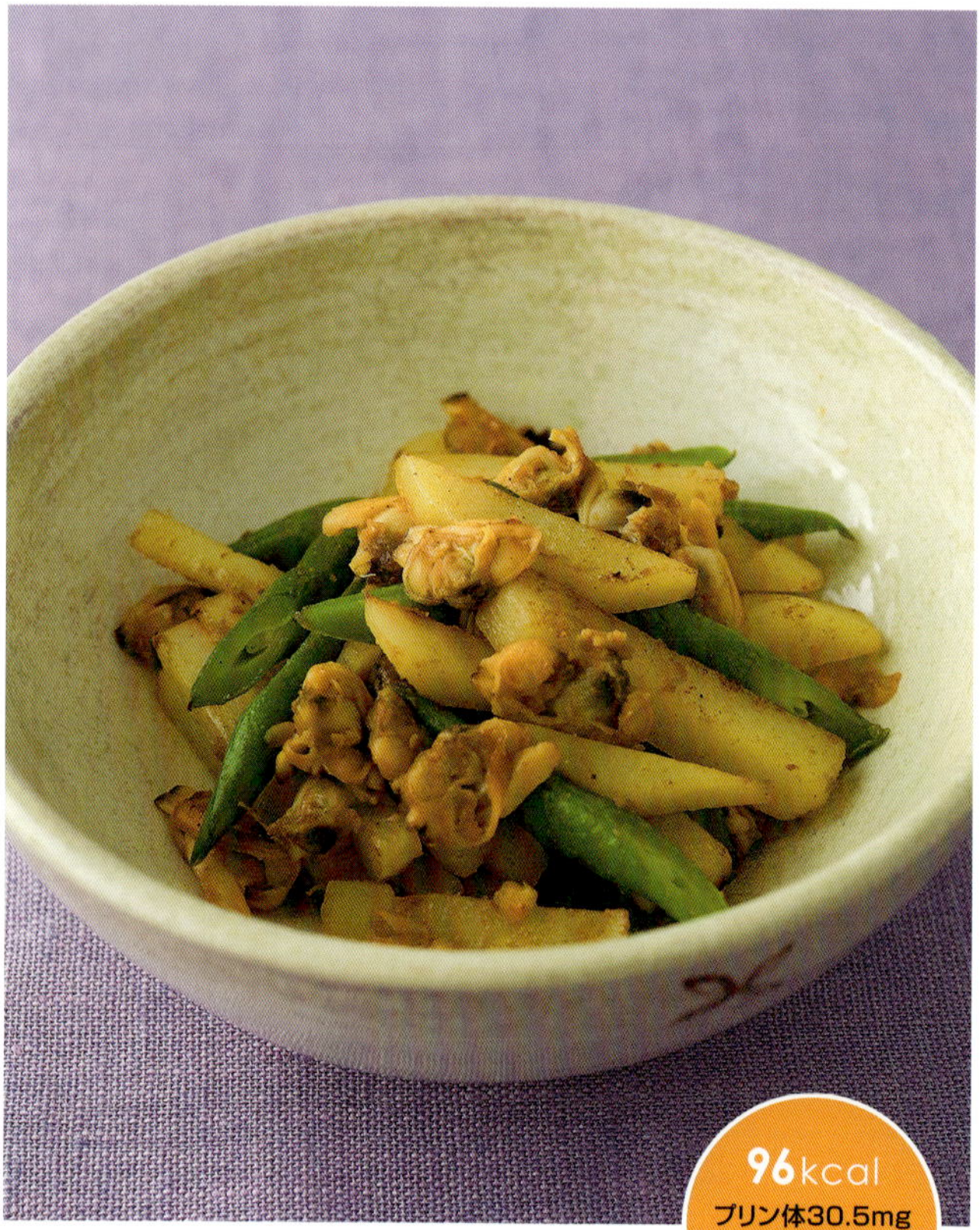

96kcal
プリン体30.5mg
塩分0.6g
食物繊維1.2g

低エネルギーのあさりと合わせて

じゃが芋とあさりのカレーきんぴら

材料（２人分）

じゃが芋……中1/2個（80g）
さやいんげん……3本（20g）
A カレー粉……小さじ2/3
　 みりん……小さじ2
　 しょうゆ……小さじ1
サラダ油……小さじ1
あさり水煮缶……1/2缶（40g）

作り方

1. じゃが芋は1cm角の棒状に切り、ラップで包んで電子レンジで1分ほど加熱する。さやいんげんは3cm長さの斜め切りにしてゆでる。
2. Aは混ぜ合わせる。
3. フライパンにサラダ油を熱してじゃが芋を入れて炒め、しんなりしたらあさり、さやいんげんを加えて炒める。
4. 油が回ったらAを加え、汁けがなくなるまで炒める。

point

じゃが芋は最初にレンジでやわらかくしておくと、炒めるときに余分な油を使わないのでエネルギーが抑えられます。

懐かしい味わいの定番煮もの

里芋の煮ころがし

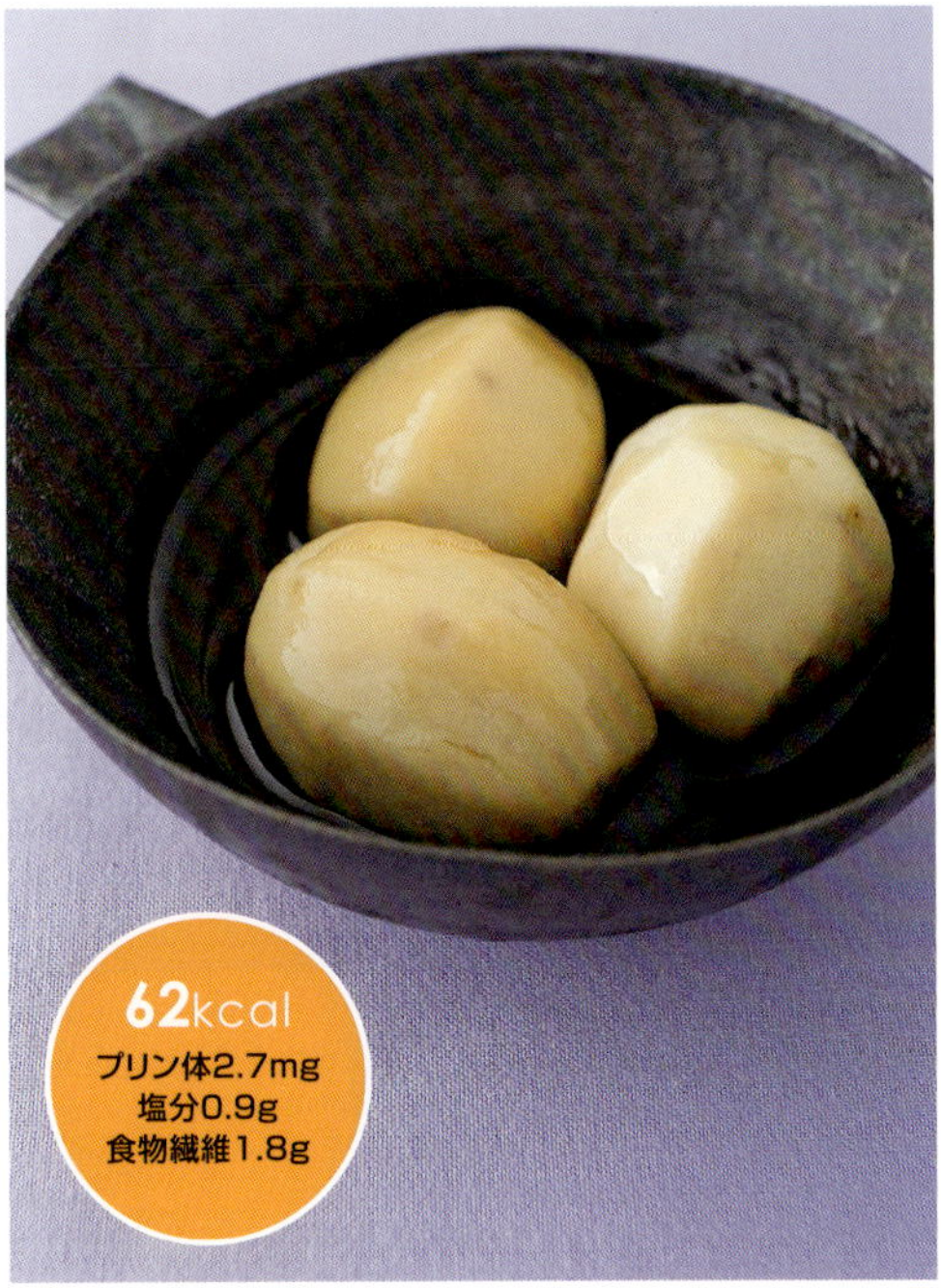

62kcal
プリン体2.7mg
塩分0.9g
食物繊維1.8g

材料（2人分）

里芋……小6個（160g）
だし汁……2カップ強
砂糖……小さじ2
しょうゆ……小さじ2

作り方

1. 里芋は皮をむき、鍋に入れてだし汁を加え、火にかける。
2. 沸騰したら弱火にし、里芋がやわらかくなったら砂糖としょうゆを加え、落としぶたをして汁けがなくなるまで煮る。

point

里芋は芋類のなかで最も低エネルギー。ぬめりの成分には胃腸の粘膜を保護し、消化を助ける作用があるといわれています。

ビタミンCも食物繊維もたっぷり

さつま芋と切り昆布の煮もの

89kcal
プリン体5mg
塩分1.1g
食物繊維3.1g

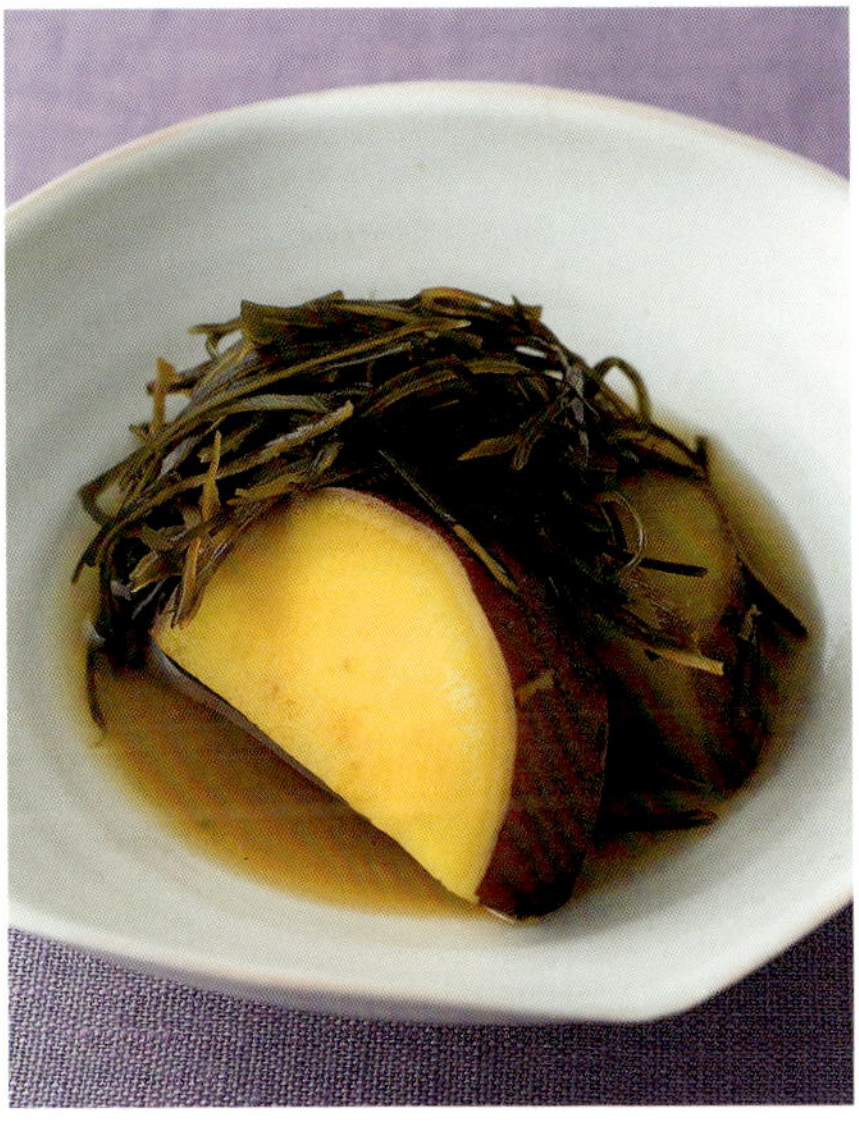

材料（2人分）

さつま芋……大1/3本（100g）
切り昆布（乾燥品）……10g
しょうゆ……小さじ1と1/3
みりん……小さじ2

作り方

1. さつま芋は皮つきのまま1cm厚さの半月切りにする。昆布は2カップ弱の湯でもどす。
2. 鍋にさつま芋、昆布をもどし汁ごと入れて火にかける。煮立ったら弱火にしてしょうゆ、みりんを加え、落としぶたをして10分ほど煮る。

point

さつま芋も切り昆布も、尿をアルカリ化する食品。プリン体の多い食事をとった日は、こんなおかずを積極的に取り入れて。

こんにゃく

食物繊維たっぷりで低エネルギー。
料理のボリュームアップに

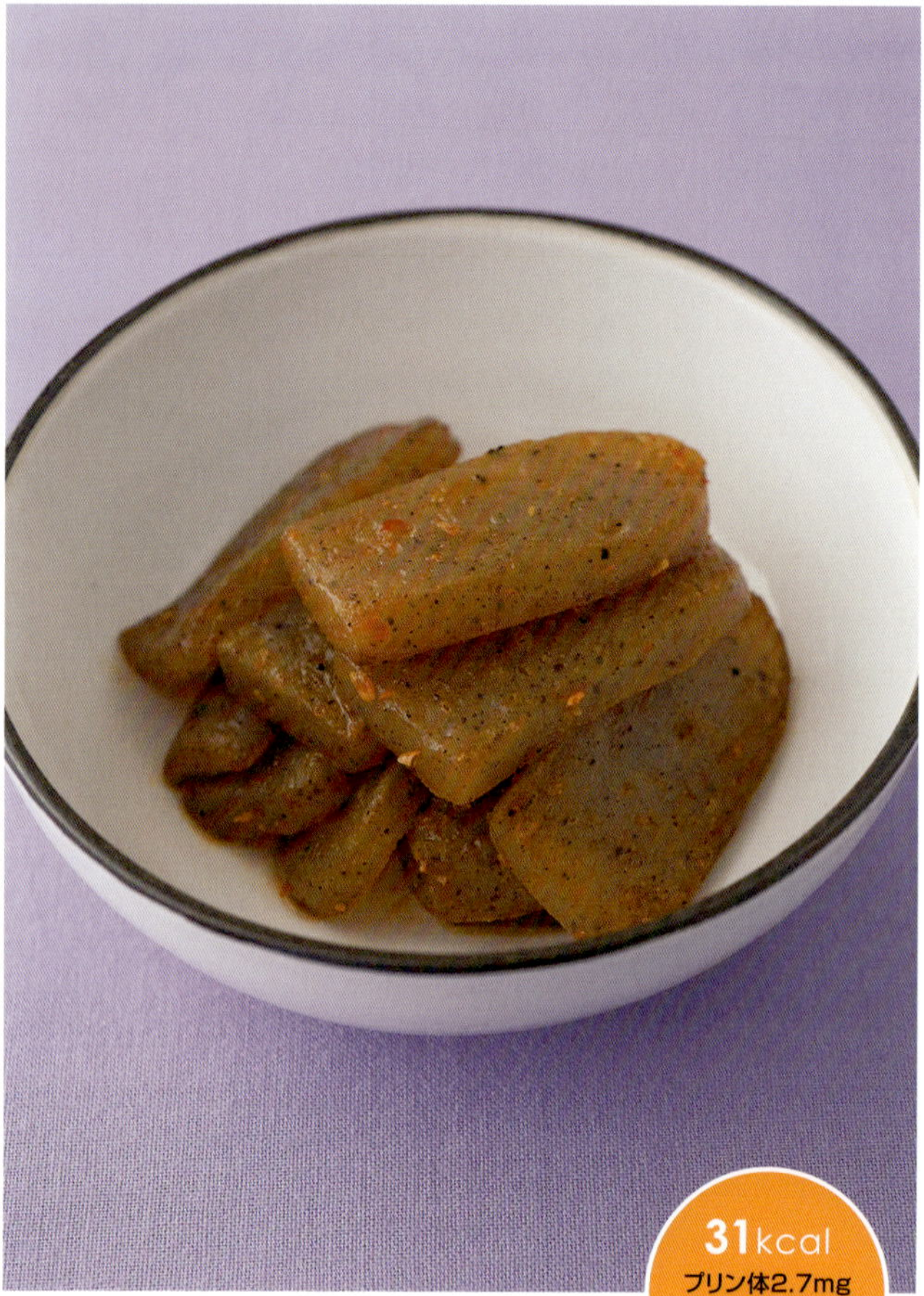

31kcal
プリン体2.7mg
塩分0.8g
食物繊維1.8g

低エネルギーでおなか満足

こんにゃくのピリ辛炒め

材料（2人分）

こんにゃく……大1/2枚（160g）

A
- 豆板醤……小さじ2/3
- しょうゆ……小さじ1
- 酒……小さじ2

ごま油……小さじ1

作り方

1. こんにゃくは5mm幅に切って下ゆでし、水けをきる。
2. Aは混ぜ合わせる。
3. 鍋にごま油を熱してこんにゃくを入れて炒める。水分をしっかりとばしてからAを加え、汁けがなくなるまで炒める。

point

おなかいっぱい食べたい人は、こんにゃくのおかずを1品加えるのがおすすめ。減量中の強い味方になります。

わかめとダブルで食物繊維を補給

しらたきのからし酢みそあえ

29kcal
プリン体4.3mg
塩分0.9g
食物繊維3.0g

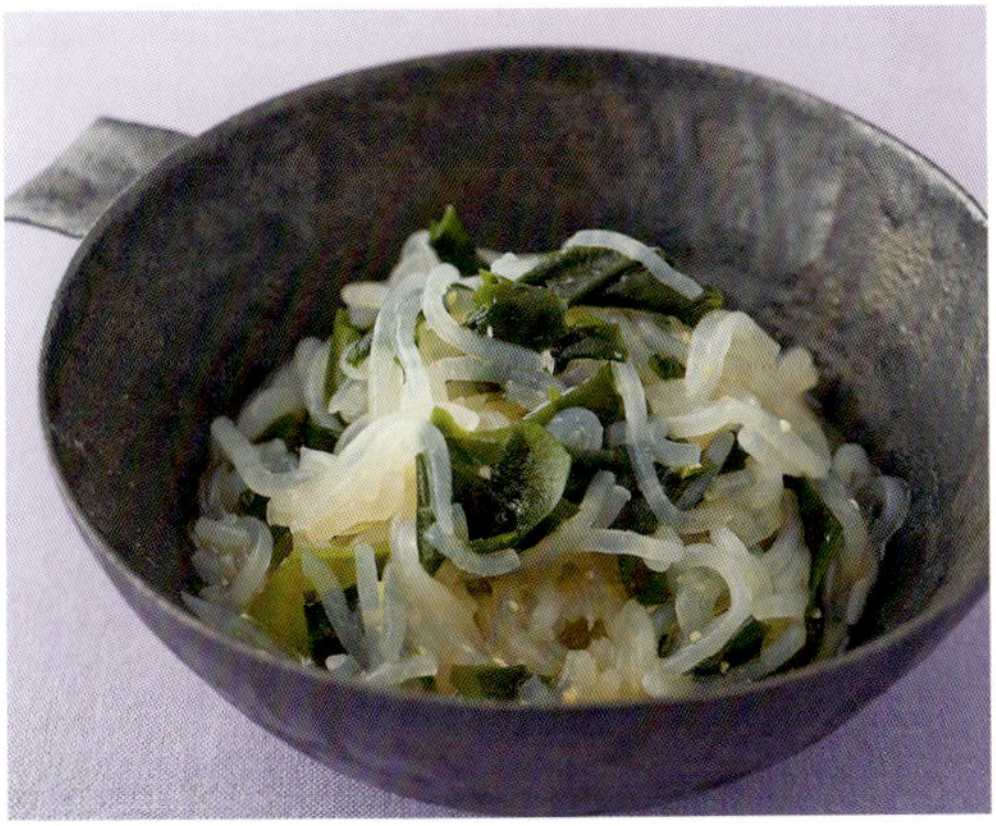

材料（２人分）

しらたき……小1袋（160g）
カットわかめ（乾燥品）……小さじ１（2g）
A［酢、みそ……各小さじ2
　 砂糖……小さじ1
　 練りからし……少々

作り方

1. しらたきはゆでて水けをきり、食べやすい長さに切る。わかめは湯でもどす。
2. Aは混ぜ合わせ、**1**を加えてあえる。

point

塩分ゼロの酢を味つけに利用。あえ衣に加えると、みそや塩などほかの調味料を控えても味が決まります。

まとめ作りして常備菜にしても

こんにゃくの煮もの

74kcal
プリン体23.9mg
塩分0.9g
食物繊維3.5g

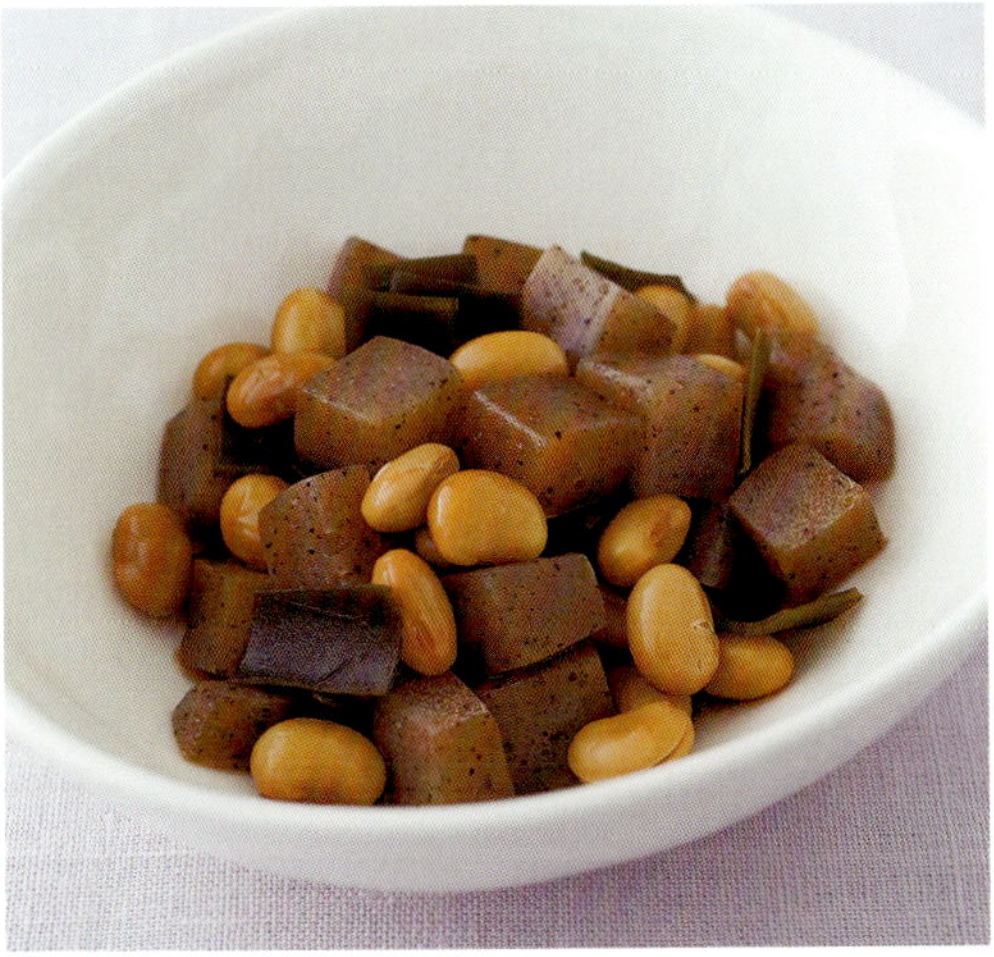

材料（２人分）

こんにゃく……1/2枚（100g）
昆布（乾燥品）……約6cm角（2g）
大豆水煮……1/2カップ強（60g）
しょうゆ……小さじ2
砂糖……小さじ2

作り方

1. こんにゃくは1cm角に切って下ゆでし、水けをきる。昆布は湯1カップでもどし、1cm角に切る。
2. 鍋に昆布をもどし汁ごと入れ、こんにゃく、大豆を加えて火にかける。煮立ったら、しょうゆと砂糖を加えて落としぶたをし、汁けがなくなるまで弱火で煮る。

point

大豆を一緒に煮れば、植物性のたんぱく質も補給できます。食べごたえがアップして腹もちのよいおかずに。

食事改善のポイント

オール外食、コンビニ食のバランスアップテク

その1 エネルギーをチェックしよう!

1日に必要なエネルギー量は人それぞれですが（35ページ参照）、成人男性の場合、1日1800kcalくらいを目標にしましょう。朝食500kcal、昼食650kcal、夕食650kcalがだいたいの目安です。夕食が重くなりがちですが、夜は消費エネルギーが少なく脂肪が蓄積されやすいので、メニューを吟味し、なるべく軽めを心がけましょう。

その2 1食に主食、主菜、副菜の3つをそろえよう!

1食に主食、主菜、副菜がそろうように構成します（3つの詳細は56ページ参照）。外食、コンビニメニューは主食が多めで主菜や副菜が不足しがち。主菜が足りなければゆで卵、チーズ、牛乳などをプラスし、たんぱく質を1日60〜70gしっかりとるようにします。副菜が足りなければ、野菜ジュースなどで微調整しましょう。

その3 野菜は1日350g以上が目標 海藻や果物も1日1回はとろう!

外食、コンビニ食の場合、プリン体のトータル量を把握するのは難しいので、尿酸の排泄を促したり、プリン体の吸収を抑制する働きをする野菜、海藻、果物などを意識してとることを重視します。野菜は1日350g以上、海藻や果物は1日1回はとりましょう。これらは余分な脂質や塩分の排泄を促す働きが期待できるので、外食やコンビニ食にはとくに必要です。

その4 毎日同じ店で買わない、食べない！

男性の場合、連日同じ献立でもとくに気にならないという人も多く、同じ店の同じメニューを食べ続ける人がいます。しかし、それでは栄養が偏ってしまうので、あえて違う店に行ったり、違うメニューを選んで、さまざまな食品から栄養を取り入れましょう。料理を日替わりで肉、魚、大豆・大豆製品と順繰りで選んだり、和食、洋食、中華など料理ジャンルを変えるだけでもバランスがよくなります。

その5 残す勇気をもとう！

外食やお弁当は、食べたときの満足感や見た目のボリューム感を重視して作られているので、エネルギー過多になりがちです。たとえばお弁当に入っている平均的なご飯の量は250〜300g。中くらいの茶碗1杯のご飯の量が約200gですから、全部食べてしまうとかなりのエネルギーオーバーとなります。健康のためには残す勇気も必要。「ご飯少なめ」が頼める場合は、前もってそのようにオーダーしましょう。

その6 1日単位、1週間単位でバランスをとろう！

外食やコンビニ食で、毎食完璧な栄養バランスをめざすのは難しいので、1日単位または1週間単位で調整しましょう。たとえば、朝食と昼食でエネルギーオーバーしてしまい、野菜も目標量がとれなかったとしたら、夜は主食を控えめにし、野菜の副菜をもう1品プラスするなどこまめな軌道修正を。微調整用にパン、シリアル、チーズ、ヨーグルト、プチトマト、野菜ジュースなど、調理しなくても食べられる食品を買っておくと便利です。

朝食 コンビニ編

コンビニはあわただしい朝の強い味方。単品を自在に組み合わせることができるので、時間がなくても理想に近い献立が作れます。

ミックスサンド ＋ ヨーグルト

ミックスサンド

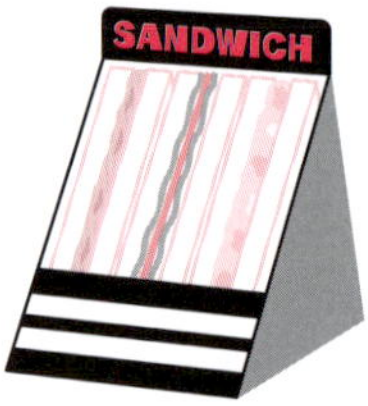

576kcal
たんぱく質28g
野菜63g

＋

ヨーグルト

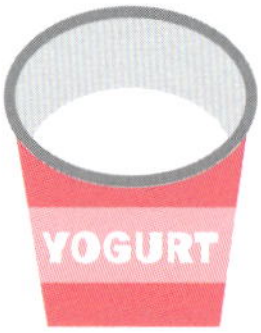

87kcal
たんぱく質6g

合計
663kcal
たんぱく質34g
野菜63g

たんぱく質、カルシウムがとれるヨーグルトをプラス

サンドイッチはハムや卵などのたんぱく質源と野菜が含まれているものを。ヨーグルトはプリン体が少ないおすすめのたんぱく質源です。

おにぎり(さけ) ＋ 豚汁 ＋ カットフルーツ

おにぎり(さけ)

191kcal
たんぱく質5g
海藻2g

＋

豚汁

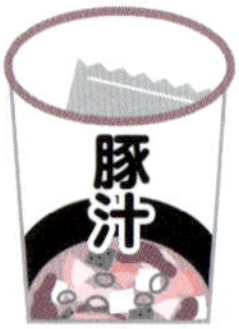

152kcal
たんぱく質8g
野菜66g

＋

カットフルーツ

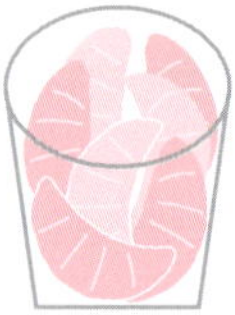

52kcal
たんぱく質1g
果物136g

合計
395kcal
たんぱく質14g
野菜など68g
果物136g

具だくさんの豚汁で栄養バランス＆満足感アップ

おにぎりに合わせるなら、普通のみそ汁より具だくさんの豚汁がおすすめ。朝はフルーツをとる習慣をつけるのもいいでしょう。

おにぎり(昆布) ＋ ゆで卵 ＋ 野菜の煮もの

おにぎり(昆布)

182kcal
たんぱく質4g
海藻16g

＋

ゆで卵

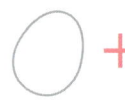

76kcal
たんぱく質7g

＋

野菜の煮もの

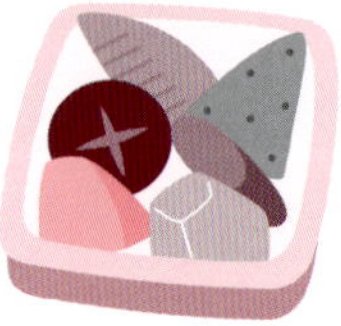

172kcal
たんぱく質4g
野菜75g　芋50g
こんにゃく40g
きのこ10g

合計
430kcal
たんぱく質15g
野菜など191g

おにぎりを主食にたんぱく質と野菜をプラス

おにぎりは尿をアルカリ化する昆布の入ったものを選び、プリン体を含まないゆで卵をたんぱく質源に。野菜の煮ものでビタミンを補給。

朝食 外食編

ファストフードや喫茶店のモーニングセットのなかから、なるべく野菜が多いもの、脂質が少ないものを意識して選ぶことが大切です。

プレーンドッグ ＋ 野菜ジュース

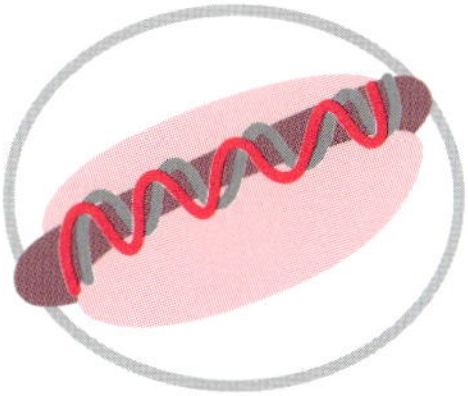

436kcal
たんぱく質15g

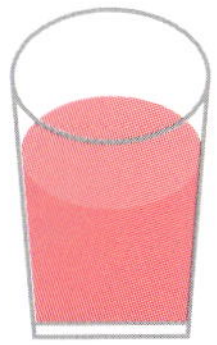

34kcal
たんぱく質1g
野菜200g

合計
470kcal
たんぱく質**16g**
野菜**200g**（ジュースで）

**コーヒーではなく
野菜ジュースを合わせて**

プレーンドッグは主食、主菜は兼ねているものの野菜は不足しています。そこで飲み物はコーヒーではなく野菜ジュースをチョイス。

トースト ＋ スクランブルエッグ ＋ グリーンサラダ

285kcal
たんぱく質6g

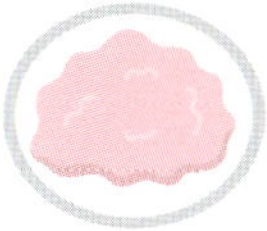

244kcal
たんぱく質12g

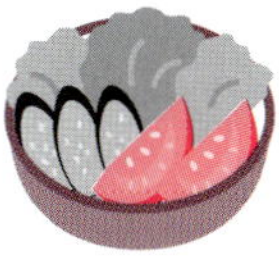

47kcal
たんぱく質1g
野菜62g

合計
576kcal
たんぱく質**19g**
野菜**62g**

**主食・主菜・副菜の
3品をそろえて**

喫茶店のモーニングメニューは、トーストに卵料理とサラダを合わせてバランスよく。トーストのバターやジャムを控えればエネルギーダウンに。

焼きざけ定食 ＋ コールスロー

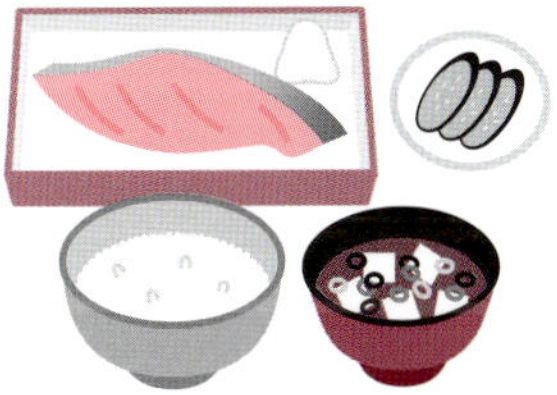

528kcal
たんぱく質30g
野菜55g

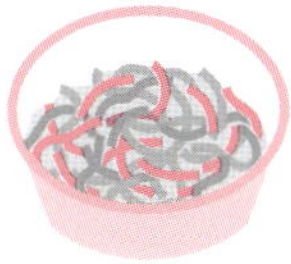

69kcal
たんぱく質1g
野菜46g

合計
597kcal
たんぱく質**31g**
野菜**101g**

**定食にさらに
野菜を1品追加**

しっかり食べたい人は朝定食がおすすめです。焼き魚定食だけでは野菜が不足気味なので、小ぶりな野菜の副菜を1品追加しましょう。

昼食 コンビニ編

主食や主菜の量が多くなりがちなコンビニ食。栄養バランスを整えるためには、弁当1個ではなく、複数メニューで構成するといいでしょう。

納豆巻き　**ツナポテトサラダ**　**トマトジュース**

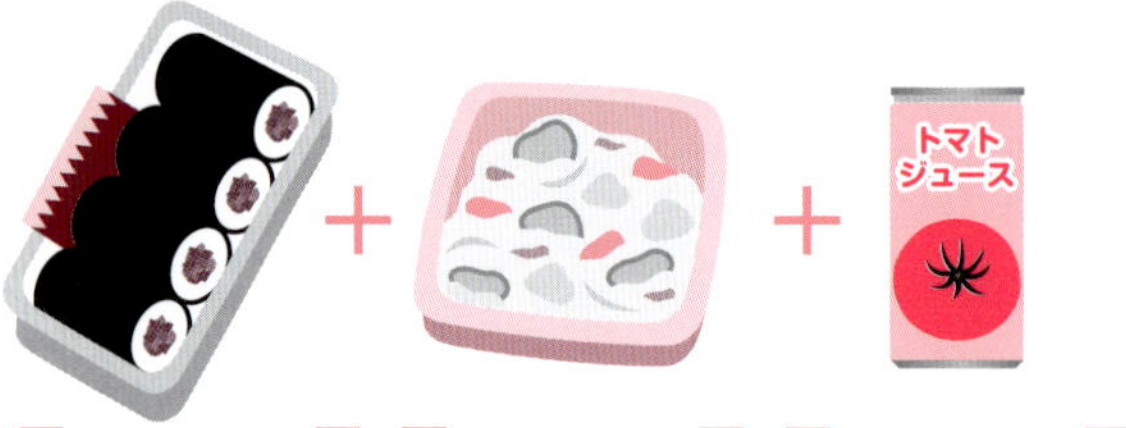

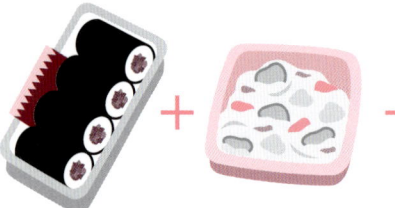

納豆巻き	ツナポテトサラダ	トマトジュース
191kcal たんぱく質6g 海藻1g	142kcal たんぱく質4g 野菜19g 芋30g	34kcal たんぱく質1g 野菜200g

合計
367kcal
たんぱく質**11**g
野菜など**250**g(ジュースで200g)

エネルギー調整しやすい単品の組み合わせ

軽めにすませたい日もおにぎり1個だけでなく、バランスを考えたチョイスを。納豆やツナはコンビニメニューでもとりやすいたんぱく質源です。

ぶり照り焼き弁当　**海藻サラダ**　**みそ汁（ほうれんそう）**

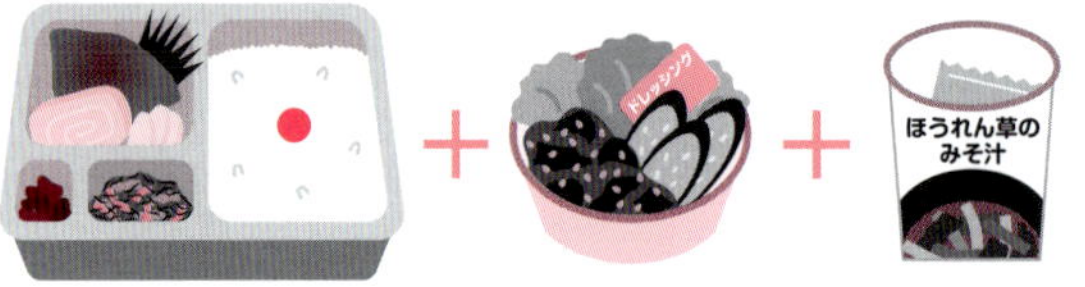

ぶり照り焼き弁当	海藻サラダ	みそ汁（ほうれんそう）
683kcal たんぱく質27g 野菜22g こんにゃく5g 海藻1g	32kcal たんぱく質2g 野菜40g 海藻40g	45kcal たんぱく質4g 野菜20g

合計
760kcal
たんぱく質**33**g
野菜など**128**g

尿酸値を下げる海藻のサラダを副菜に

お弁当は表示のエネルギーをしっかりチェック。ご飯を残せばさらにエネルギーダウン。海藻サラダをプラスしてヘルシーに。

ナポリタン　**緑黄色温野菜サラダ**　**プロセスチーズ**

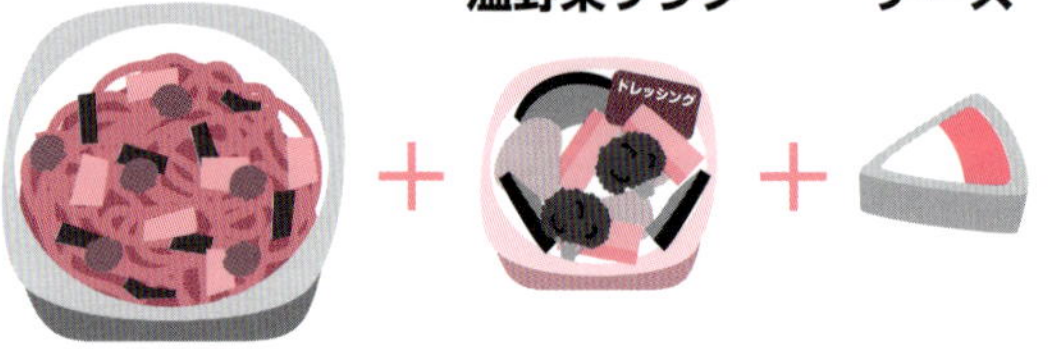

ナポリタン	緑黄色温野菜サラダ	プロセスチーズ
608kcal たんぱく質19g 野菜50g きのこ5g	75kcal たんぱく質3g 野菜55g 芋50g	85kcal たんぱく質6g

合計
768kcal
たんぱく質**28**g
野菜など**160**g

手軽にたんぱく質を補給できるチーズを添えて

パスタ1品では栄養が偏るので、野菜のおかずとチーズを合わせて。たんぱく質やカルシウムの補給には一口サイズのチーズが便利です。

昼食 外食編

単品メニューだけだと栄養が偏るので、サラダやスープを追加してバランスを整えて。よく噛んでゆっくり食べることも大切です。

タンメン ＋ マンゴープリン

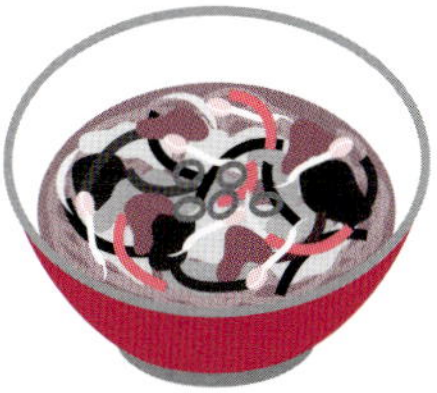

542kcal
たんぱく質21g
野菜144g
きのこ1g

186kcal
たんぱく質5g
果物50g

合計
728kcal
たんぱく質26g
野菜など145g
果物50g

栄養もボリュームもある中華メニュー

ラーメン類から選ぶなら、数種類の野菜が一度にとれるタンメンがおすすめ。デザートも果物入りのプリンなら栄養バランスがよくエネルギーも控えめ。

野菜カレー ＋ 豆腐サラダ

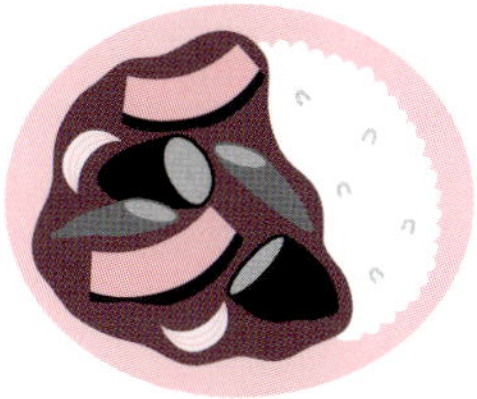

548kcal
たんぱく質9g
野菜156g

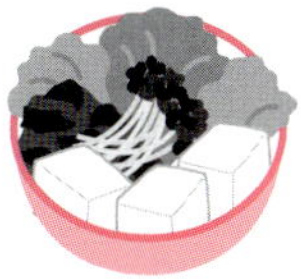

72kcal
たんぱく質6g
野菜25g
海藻5g

合計
620kcal
たんぱく質15g
野菜など186g

カレーは具の選択もカギ。なるべく具だくさんのものを

カレーのルウには脂質が多いので、具は肉より野菜や魚介がおすすめ。豆腐サラダを追加し、脂質を上げずにたんぱく質を補給しましょう。

石焼きビビンバ ＋ オイキムチ ＋ わかめスープ

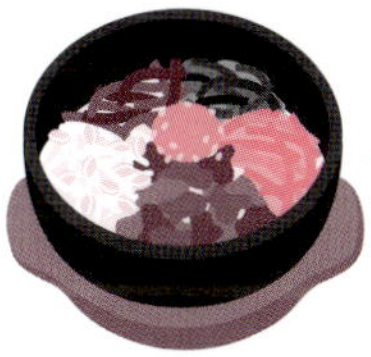

720kcal
たんぱく質21g
野菜110g

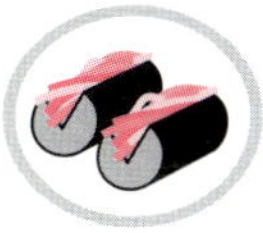

15kcal
たんぱく質1g
野菜69g

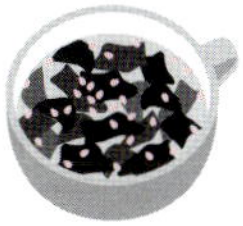

9kcal
たんぱく質1g
野菜2g
海藻5g

合計
744kcal
たんぱく質23g
野菜など186g

どんぶりものは野菜の量をチェック

ビビンバは栄養のバランスがいいおすすめのどんぶりものです。オイキムチやわかめスープを合わせれば、一食で野菜類がしっかりとれます。

夕食 コンビニ編

ボリュームのあるお弁当1つですませてしまうと、エネルギー過多と野菜不足のダブルパンチ。単品の組み合わせでバランスをとって。

サラダうどん ＋ **ゴーヤチャンプル**

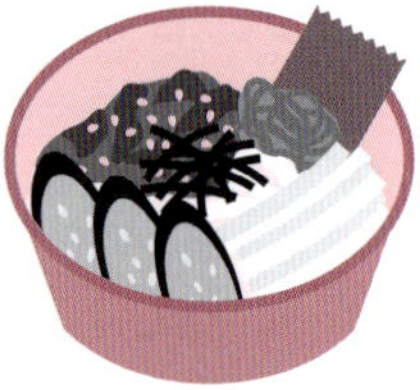

336kcal
たんぱく質10g
野菜104g
海藻6g

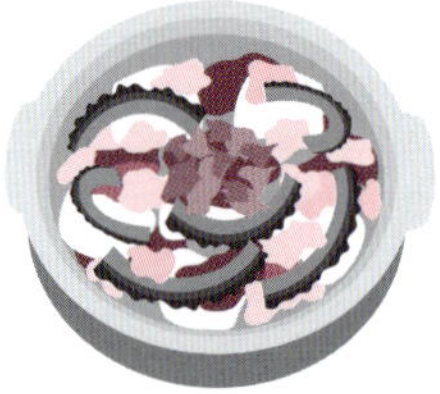

218kcal
たんぱく質14g
野菜40g

合計
554kcal
たんぱく質**24**g
野菜など**150**g

2品選ぶなら、どちらも野菜が入ったものを

炭水化物に偏りがちなうどんはなるべく具だくさんなものを選び、栄養バランスよく。ゴーヤチャンプルでさらにたんぱく質と野菜を補給。

おにぎり(昆布) ＋ **肉豆腐** ＋ **ほうれんそうのごまあえ**

182kcal
たんぱく質4g
海藻16g

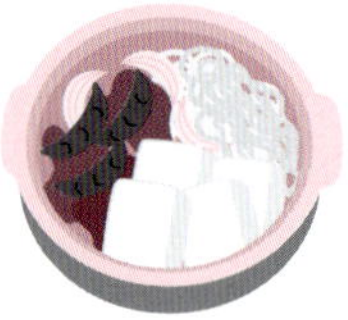

211kcal
たんぱく質14g
野菜62g
こんにゃく24g

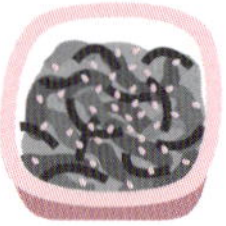

26kcal
たんぱく質2g
野菜50g

合計
419kcal
たんぱく質**20**g
野菜など**152**g

家庭料理のような組み合わせでバランスアップ

ご飯、おかず、小鉢という和食献立は自然とバランスが整います。肉豆腐のしらたきで食物繊維を補給。エネルギーを控えたい日に。

おでん
(大根、昆布、卵、いわしのつみれ、もち入り巾着) ＋ **野菜スティック**

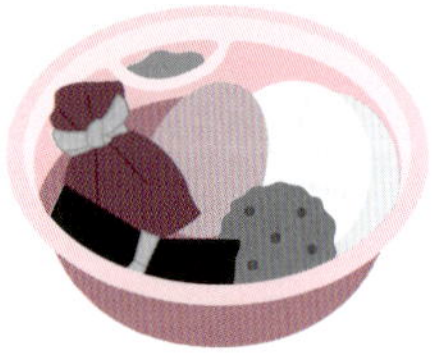

217kcal
たんぱく質12g
野菜100g
海藻2g

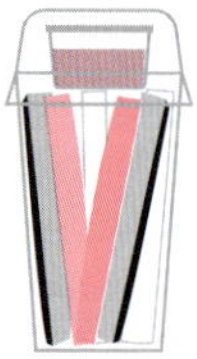

189kcal
たんぱく質1g
野菜120g

合計
406kcal
たんぱく質**13**g
野菜など**222**g

家飲みするときはつまみの内容に注意

家で飲むときは脂質の多いつまみは避けて。おでんは練りものよりも大根や昆布がおすすめ。カリウムが豊富な野菜で塩分対策も。

夕食 外食編

和食、中華、イタリアンなどいろいろな料理ジャンルのなかで、エネルギーが低く尿酸値を上げないメニューを覚えておくと便利です。

ご飯　＋　さばの塩焼き　＋　筑前煮　＋　わかめのみそ汁

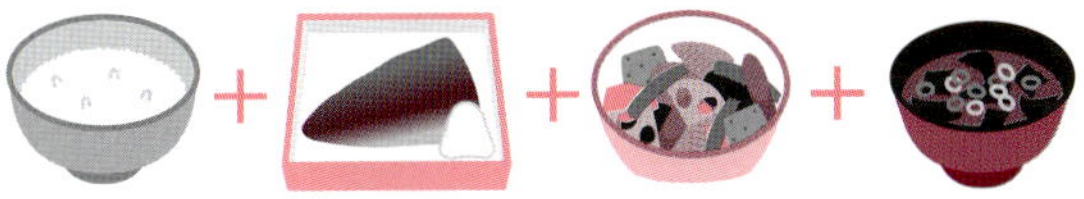

ご飯	さばの塩焼き	筑前煮	わかめのみそ汁
336kcal たんぱく質5g	172kcal たんぱく17g 野菜30g	182kcal たんぱく質7g 野菜84g こんにゃく32g きのこ8g	44kcal たんぱく質4g 野菜5g 海藻15g

合計
734kcal
たんぱく質**33g**
野菜など**174g**

脂質が多いさばはシンプルな調理のものを

定食屋は栄養バランスをとりやすいのでおすすめ。さばは塩焼きなら余分な脂質をとらずにすみます。具だくさんの煮物で野菜をたっぷりとりましょう。

ご飯　＋　チンジャオロース　＋　わかめスープ

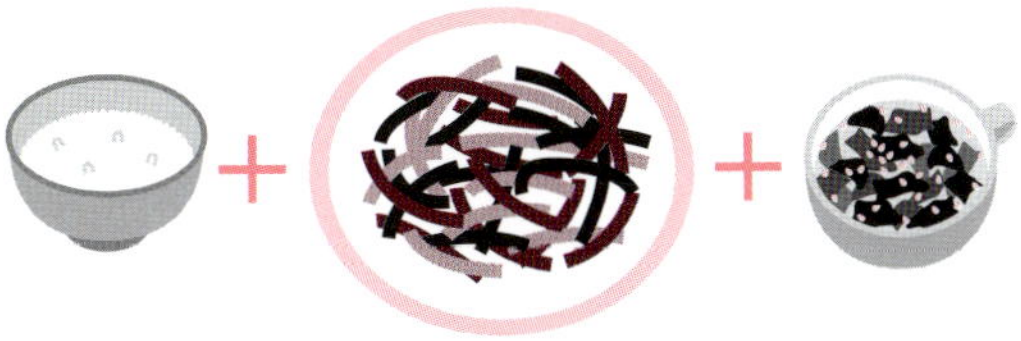

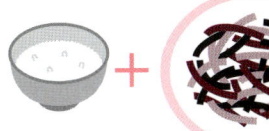

ご飯	チンジャオロース	わかめスープ
336kcal たんぱく質5g	277kcal たんぱく質12g 野菜119g	15kcal たんぱく質3g 海藻5g

合計
628kcal
たんぱく質**20g**
野菜など**124g**

野菜がたっぷりとれるおかずを選んで

牛肉のたんぱく質とともに、ピーマンなどの緑黄色野菜もとれるチンジャオロースを選択。ご飯を控えればさらにエネルギーダウン。

バーニャカウダ　＋　牛肉のカルパッチョ　＋　じゃが芋のニョッキ（トマトソース）

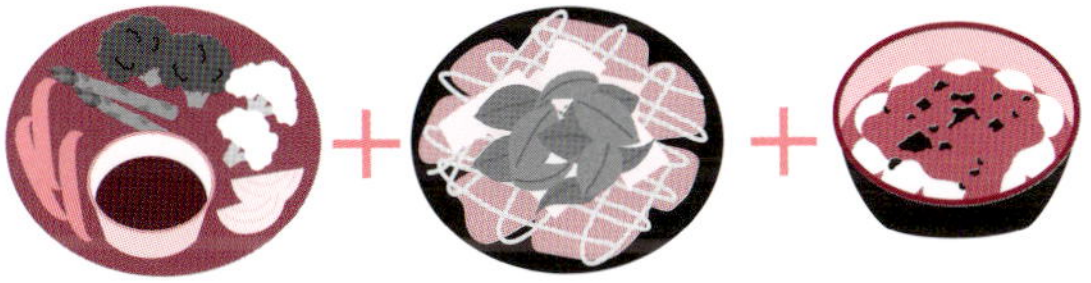

バーニャカウダ	牛肉のカルパッチョ	じゃが芋のニョッキ（トマトソース）
203kcal たんぱく質6g 野菜170g	341kcal たんぱく質16g 野菜1g	224kcal たんぱく質7g 野菜55g 芋100g

合計
768kcal
たんぱく質**29g**
野菜**326g**

イタリアンは脂質と炭水化物のとりすぎに注意

イタリアンは脂質が多くなりがちなので、シンプルな調理法のものをチョイス。パスタではなくニョッキにするとエネルギーダウン。

おつまみの選び方でプリン体を賢くカット！

同じさんまでも干物と生では違います

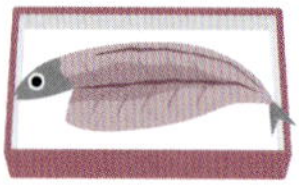

さんまの干物
（1尾）

プリン体 187.9㎎

↓

プリン体
33.0mg
カット！

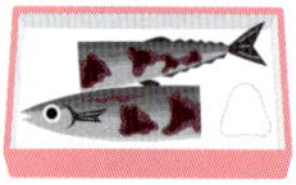

さんまの塩焼き
（1尾）

プリン体 154.9㎎

干物は干すことで水分が抜けるため、同じ食品でも相対的にプリン体が多くなります。いわし、あじなどの干物も同様です。

肉類のなかではレバーに注意！

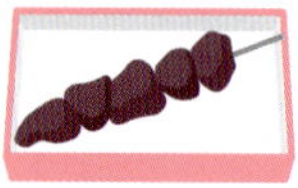

焼き鳥（レバー）
（鶏レバー40g）

プリン体 124.9㎎

↓

プリン体
75.7mg
カット！

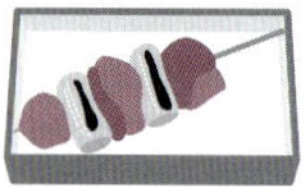

焼き鳥（ねぎま）
（鶏もも肉40g）

プリン体 49.2㎎

レバーをねぎまにすれば、それだけでプリン体が約半分に。鶏に限らず牛や豚のレバーもプリン体が多いので注意が必要です。

プリン体の多い魚の肝はなるべく避けて

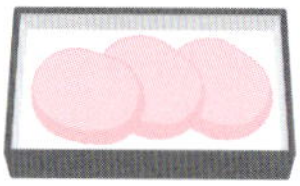

あん肝酒蒸
（15g）

プリン体 59.9㎎

↓

プリン体
28.8mg
カット！

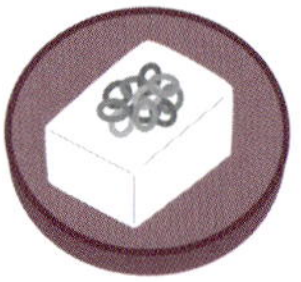

ひややっこ
（100g）

プリン体 31.1㎎

プリン体は内臓に多いため、あん肝は少量食べただけでもかなりの量に。食感が少し似ているひややっこで代用しましょう。

かつおは魚介のなかでもとくにプリン体が多い

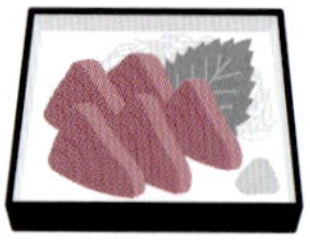

かつおの刺身
（80g）

プリン体 169.1㎎

↓

プリン体
72.4mg
カット！

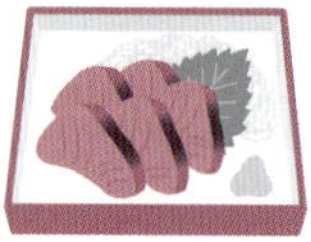

ぶりの刺身
（80g）

プリン体 96.7㎎

同じような赤身の魚と思いがちですが、かつおはプリン体が多い魚。刺身が食べたい場合はぶり、さば、さけなどを。

「たらこよりいくら」と しっかり覚えて

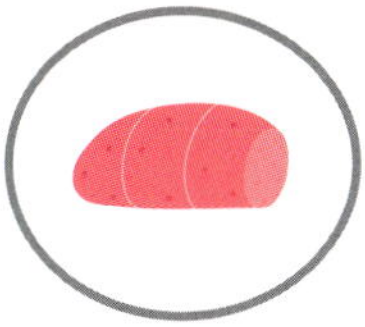

たらこ
（1/4腹・20g）

プリン体 24.1㎎

プリン体
23.4mg
カット！

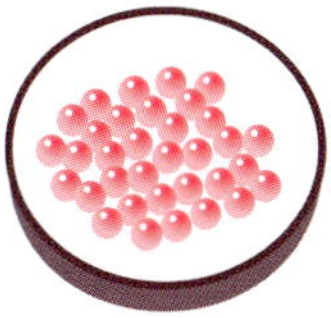

いくら
（20g）

プリン体 0.7㎎

たらこはいくらに比べて、なんと30倍以上のプリン体量。同じ魚卵でも、一つ一つの細胞が小さいとプリン体が多くなります。

さきいかは プリン体も塩分も多め

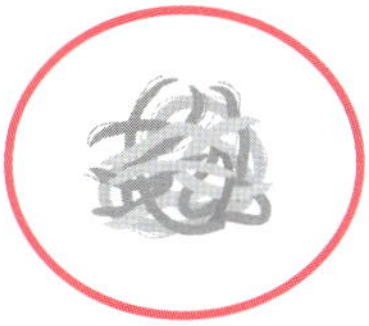

さきいか
（5g）

プリン体 4.7㎎

プリン体
3.6mg
カット！

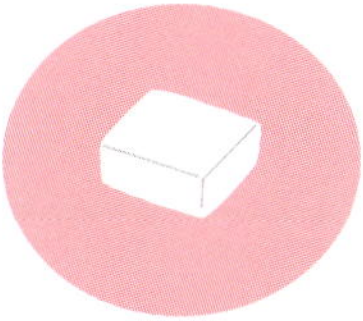

プロセスチーズ
（1個・20g）

プリン体 1.1㎎

さきいかはプリン体だけでなく塩分も気になるところ。チーズは比較的プリン体が少なく、たんぱく質やカルシウムもとれます。

つまみにするなら 納豆より枝豆を

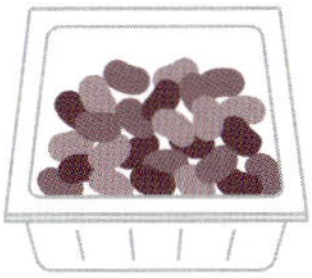

納豆
（1パック・40g）

プリン体 45.6㎎

プリン体
26.4mg
カット！

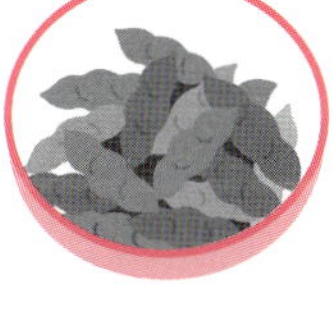

枝豆
（50粒・40g）

プリン体 19.2㎎

健康効果が高いことで知られる納豆ですが、大豆製品のなかではプリン体が多めなので1日1回食べる程度に。

貝類なら 帆立て貝、はまぐりが安心

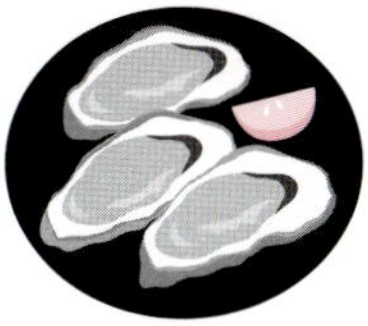

生がき
（3個・60g）

プリン体 110.7㎎

プリン体
64.8mg
カット！

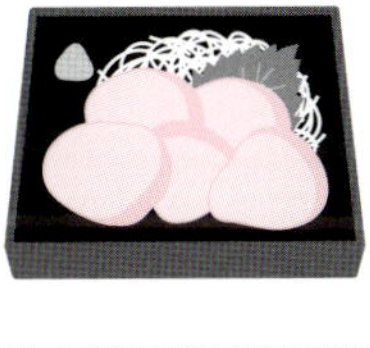

帆立て貝の刺身
（60g）

プリン体 45.9㎎

鉄、亜鉛などのミネラルが豊富なかきですが、プリン体も多め。貝類のなかでは帆立て貝、はまぐりは比較的プリン体が少なめです。

サプリメントは賢く取り入れよう

尿酸値を下げる作用が期待できるサプリメント

健康食品（サプリメントなど）には、プリン体が多く含まれているものがあるため注意が必要です（47ページ参照）。プリン体は成分名でいうと、アデニン、グアニン、ヒポキサンチン、キサンチンとなります。健康食品を購入する際は、成分名を必ず確認しましょう。

現在、尿酸値を下げる作用がある程度確認されているサプリメントとしては以下があります。

●尿酸の排泄作用が期待できるもの	ビタミンC、キトサン、フコイダン
●尿酸の産生抑制作用が期待できるもの	葉酸
●両方の作用が期待できるもの	アンセリン

こういった健康食品を食事の補助的な手段として利用するのも手ですが、食事を疎かにして健康食品に依存するのは本末転倒です。

服薬している人は主治医に相談してから

健康食品の尿酸降下作用は、治療薬ほどは大きくはありません。とはいえ、含まれている成分が治療薬に影響を及ぼすことがあります。治療薬の効果が薄くなったり、副作用が強まったりすることがあるので、服薬している人には、健康食品の利用はおすすめできません。どうしても試してみたいという場合は、主治医、薬剤師、管理栄養士に相談のうえで利用しましょう。

特定の食品をとらずいろいろな食品をバランスよく

尿酸値を下げるためには、「コーヒーがいい」「アーモンドがいい」など、特定の食品がいい、という話に惑わされることがあるかもしれません。しかし、尿酸値を下げる特効薬のような食品はありません。それどころか、特定の食品ばかり偏ってとり続けることは、逆効果になることもあります。いろいろな食品を過不足なく、バランスよく食べることが最も適切で賢い食べ方といえます。

PART 3

運動で尿酸値を下げる

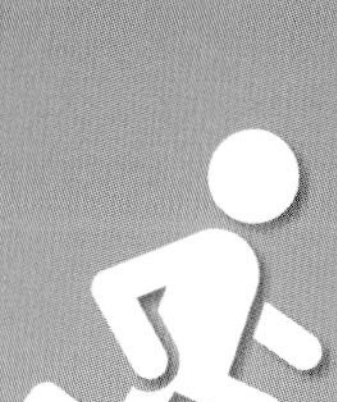

運動のすすめ

適度な運動で尿酸値は下げられる

運動で肥満を予防し尿酸値の改善を

尿酸値を上げる大きな原因の一つに、食べすぎや飲みすぎ、運動不足があげられます。エネルギー摂取がエネルギー消費を上回るような日常の生活習慣が、肥満をまねくわけですが、肥満により尿酸産生過剰もしくは尿酸排泄低下が起こり、尿酸値の上昇をまねくといわれています。

つまり、適度な運動をすることは、肥満の予防や解消に有効であり、尿酸値を下げる効果も期待できるということになります。『高尿酸血症・痛風の治療ガイドライン第２版』でも、適正な体重（ＢＭＩ25未満）を目標にして、週３回程度軽い運動を継続することが推奨されています。

実際に、７年余にわたって痛風の発症リスクを調べたアメリカの研究によると、長距離ランニングをしている男性は０・９倍、適度な運動をしている男性は０・６倍と低くなっていて、運動が痛風の発症リスクを減らすことがわかっています（31ページ参照）。

運動の習慣化は生活習慣病を遠ざける

適度な運動を習慣化することにより、体脂肪が減少し、メタボリックシンドロームにみられるさまざまな症状が改善されていきます。たとえば、血圧の低下、中性脂肪値の低下、ＨＤＬ（善玉）コレステロール値の上昇、血糖値を下げるなどの効果があり、心筋梗塞《しんきんこうそく》や脳梗塞《のうこうそく》などを引き起こす動脈硬化の予防につながります。

また、体を動かすことは尿酸値の上昇につながりやすいストレスの解消にも役立ちます（１１８ページ参照）。血行もよくなるために、痛風発作を起こしにくくすることにもつながります（１２４ページ参照）。

さらに、運動は骨や筋肉を丈夫にする効果もあり、総合的な体力アップや老化予防にも役立ちます。免疫力もアップし、病気にかかりにくくなります。

運動が尿酸値に及ぼすメリット

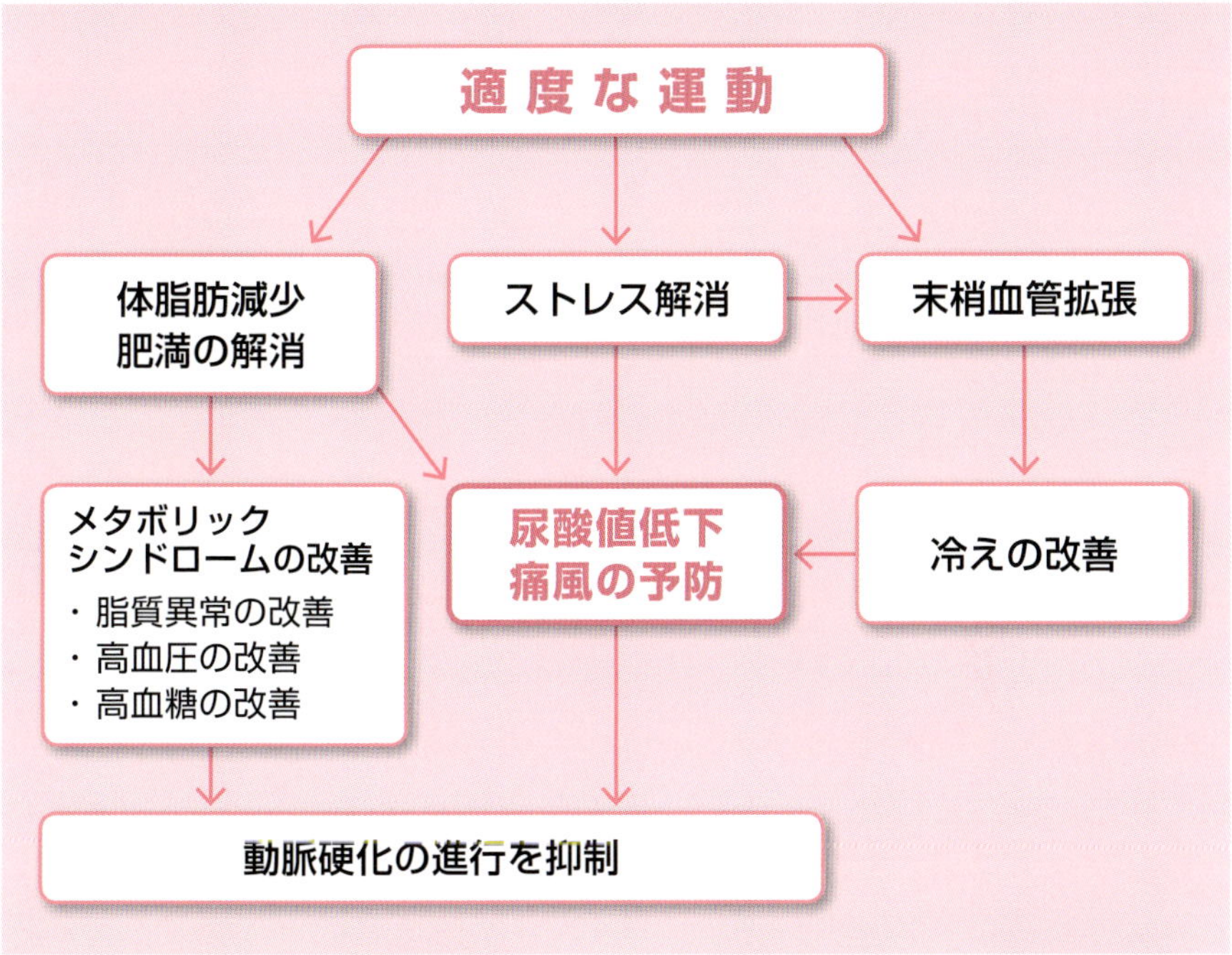

そのほかにもある

運動のうれしい効果

- **骨や筋肉が丈夫になる** 老化予防 骨折予防
- **免疫力が向上する** 病気にかかりにくくなる
- **血行がよくなる** 肩こりや腰痛の改善

運動を見合わせたほうがいい場合もあります

×　運動を避けましょう

- **痛風を起こしたとき**
  →運動の再開は主治医に相談しましょう
- 体調が悪いとき
- 疲れているとき
- ひざや腰など体に痛みがあるとき

△　主治医に相談し、心臓の機能検査を受け、運動内容や強度などの指示を受けましょう

- メタボリックシンドロームの人
- 高血圧、糖尿病の人
- 腎臓や心臓などに病気がある人
- ぜんそくなど呼吸器系に病気がある人

運動のすすめ

1日30分の有酸素運動を習慣に

尿酸値の高い人に向く運動 向かない運動

運動は尿酸値を下げるのに効果的ですが、運動によっては、かえって尿酸値を上昇させてしまう原因の一つとなることがあり、注意が必要です。

運動には、重い負荷をかけたウエイトトレーニングや短距離走のような、瞬間的に息を止めて力を発揮する「無酸素運動」と、ウォーキングや水泳のような、体に酸素を取り入れながら時間をかけて行う「有酸素運動」があります。

尿酸値の高い人におすすめの運動は、酸素を取り入れながらゆっくり行う有酸素運動です。ウォーキング、ジョギング、水泳、水中ウォーキング、エアロビクス、サイクリング、自転車エルゴメーターなどがそうです。

肥満や高尿酸血症など生活習慣病の改善には、ある程度運動時間を継続させることが必要です。毎日30分以上の運動を行うことが効果的ですが、まとまった時間がとれない場合は、10分程度の運動を3回に分けて行い、1日に30分以上としてもかまいません。1日おきに1時間を目安にしてもよいでしょう。

まったく運動習慣のない人、毎日の日課にまとまった運動時間を確保するのが難しい人は、まずは15分程度の運動を週3回以上行うように習慣づけることから始めるとよいでしょう。

日常の活動量を増やして エクササイズに

日常生活のなかでも意識して体を動かすようにすることが大切です。

通勤や買い物にはマイカーを使わずに徒歩や公共交通機関を利用する、エスカレーターやエレベーターを使わず階段を利用するなど、特別な運動時間を確保しなくても運動量を増やすことは可能です。掃除機がけや風呂掃除、皿洗いなど、普段何げなく行っている家事も、意識してテキパキ行えば、適度な運動になります。

10分の活動で消費できるエネルギー

日常生活のなかで活動量を増やそう

運動の時間が十分にとれなくても、日常生活での活動量を増やすことで、ウォーキングに負けない運動量になります。

※ 運動量の目安として、体重 65kg、75kg、85kg の人がその動作を行った場合、安静にしているときよりも増えた消費エネルギー量を表示しています。

日常の行動		65kg	75kg	85kg
速めに歩く(80m/分)	電車通勤時は、目的地の一駅前で降りて歩こう	26kcal	30kcal	34kcal
階段を上る	駅や会社でエスカレーターやエレベーターを使わず移動する	80kcal	92kcal	104kcal
自転車に乗る(16.1㎞/時未満)	外出や買い物はマイカーを使わず自転車にチェンジ	34kcal	39kcal	45kcal
掃除機をかける	全身を使って行えば手足のストレッチングに	28kcal	33kcal	37kcal
四つばいで浴室や床をみがく	力を入れてみがけば運動効果アップ	32kcal	37kcal	42kcal
皿洗い	面倒な皿洗いも進んで行い、運動の機会に	15kcal	17kcal	19kcal
草むしり	地道な作業もエクササイズだと思えば楽しい	40kcal	46kcal	52kcal
雪かき	スコップで雪を動かすのはかなりの運動量	57kcal	66kcal	74kcal
一般的な大工仕事	家の修理や日曜大工を楽しみながら全身運動を	23kcal	26kcal	30kcal
子供と遊ぶ	歩いたり走ったりするややきつい遊びです	34kcal	39kcal	45kcal
犬をシャンプーする	愛犬とふれあいながらエクササイズに	28kcal	33kcal	37kcal
犬の散歩	速く歩けばエネルギー消費量がアップ	23kcal	26kcal	30kcal

『健康づくりのための運動指針2006』『身体活動のメッツ(METs)表』をもとに作成

運動のすすめ

自分に合った運動強度を知ろう

激しい運動は尿酸値を上昇させる

尿酸値の高い人におすすめの運動は自分のペースで行う有酸素運動です。あまり激しい運動をすると、尿酸値が上がりやすくなるので注意が必要です。

運動時にはATPという物質がエネルギーとして消費され、その燃えかすの一部が分解されてプリン体になり、残りは再びATPに戻って再利用されます（16ページ参照）。無酸素運動のような激しい運動を行うと、ATPの消費量が急増し、うまく再利用されないまま分解され、多くのプリン体を生み出してしまいます。結果として尿酸値を上げることになるのです。

また、激しい運動は、腎臓での尿酸の排泄能力を低下させます。このことも尿酸値の上昇につながります。

最適な運動強度は人によって違う

有酸素運動も強度を上げていくと、無酸素運動が始まり、それに伴って尿酸値も徐々に上昇し始めます。有酸素運動から無酸素運動に変わる境界は人によって違います。

普段から激しい運動をしている人はある程度運動強度を上げても有酸素運動の状態が続きますが、運動習慣のない人は、やや低めの運動強度でも無酸素運動状態になります。

若いころにスポーツをしていた人は、知らず知らずに運動強度を上げてしまいがちなので、注意したいところです。

適正な運動強度の目安は、最大酸素摂取量（運動時に自分が取り込む酸素の最大量）の50〜60％です。一般に「50％強度」といわれるもので、これより強すぎても弱すぎても運動の効果は得られにくくなるといわれます。「50％強度」の運動とは、運動中の心拍数が1分間に110〜120拍程度の運動です。「ボルグ・スケール」という、運動強度を自分の感覚で推定する指標も参考になります。自分に適した無理のない運動を心がけてください。

運動強度の目安（心肺機能が正常な場合）

心拍数から　推定する方法

運動時の目標心拍数 =
（最高心拍数 － 安静時心拍数）× 50% ＋ 安静時心拍数

- 最高心拍数：220 － 年齢
- 安静時心拍数：10～15分安静にしたあとに測った1分間の脈拍数

例　45歳で安静時心拍数が65の場合

最高心拍数=220−45=175
運動時の目標心拍数
=(175−65)×50%+65≒120
→運動時の目標心拍数120となります。

心拍数の測り方

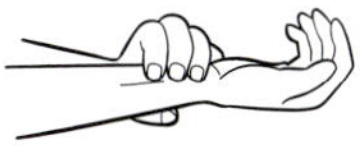

脈は心臓の拍動が血管に伝わったものなので、脈拍数＝心拍数となります。手首のつけ根の内側に反対側の手の人さし指、中指、薬指を軽くあて、1分間の拍動数を測るか、15秒の拍動を測って4倍します。

年齢から　推定する方法

$$50\%強度の心拍数 = 138 - \frac{年齢}{2}$$

例　45歳の場合

$138-\frac{45}{2}≒116$
→運動時の目標心拍数116となります。

自分の感覚から　推定する方法

ボルグ・スケール（自覚的運動強度のものさし）

6	何とも感じない
7	非常にラクである
8	
9	かなりラクである
10	
11	ラクである
12	
13	ややきつい
14	
15	きつい(つらい)
16	
17	かなりきつい
18	
19	非常にきつい
20	限界である

（11～13）これくらいの強度が適正です

Borg G：Borg's perceived exertion and pain scales. Human Kinetics,1998. より改変

運動のすすめ

ストレッチと軽めの筋トレを組み合わせる

軽い運動やストレッチでウォーミングアップを

適度な有酸素運動といっても、いきなり運動を始めると、急激に心拍数が上がります。血圧の急上昇を招き、心臓にも負担をかけてしまいます。

運動の前に軽い準備運動である程度心拍数を上げておくことが大切です。準備運動はストレッチやラジオ体操のようなものでＯＫです。

また、肩、腕、股関節、ひざ、足首、手首など全身の関節をほぐし、筋肉を十分に伸ばしておくことで、動きがスムーズになり、運動中の思わぬけがを防ぐこともできます。

運動後のクールダウンの意外な効果

運動を終えるときにも、少しずつ運動の強度を下げていく整理体操やストレッチでクールダウンをしっかり行いましょう。ジョギングや自転車エルゴメーターなどの終了時も、急に動きを止めず徐々にスピードを落としてからやめることが大切です。運動のあと、何もせずに終わった場合よりも、軽い運動（整理体操）を行ったほうが、運動で上昇した尿酸値の回復を早めるといわれています。また、運動中にできた疲労物質を取り除くこともでき、疲れを早く回復させる効果もあります。

運動の前後におすすめのストレッチは１０６ページを参照してください。

軽めの筋トレを組み合わせると肥満解消効果も

筋肉トレーニングというと、ハードな無酸素運動をイメージしますが、軽めの負荷で行う筋トレ（１０４ページ参照）は、筋肉量を増やして基礎代謝を上げ、肥満やメタボリックシンドロームの改善に役立ちます。

有酸素運動のあと、呼吸を止めずに行える程度の軽い筋トレをいくつか組み合わせて行うとよいでしょう。

くれぐれも無理をせず、自分に合ったペースの運動を続けてください。

無理のない運動の組み合わせ例

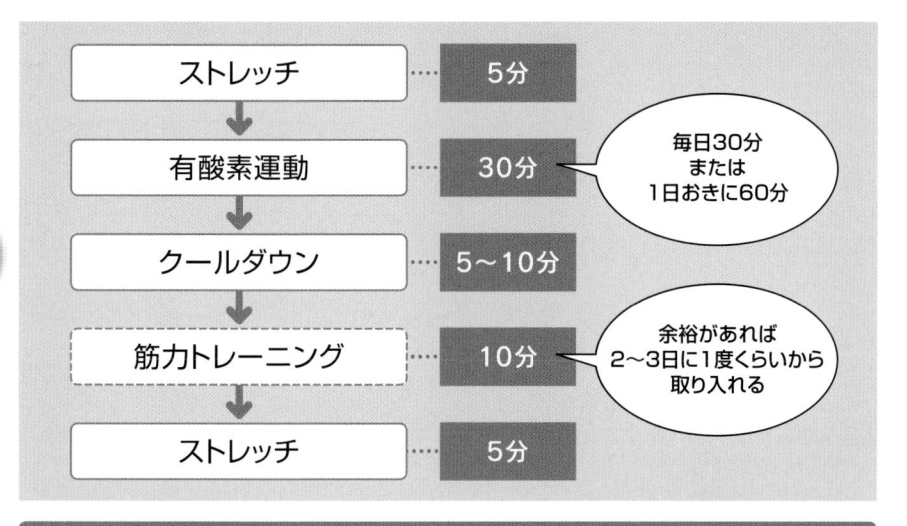

ストレッチ	5分
↓	
有酸素運動	30分
↓	
クールダウン	5～10分
↓	
筋力トレーニング	10分
↓	
ストレッチ	5分

有酸素運動：毎日30分
または
1日おきに60分

筋力トレーニング：余裕があれば
2～3日に1度くらいから
取り入れる

運動時に気をつけたいこと

こんなときは無理をしない

体調不良を感じたときは運動を中止しましょう。猛暑や厳冬期も無理は禁物です。

- 睡眠不足
- 疲労感がある
- 頭痛がする
- 吐き気がする
- 脈が速い
- 顔が腫《は》れぼったい
- 二日酔い
- だるい
- めまいがする
- 熱がある
- 血圧が普段より高い
- 胸が苦しい

運動をする時間帯に注意

早朝は避ける
起きてすぐの運動は血圧の急上昇を招きやすく、大変に危険です。

空腹時は避ける
めまいや不整脈を起こしやすいといわれます。

食後すぐの運動は避ける
血流が胃に集まっているため冠動脈への十分な血流量がまかなえず、狭心症に似た症状を起こす場合があります。

十分に水分をとる

尿酸値の高い人は１日に２ℓの水分摂取がすすめられていますが、運動前や運動時、運動後にはさらに多めの水分摂取を心がけましょう。運動前に300～400㎖飲み、途中でこまめに補給するようにします。

有酸素運動のポイント①
ウォーキング

手軽に始められるウォーキング

有酸素運動にはいろいろなものがありますが、ウォーキングは、時間や場所を選ばず自分のペースで行えるので、忙しい人でも取り組みやすい運動です。

ただし、これまで運動習慣のなかった人が急に長距離を歩くのはやめましょう。ひざに全体重がかかるので、筋肉量が少ないと関節を傷める場合もあります。普段、階段の上り下りなどでひざや腰に痛みを感じる人は、水中ウォーキングや自転車エルゴメーターなどで筋肉をつけてから行うとよいでしょう。

ウォーキング用の靴選びのポイント

1 締め具合が調節できる

疲労度によって締めたりゆるめたりできるものがよい

2 つま先に余裕がある

つま先に指先を動かせる余裕が必要。指1本程度の余裕があるものが適正サイズ

4 通気性がよい

足が蒸れにくい生地を使ったもの

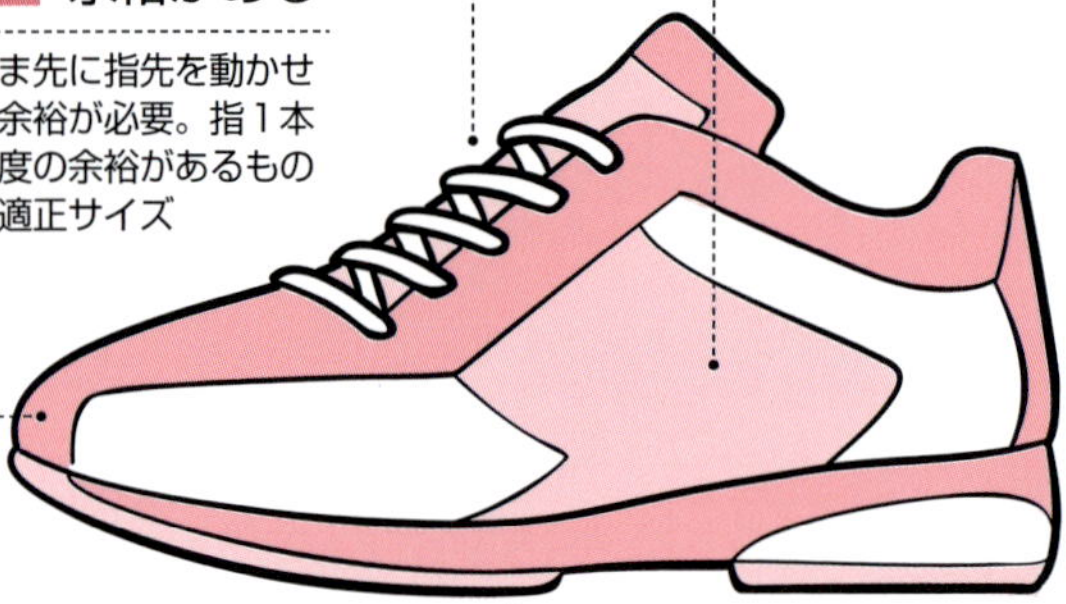

3 靴底が厚めで衝撃を吸収できる

靴底の薄いものやかたすぎるもの、やわらかすぎるものは衝撃を吸収しにくく、足首やひざを傷めやすい

5 かかとをしっかり覆う

かかとにフィットし、足首がぐらつかないようにしっかりガードする形

専用の靴を選び、正しい姿勢で

ウォーキングは全身の筋肉を使って行う有酸素運動です。ただ、漫然と歩くのではなく、姿勢を意識して歩くことで運動効果が上がります。

おなかに力を入れ、胸を張り、腰が上下に揺れないように意識しながら歩きます。歩幅はあまり広くしすぎずに、軽くひざを曲げて着地すると、ひざを傷めにくくなります。

歩くときはぜひ、ウォーキング専用の靴を選びましょう。足への負担が少なくなります。

歩く前にウォーミングアップ、後にクールダウンを忘れずに行いましょう。最初は30分ぐらいから始め、慣れてきたら徐々に距離を延ばしていくとよいでしょう。水分補給のための飲み物も忘れずに携帯しましょう。

ウォーキングの正しいフォーム

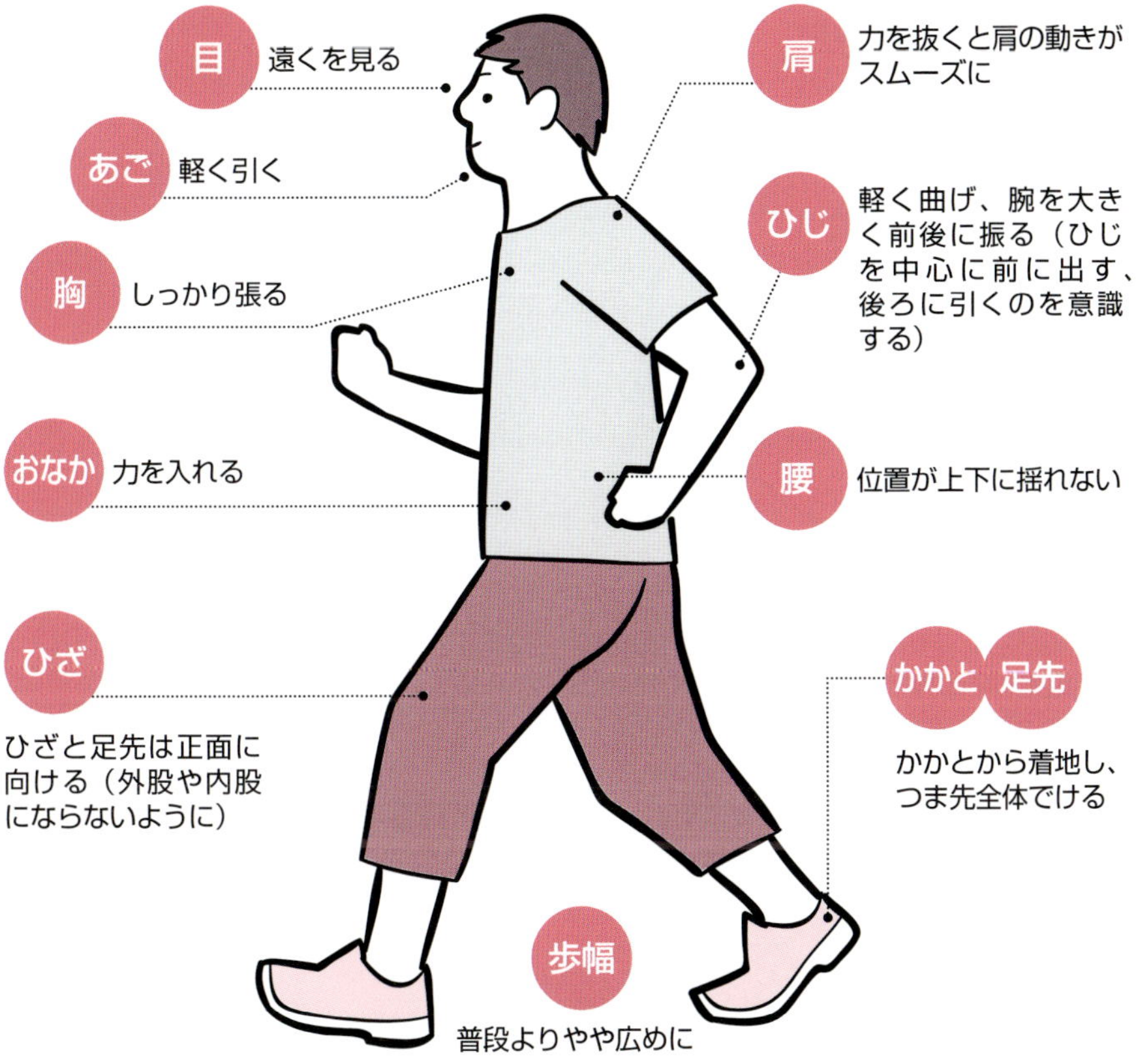
目
遠くを見る
あご
軽く引く
胸
しっかり張る
おなか
力を入れる
ひざ
ひざと足先は正面に向ける（外股や内股にならないように）
肩
力を抜くと肩の動きがスムーズに
ひじ
軽く曲げ、腕を大きく前後に振る（ひじを中心に前に出す、後ろに引くのを意識する）
腰
位置が上下に揺れない
かかと
足先
かかとから着地し、つま先全体でける
歩幅
普段よりやや広めに

有酸素運動のポイント②
水中ウォーキングと自転車エルゴメーター

関節への負担が少ない水中ウォーキング

ウォーキングは負荷の軽い運動のように感じますが、ひざに全体重がかかるため、体重が重い人や筋肉が少ない人は関節を傷めることがあります。軽い運動でひざや腰が痛む人は、医師に運動の種類を相談しましょう。

関節に痛みのある人には、水中ウォーキングがおすすめです。水中では浮力が働くため、関節にかかる負担が少なくなります。転倒の危険も少ないため、高齢者にもおすすめ。ただし、水深が深いと負荷が強くなりすぎるので、へそぐらいの深さで行うのが理想です。

水中ウォーキングのポイント

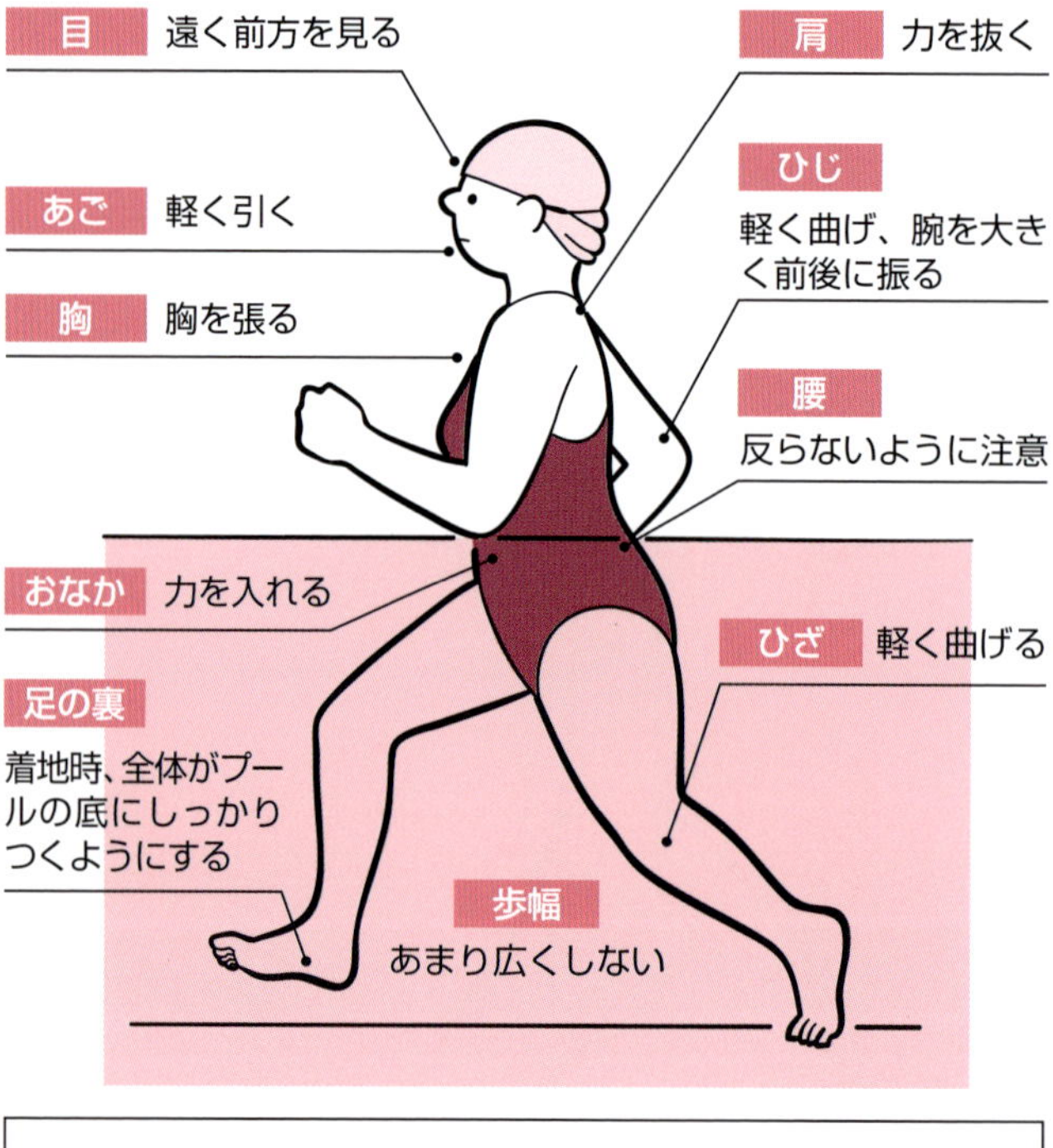

水深はへその位置がベスト

胸まで浸かると水の抵抗が強く、腰が反りやすくなって腰痛を起こしたり、肩の筋肉などに負担がかかることも。水深はへその位置がベスト。

水中では汗をかいていることがわかりにくく、水分補給が疎かになりがちなので、意識して水分をとりましょう。

運動強度をコントロールできる自転車エルゴメーター

自転車エルゴメーターは、心拍数に合わせて負荷が自動的に変わるのが魅力です。運動強度が高すぎると尿酸値を上昇させる原因になるので、運動に不慣れなうちは、自転車エルゴメーターで強度を管理しながら運動するのも手。

一般的な機種では、平均的な1分間の最高心拍数（220－年齢）を基に運動強度が設定されています。よくある「減量コース」は最高心拍数の60～70％、「トレーニング（心肺機能向上）コース」は最高心拍数の70～80％が目安となっています。減量コースよりもハードなコースを選ばないように注意しましょう。強度の設定は専門家に相談すると安心です。

自転車エルゴメーターのポイント

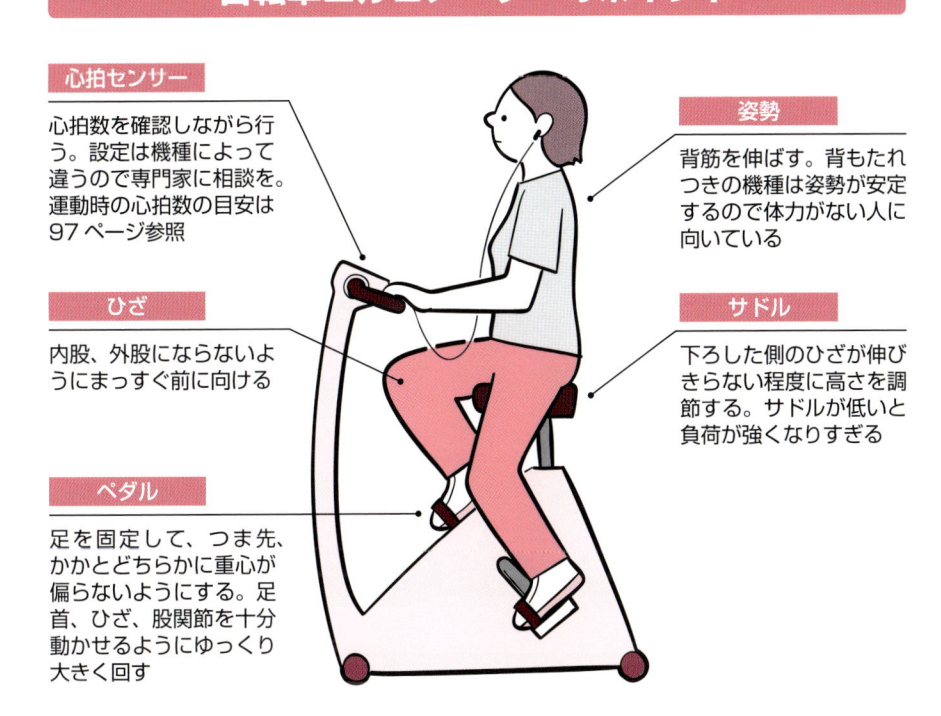

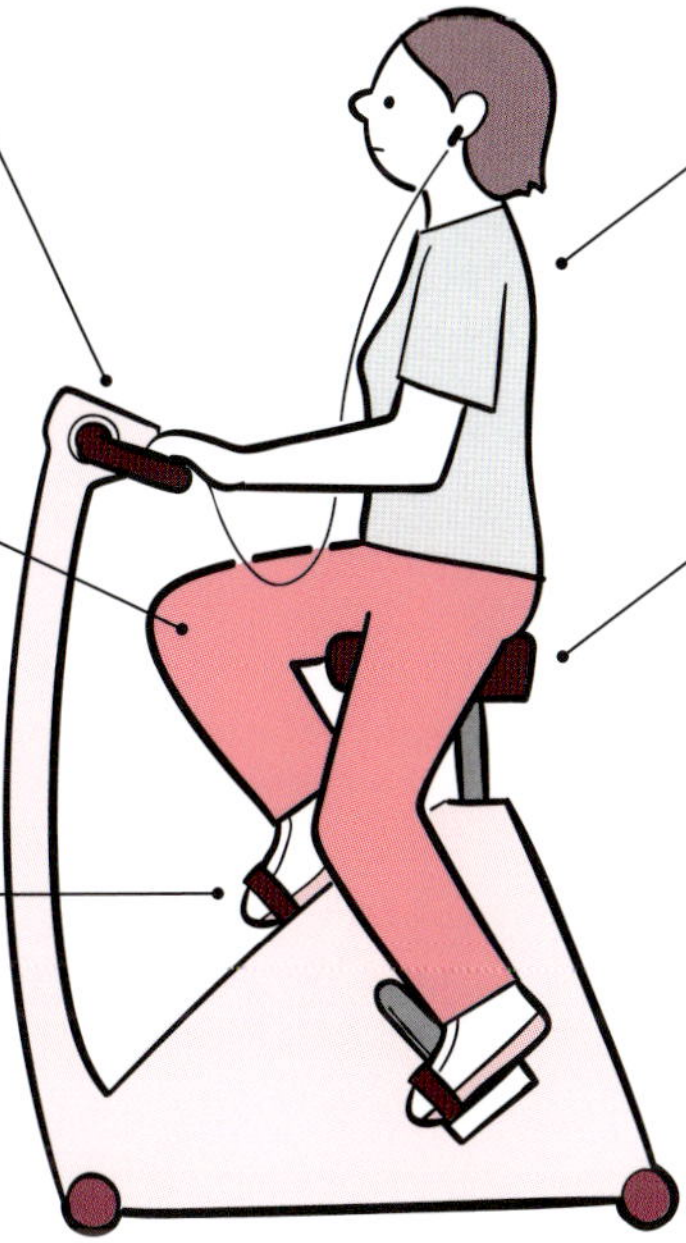

クールダウンしてから降りる

自転車エルゴメーターから突然降りると、脳貧血を起こしてふらつくことがあります。必ずクールダウンの時間をとり、心拍数を落ち着かせてから降りましょう。

運動のすすめ

筋力トレーニングのポイント

軽い筋トレで太りにくい体に

尿酸値が高い人には、軽い負荷の有酸素運動が有効で、重い負荷のウエイトトレーニングなどは、尿酸値を上昇させる原因になるので避けたほうがいい、ということは前述しました（96ページ参照）。

しかし、軽い筋力トレーニングはすすめられます。なぜなら、筋肉量が増えると安静時や運動時の代謝が大きくなり、太りにくい体になるからです。さらに、運動をラクに行えるようになると活動量が増え、結果的に減量に役立ちます。有酸素運動に慣れてきたら、

スクワット

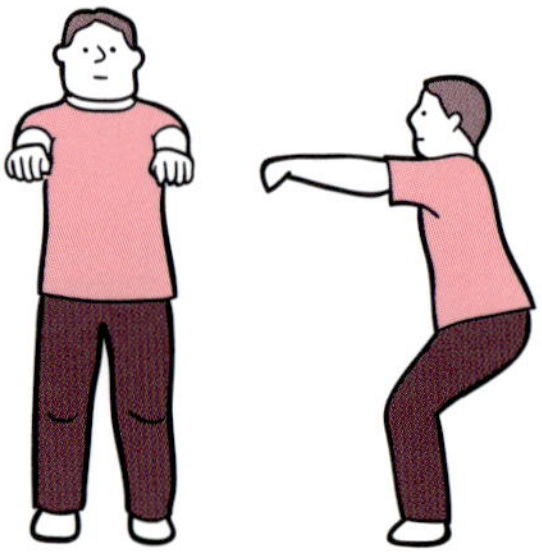

足を肩幅に開き、背すじを伸ばして両手を前に伸ばす。腰を落としてゆっくりひざを曲げる。太ももに力を入れて、ゆっくり元の姿勢に戻す。

※ 腰を落としたとき、ひざがつま先より前に出ないように気をつける。

腕立て伏せ

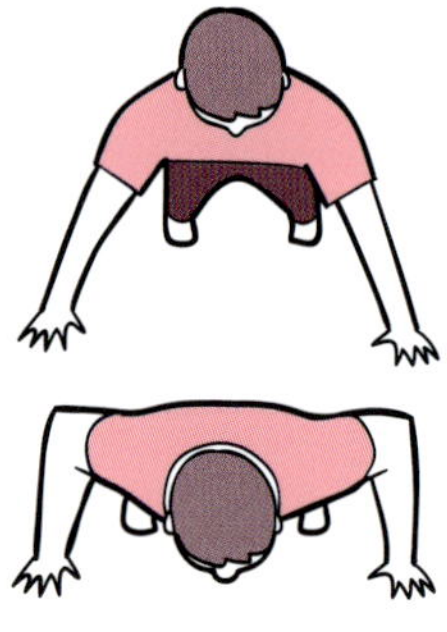

両手を肩幅より広めに開き、床に手をつける。両腕をまっすぐ伸ばし、ゆっくりひじを曲げ、約１秒間キープする。ゆっくり元の姿勢に。

※つらい人は、ひざをついて行う。その際、腰を反らさないように気をつける。

筋力トレーニングをメニューに組み入れていきましょう。

使う筋肉を意識しながら呼吸を止めずに行う

まずは、おなか、おしり、もも、背なか、腕など、大きな筋肉から鍛えます。ダンベルなどを使うと負荷が大きくなるので、自分の体重の負荷だけを利用して行いましょう。

筋力トレーニングは呼吸を止めず、正しいフォームで行うことが最も大切です。また、反動をつけず、使う筋肉を意識しながらゆっくり動かすのもコツです。呼吸を止めないためには、声を出して数を数えながら行うのもいいでしょう。

トレーニングの回数は、その人の体力によって異なりますが、10回程度無理なく行えるものを2～3セットが目安となります。

背筋運動

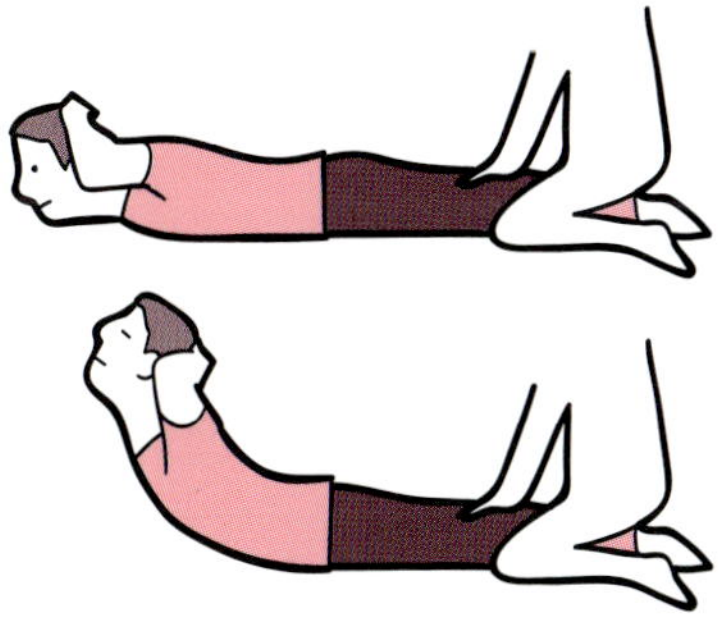

うつ伏せになり、手を頭の後ろで組む。反動をつけずにゆっくりと上体を反らす。ゆっくり元の姿勢に戻す。

※ パートナーに足を押さえてもらうとやりやすい。

※ 反らせにくい人は、おなかの下にクッションなどを入れ、上体を持ち上げてもよい。

腹筋運動

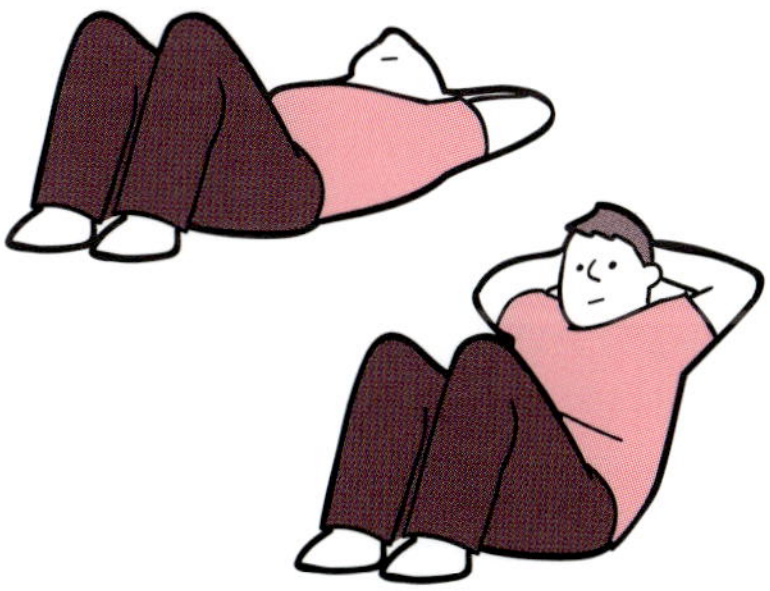

あお向けになってひざを立て、手は頭の後ろに当てる。おなかを凹ませるように意識しながら、反動をつけずに上体を少しずつ起こす。腹筋に力を入れながら元の位置に戻す。

※ 起き上がれない人は、へそをのぞき込むようにする。

ストレッチのポイント

運動の前後にはストレッチを欠かさずに

運動を安全に行うには、運動前後のストレッチがとても重要です。運動前のストレッチには、筋肉を温めて関節をほぐし、運動中のけがを防ぐ働きがあります。また、血流がよくなるので、運動による急激な血圧の上昇を防ぐ働きもあります。

運動後のストレッチには、運動中に上がった尿酸値の回復を早める働きがあるといわれています。また、疲労物質の除去を促し、疲労回復を助ける効果もあるといわれているので、省略せずに行いましょう。

運動前後に行うストレッチ

全身を伸ばす

①

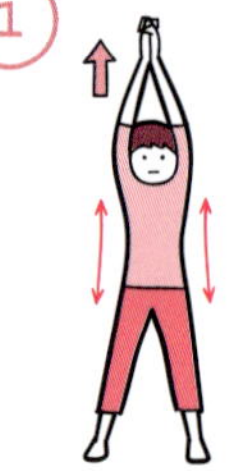

まっすぐ立ち、両手を組んで体をゆっくり引き上げる。

体側《たいそく》を伸ばす

②

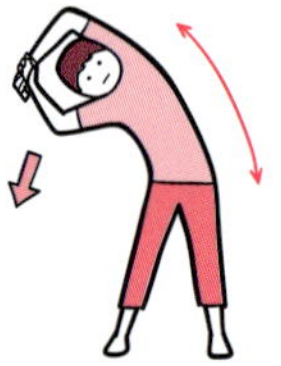

片方の手でもう片方の手首を握り、引き上げながらわきを伸ばす。

アキレス腱を伸ばす

③

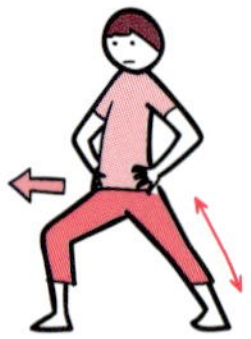

足を前後に開き、後ろ足のつま先を前に向け、かかとを地面につけて、前足に体重をのせる。

股関節を伸ばす

④

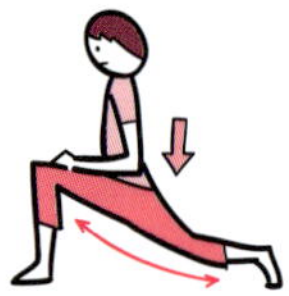

足を前後に開き、後ろ足のかかとを上げ、前足に体重をのせて足のつけ根からももを伸ばす。

太ももを伸ばす

⑤

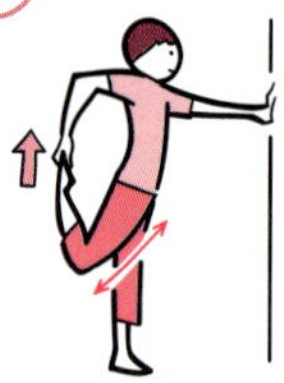

片足を後ろに折り曲げて手で持ち、足首を持ち上げながら、おしりに引き寄せる。

手首・足首を回す

⑥

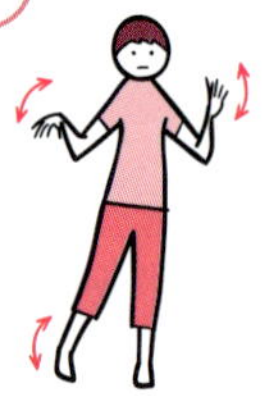

つま先を立てて足首を左右に回す。同時に手首も左右によく回す。

呼吸を止めず、反動をつけず気持ちよく感じる強度で

ストレッチは自然に呼吸をしながら行います。呼吸を止めてしまうと筋肉に酸素が行き渡らなくなり、筋肉が緊張してしまいます。また、反動をつけると筋肉を傷めてしまうことも。筋肉を意識しながらゆっくり伸ばし、痛いと感じる手前で動作をストップ。気持ちいいと感じる強度で行います。一般的には1ポーズ20秒ほどが目安です。

起床時や就寝時にもストレッチを習慣に

運動の前後だけでなく、日常的にストレッチを行うようにすると、関節の可動域が広がりアクティブに動けるようになります。また、ストレッチには疲労回復効果があるので、就寝時に疲れを感じる部位を伸ばしておくと、翌日に疲れが残りにくくなります。

起床時や就寝時に行うストレッチ

[目覚めすっきり！]

全身を伸ばす

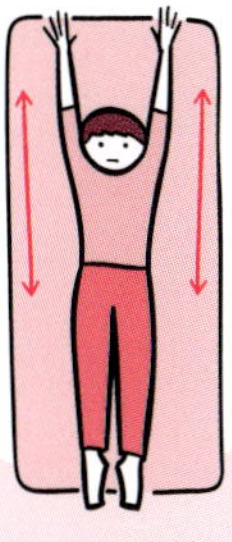

あお向けに寝て両腕を頭の上に上げ、全身を上下に思いきり伸ばす。そのあと一気に脱力する。

全身でグーパー

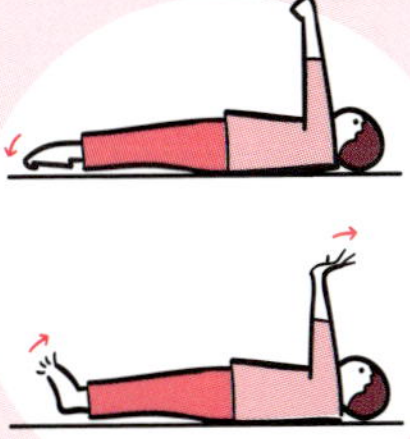

あお向けに寝て腕を上げ、手を握り、足の指を足裏へ折り曲げ、目を閉じる（グー）。次に足首をもどしながら、目をぱっちりと開ける（パー）。

[ぐっすり安眠！]

手足ブラブラ

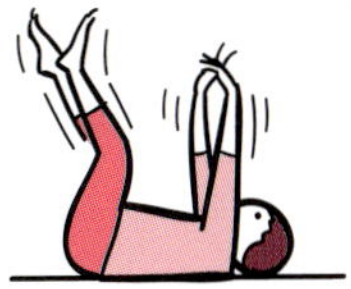

あお向けに寝て両手両足を上げ、30秒～1分間、ブラブラと揺らす。血流がよくなりリラックスできる。

腰ねじり

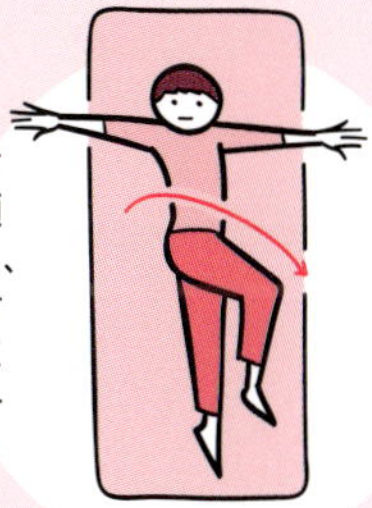

あお向けに寝て、片方のひざを立て、顔は上に向けたまま、立てたひざをもう片方の足の向こう側にねじって30秒キープ。左右行う。

運動のすすめ

おなかを意識して凹ませよう

ウエストが気になりだしたら生活習慣の改善を始めよう

尿酸値が高くなるにつれてメタボリックシンドローム発症の可能性が高くなったり、メタボになると尿酸値が高くなります（26ページ参照）。

肥満には内臓脂肪型肥満（リンゴ型肥満）と皮下脂肪型肥満（洋ナシ型肥満）の2種類がありますが、中年以降の男性に多いおなかぽっこりタイプは内臓脂肪型肥満です。内臓脂肪が蓄積されると、脂肪細胞から分泌されるホルモンのバランスがくずれ、悪玉ホルモンの分泌が増えます。これが尿酸値、血糖値、血圧の上昇や、脂質異常をまねく原因になるのです。

メタボの診断基準で腹囲が必須項目なのは、内臓脂肪の量を推定するためです。男性は30代になると肥満者がグッと増えます。ウエストサイズが気になりだしたら生活習慣を改善しましょう。

食事を減らすだけでなく運動量を増やす工夫を

『平成21年国民健康・栄養調査』によると、日本人の平均摂取エネルギーは1日あたり１８６１キロカロリー。これは終戦直後で食糧難だった１９４６年の１９０３キロカロリーよりも低い数字です。しかし、肥満による生活習慣病は増え続けています。この背景の一つには、私たちが「動かなくなったこと」があげられます。

仕事はパソコンに向かってのデスクワーク、家事は全自動、買い物はインターネットと、便利な世の中になるにつれ、私たちの日常の運動量は少なくなっています。つまり、意識して体を動かさないと太ってしまうのが現実なのです。

しかし、運動習慣を身につけ、長続きさせることは簡単ではありません。比較的簡単に効率よくおなかを凹ませる方法として、体幹を鍛えることがすすめられます。普段からおなか回りを意識することがおなかやせのポイントになります。

基本のドローインを覚えよう

ドローインとはおなかを凹ます動作のこと。
このとき使われるインナーマッスルはコルセットのようなもので、
鍛えることで体幹が固定され、おなかが引き締まります。

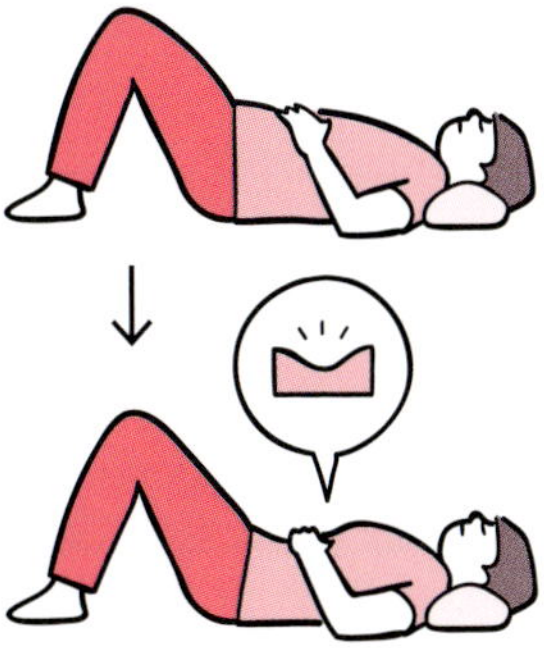

寝て行う

1 床に寝る
大きめの枕をしてあお向けになり、ひざを立てる。おなかに手を置き、呼吸によっておなかが動くことを確認する。

2 おなかを凹ませて10秒間キープ
息を口からゆっくり吐きながら、おなかを凹ませられるところまで凹ませる。へそを背骨に近づけるイメージで。

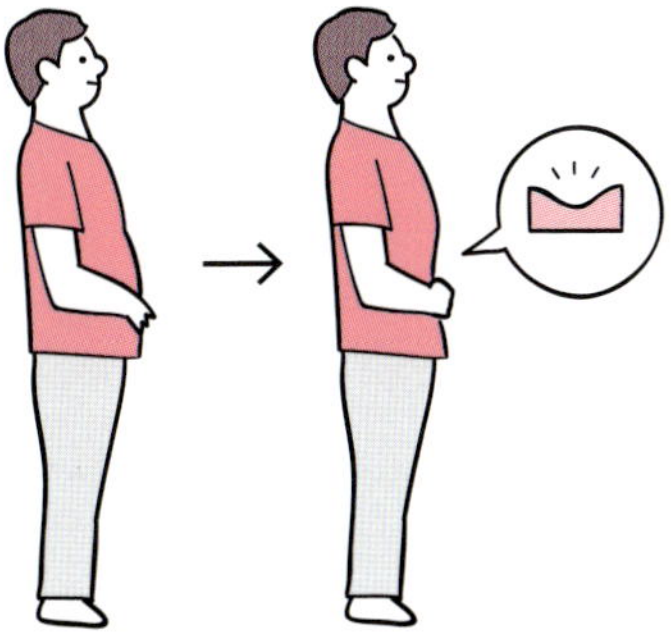

立って行う

1 正しい姿勢で立つ
耳、肩、腰、ひざ、くるぶしが一直線になるように立ち、肩の力を抜く。

2 おなかを凹ませて10秒キープ
息を口からゆっくり吐きながら、おなかを凹ませられるところまで凹ませ、10秒間キープする。

ながらドローインもおすすめ！

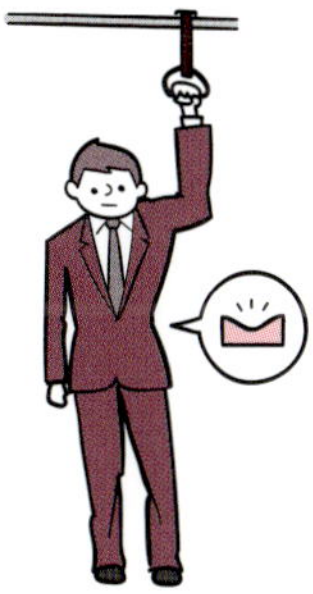

通勤電車で
電車のなかで立っているときにさりげなくドローイン。「駅に着くたびにおなかを凹ませる」など決めておきましょう。

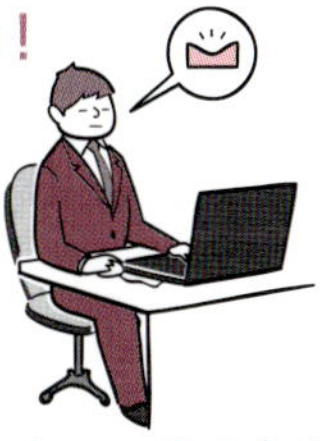

デスクワークのときに
パソコンに向かうときは姿勢が悪くなりがち。ときどきドローインでおなかを鍛えながら、姿勢を矯正するのがおすすめ。

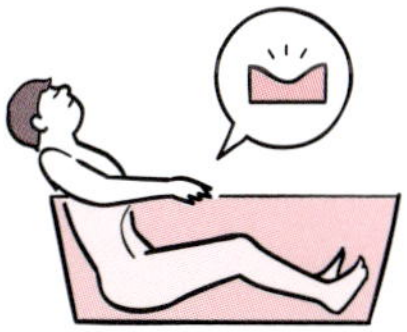

バスタイムに
お湯に浸かっているときは、水圧の効果でおなかを凹ませやすくなります。バスタブのなかでおなかに意識を集中しましょう。

運動のすすめ

運動を習慣にし、継続するコツ

大きな目標は三日坊主に終わりやすい

尿酸値を下げるためには適度な運動が有効ですが、これまでまったく運動をしていなかった人が、生活のなかに運動習慣を取り入れ、継続していくことは簡単ではありません。

「帰宅後に毎日1時間ジョギングする」「通勤前にスポーツクラブで1km泳ぐ」など、張り切って大きな目標を立ててすぐに挫折してしまったことはありませんか？　これまでの生活スタイルを大きく変えるような目標は三日坊主に終わりやすいので、まずは、がんばらなくてもできることから始めましょう。

おすすめは、「通勤時は駅でエスカレーターを使わずに階段を利用する」などです。こまめに体を動かす機会を増やすだけでも、エネルギー消費を増やすことができます（95ページ参照）。「これならできる」というハードルの低い目標から始め、小さな成功体験を積み重ねることが、大きな成功につながります。

このように、習慣化された行動パターンを変えることを「行動変容」といいますが、行動変容には5つのステージ（準備段階）があり、それぞれのステージに合わせて取り組むと、目標を達成しやすくなるといわれています。

さぼりそうになる場面を想定し対処法を決めておこう

たとえ運動習慣が身についても、急な仕事が入った、天気が悪かったなど、さまざまな理由をつけて、逆戻りしてしまうことはよくあります。「仕事が忙しいときは会社のなかでの移動に階段を使う」「運動できなかった日の分は休日にまとめて行う」など、あらかじめさぼりそうになる場面を想定して対処法を決めておくといいでしょう。

結婚、引っ越し、退職などの生活の大きな変化も逆戻りの原因になります。家族や友人を巻き込んでしまうのも、運動習慣を継続させるコツです。

行動変容の５つのステージ

運動習慣を身につけ、維持するためには、ステージに合わせて取り組むことが重要です。
常に逆戻りする可能性があることを考えて対策を立てましょう。

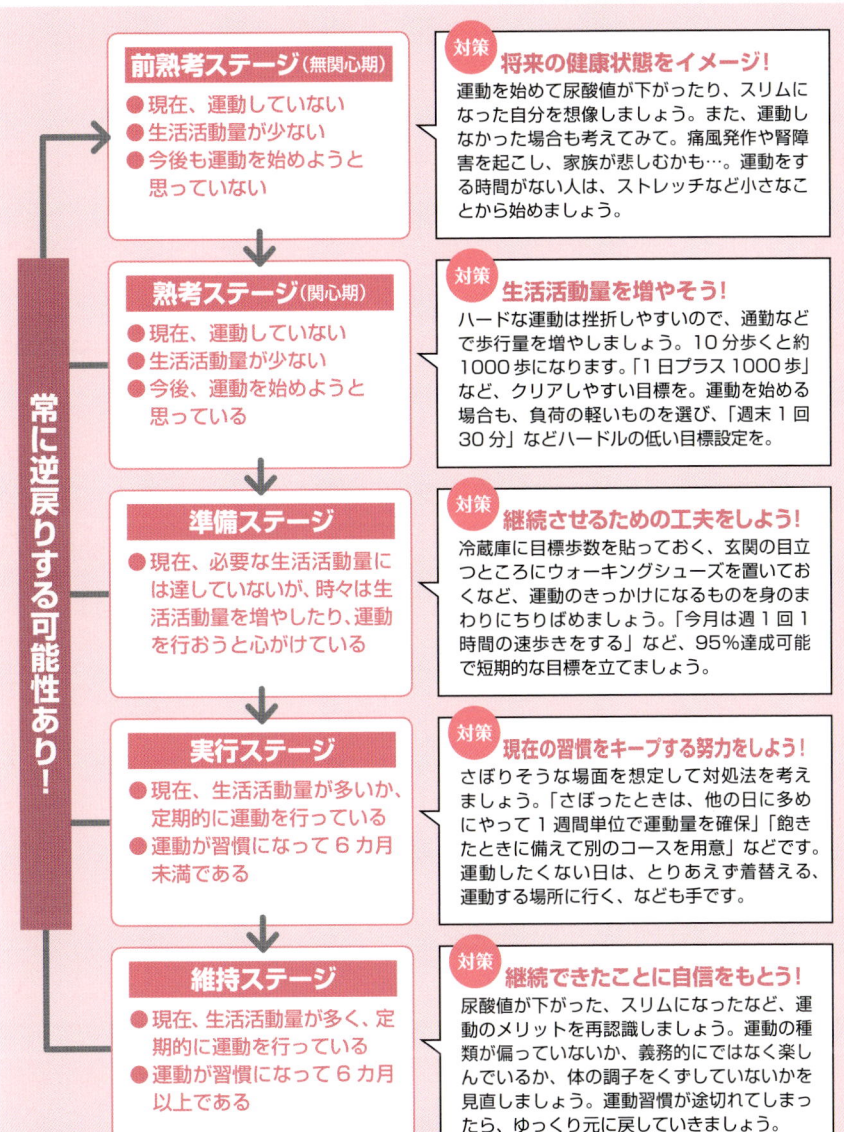

常に逆戻りする可能性あり！

前熟考ステージ（無関心期）

- 現在、運動していない
- 生活活動量が少ない
- 今後も運動を始めようと思っていない

対策　将来の健康状態をイメージ！

運動を始めて尿酸値が下がったり、スリムになった自分を想像しましょう。また、運動しなかった場合も考えてみて。痛風発作や腎障害を起こし、家族が悲しむかも…。運動をする時間がない人は、ストレッチなど小さなことから始めましょう。

熟考ステージ（関心期）

- 現在、運動していない
- 生活活動量が少ない
- 今後、運動を始めようと思っている

対策　生活活動量を増やそう！

ハードな運動は挫折しやすいので、通勤などで歩行量を増やしましょう。10分歩くと約1000歩になります。「1日プラス1000歩」など、クリアしやすい目標を。運動を始める場合も、負荷の軽いものを選び、「週末1回30分」などハードルの低い目標設定を。

準備ステージ

- 現在、必要な生活活動量には達していないが、時々は生活活動量を増やしたり、運動を行おうと心がけている

対策　継続させるための工夫をしよう！

冷蔵庫に目標歩数を貼っておく、玄関の目立つところにウォーキングシューズを置いておくなど、運動のきっかけになるものを身のまわりにちりばめましょう。「今月は週1回1時間の速歩きをする」など、95％達成可能で短期的な目標を立てましょう。

実行ステージ

- 現在、生活活動量が多いか、定期的に運動を行っている
- 運動が習慣になって6カ月未満である

対策　現在の習慣をキープする努力をしよう！

さぼりそうな場面を想定して対処法を考えましょう。「さぼったときは、他の日に多めにやって1週間単位で運動量を確保」「飽きたときに備えて別のコースを用意」などです。運動したくない日は、とりあえず着替える、運動する場所に行く、なども手です。

維持ステージ

- 現在、生活活動量が多く、定期的に運動を行っている
- 運動が習慣になって6カ月以上である

対策　継続できたことに自信をもとう！

尿酸値が下がった、スリムになったなど、運動のメリットを再認識しましょう。運動の種類が偏っていないか、義務的にではなく楽しんでいるか、体の調子をくずしていないかを見直しましょう。運動習慣が途切れてしまったら、ゆっくり元に戻していきましょう。

『健康づくりのための運動指針2006』（厚生労働省）より引用改変

飲酒量と体重を減らして正常値をめざす

体験談 1

●S・Wさん 42歳 男性

安心するとはね上がる悩ましい数値

これまで意識したこともなかった尿酸値に向き合うようになったのは、3年前。それまでの健康診断の尿酸値は常に正常範囲内だったのに、7.1㎎/dℓで要経過観察に。尿酸値が痛風にかかわっていると初めて知り、それまで毎日のように飲んでいたビールや、好物の魚卵などの高プリン体の食品に気をつけるようにしました。

好きなものを完全に断つことはしたくなかったので、外ではビールは乾杯の1杯だけにしてあとは焼酎の水割りやサワーにする、家では「第三のビール」といわれる、プリン体カットのものや焼酎系にしました。うにや白子などの高プリン体食品を続けて食べないようにすることにも気をつけるようにしました。

半年後には、基準値以下になったので、「これで安心」と、ちょっとビールを飲み始めたら、次の健診で8.4㎎/dℓにはね上がってしまいました。

ビールだけでなくアルコール全般を減らして

尿酸値が8.0㎎/dℓを超えると痛風という言葉が現実味をもってきます。そのせいか、このころビールを飲むと、足や手の関節のあちこちがビリビリするような気がしました。よくいわれる足の親指のつけ根ではないので、気のせいかもしれませんが、このビリビリ感は気になります。あわててビールはごく控えめにするようにしました。ビールだけでなく、それまで毎日のように飲んでいたお酒の量を、減らすように心がけました。週2日の休肝日もつくりました。たまたまそのころ、小学生の息子の野球チームのコーチをすることになって活動量が増えたこともあり、体重が5kgほど落ちました。

そのおかげだと思うのですが、その後の健康診断以降は、正常値ギリギリの7.0㎎/dℓをキープしています。ビールを含め、お酒を飲みすぎないようにすることで、もう少し下がるように努力していきたいと思っています。

PART 4

尿酸値を上げない日常生活

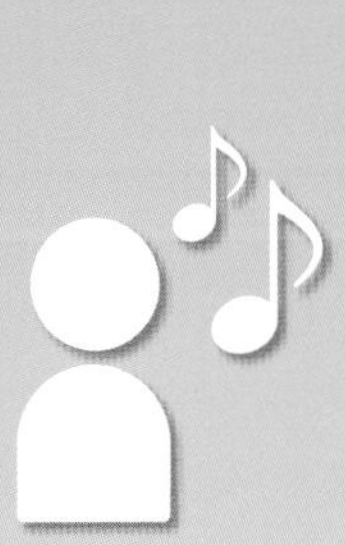

日常生活術

ストレスが尿酸値を上げる？

ストレスをきっかけに尿酸値が上昇する場合も

尿酸値を上昇させる原因には、プリン体を多く含む食事やアルコールの過剰摂取、肥満などがありますが、もう一つの原因として、ストレスが深くかかわっているといわれています。

ストレスが尿酸値を上げる詳しいメカニズムはまだ解明されていませんが、過度のストレスを受け続けると、自律神経のバランスがくずれてホルモンの分泌に異常をきたします。その結果、腎臓から尿酸が排出されにくくなり、尿酸値が上昇すると考えられます。

実際、過剰になった尿酸が結晶化して起こる痛風発作は、長期にわたるストレスを受けやすい中間管理職のサラリーマンに多く発症する病気として知られています。

また、痛風発作はプロのスポーツ選手にも多くみられます。激しい運動は疲労物質である乳酸が体内にたまって尿酸の排泄機能を低下させ、尿酸値の上昇につながります。さらに、競技性を伴うスポーツそのものがストレスになるともいえます。

ストレスによる過食や飲酒が尿酸値の上昇やメタボに

ストレスを感じたとき、手近な解消法として、食べすぎや飲みすぎに走ってしまう人は少なくありません。

過食や過剰なアルコール摂取は尿酸値上昇の直接の原因になるだけでなく、内臓脂肪が蓄積された肥満の場合にはメタボリックシンドローム（26ページ参照）の心配もあります。メタボリックシンドロームの人は、痛風発作を起こしやすいことに加え、動脈硬化が進行して、虚血性心疾患《きょけつせいしんしっかん》や脳血管障害など、さまざまな合併症を引き起こす危険性も高くなります。

この世にストレスと無縁な人はいません。ストレスをためこんで、体に支障が出る前に、ストレスやその原因について知り、上手なつき合い方を身につけましょう。

ストレスが体に及ぼす影響

ストレスを受けると、自律神経、内分泌、免疫の３つの相互作用が
うまく働かなくなり、体調をくずしてしまいます。

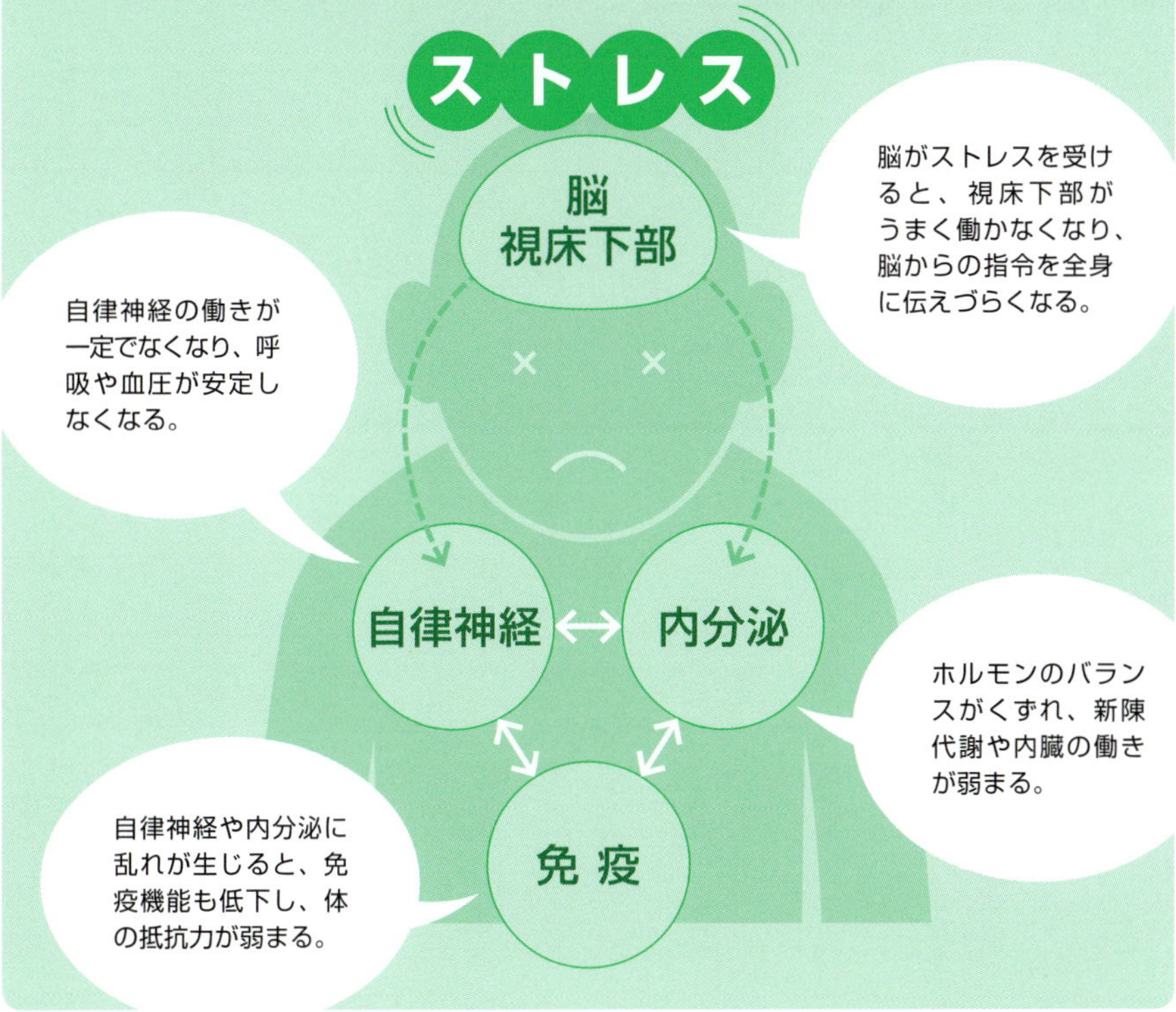

ストレスと尿酸値の危険な関係

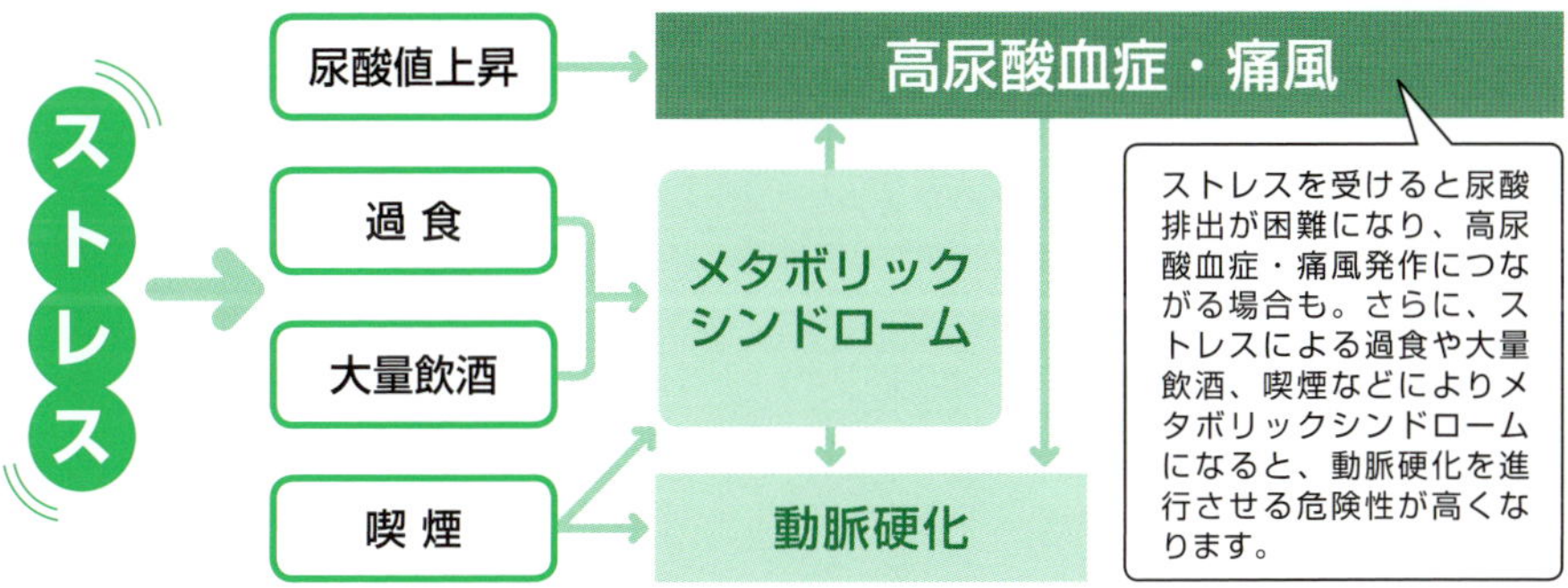

日常生活術

日常生活でのストレスに注意しよう

ストレスの原因にはさまざまなものがある

ストレスという言葉は、機械工学用語の「物体のゆがんだ状態」を意味し、この物体をゆがませる原因、つまりストレスを引き起こす原因となるものをストレッサーと呼んでいます。

ストレッサーには、外部環境や社会環境を要因とするものや、病原体やアレルゲンの侵入など生物的状況を要因とするものなど、さまざまあります。つまり、ストレスは人間が生きている限り生じるもので、たとえ悩みがないと感じている人でも、暑さや寒さなどなんらかのストレッサーに常にさらされているのです。

また、ストレスというと、つらいことや悲しい出来事が原因になると思われがちですが、結婚や妊娠などうれしい出来事も、生活環境の変化につながり、ストレスの原因になります。

ストレスを感じやすい人は自覚して気をつけよう

ストレスの感じ方は性格によって異なり、ストレスをあまり感じない人と強く感じる人がいます。まじめで責任感が強い努力家の人、何でも自分の思いどおりにならないと気がすまない人、嫌なことでも断れずに引き受けてあとで悔やむ人、他人に気を遣ってばかりいる人などは、ストレスを強く感じるタイプといわれています。

また、ストレスが原因で狭心症や心《しん》筋梗塞《きんこうそく》を起こしやすい人には、共通した行動パターンがあることもわかっています。1950年代にアメリカで発見された「タイプA行動パターン」と呼ばれるもので、その特徴は、競争心が強くて野心家、機敏でせっかち、イライラしやすいタイプ。現代の日本では、常にいくつもの仕事を抱えている「仕事人間」にこのタイプが多いようです。ストレスを感じやすい人、「タイプA行動パターン」に思い当たる人は、日ごろから注意して、ストレス対策を心がけましょう。

ストレッサーの種類

ストレッサー
ストレスを引き起こす原因になるもの

物理的ストレッサー
寒暖の変化や騒音など

化学的ストレッサー
アスベストなどの化学物質など

心理的・社会的ストレッサー
人間関係、不況、災害など

生物的ストレッサー
病原体・花粉など

ストレス状態
ストレスを引き起こした状態

自覚のないストレスに気をつけよう

勤労者のストレス点数表

順位	ストレッサー	点数
1	配偶者の死	83
2	会社の倒産	74
3	親族の死	73
4	離婚	72
5	夫婦の別居	67
6	会社を変わる	64
7	自分の病気やけが	62
8	多忙による心身の過労	62
9	300万円以上の借金	61
10	仕事上のミス	61
11	転職	61
12	単身赴任	60
13	左遷	60
14	家族の健康や行動の大きな変化	59
15	会社の立て直し	59
16	友人の死	59
17	会社が吸収合併される	59
18	収入の減少	58
19	人事異動	58
20	労働条件の大きな変化	55
21	配置転換	54
22	同僚との人間関係	53
23	法律的トラブル	52
24	300万円以下の借金	51
25	上司とのトラブル	51
26	抜擢に伴う配置転換	51
27	息子や娘が家を離れる	50
28	結婚	50
29	性的問題・障害	49
30	夫婦げんか	48
31	新しい家族が増える	47
32	睡眠習慣の大きな変化	47
33	同僚とのトラブル	47
34	引っ越し	47
35	住宅ローン	47
36	子供の受験勉強	46
37	妊娠	44
38	顧客との人間関係	44
39	仕事のペース、活動の減少	44
40	定年退職	44
41	部下とのトラブル	43
42	仕事に打ち込む	43
43	住宅環境の大きな変化	42
44	課員が減る	42
45	社会活動の大きな変化	42
46	職場のOA化	42
47	団らんする家族メンバーの変化	41
48	子供が新しい学校へ変わる	41
49	軽度の法律違反	41
50	同僚の昇進・昇格	40
51	技術革新の進歩	40
52	仕事のペース、活動の増加	40
53	自分の昇進・昇格	40
54	妻（夫）が仕事を辞める	40
55	職場関係者に仕事の予算がつかない	38
56	自己の習慣の変化	38
57	個人的成功	38
58	妻（夫）が仕事を始める	38
59	食習慣の大きな変化	37
60	レクリエーションの減少	37
61	職場関係者に仕事の予算がつく	35
62	長期休暇	35
63	課員が増える	32
64	レクリエーションの増加	28
65	収入の増加	25

ストレス評価の目安 ▶ **220点以上が過剰ストレスの疑い**

(注) ストレス度は点数のみではなく性格や考え方なども関係しています。また個人差が大きいものです。

夏目誠・大阪樟蔭女子大学教授他「勤労者におけるストレス評価法（第1報）」（1988年）より

日常生活術

ストレスを感じたら早めの対策を

休息をメインにした解消法で弱った心を癒やす

ストレスがたまっていると感じたら、心身に支障をきたす前に、早めに対処しましょう。確実なストレス解消法は、ストレッサーを取り除くか物理的に遠ざけてしまうことですが、周囲の環境を変えることは、なかなか困難です。そこで、ストレスから精神的に遠ざかり、心を癒やす対策を考えましょう。

ストレス対処法としてまず行いたいのは、休むことです。たっぷり睡眠をとる、お風呂にゆっくり浸かるなどして疲れた心身を休めましょう。とくに質のよい睡眠をとることは重要です。

発散をメインにした解消法で元気な心を取り戻す

体を動かす、人と話すなど、発散させるストレス解消法も効果があります。運動は、体に負担をかけない軽いジョギングやウォーキング、ストレッチなどがおすすめ。一人で行える運動は、気が向いたときに手軽にできます。「Wii」などのゲームで楽しみながら体を動かすのもよいでしょう。

親しい人と話をするのも、気分を発散できるよい方法です。他愛ない雑談をするだけでもリフレッシュできます。話し相手がいないときは、テレビのお笑い番組を見て大笑いするのも一つの手。声を出して笑うことは、気分をすっきりさせるだけでなく、免疫力を高め、自己治癒力を向上させる効果もあるといわれています。

五感のリラックスで精神を安定させる

好きな音楽を聴く、おいしいものを味わう、美しいものを見る、いい香りをかぐ、ペットと触れ合うこともよい方法です。お酒にはリラックス効果がありますが、ストレス解消のために飲むのは習慣飲酒や大量飲酒につながりやすく注意が必要です。尿酸値が高めの人は痛風発作の原因になるので、飲む場合はくれぐれも適量を。

自分に合ったストレス解消法を見つけよう

休む・リラックスする

ストレスでこわばった心身の緊張を解きほぐすために、自分なりのリラックス方法を見つけて実践しましょう。

- ぐっすり眠る（122ページ参照）
- ゆっくり入浴する
- 好きな音楽を聴く（120ページ参照）
- 好きな香りを楽しむ（120ページ参照）
- 深い呼吸をする（120ページ参照）
- ペットと遊ぶ

体を動かす

体に負担をかけない程度の軽い運動は、尿酸値の改善にも効果的。激しい運動は尿酸値の上昇を招いてしまうので、逆効果。

- 軽いジョギングをする
- ウォーキングをする（100ページ参照）
- ストレッチをする（106ページ参照）
- ハイキングをする

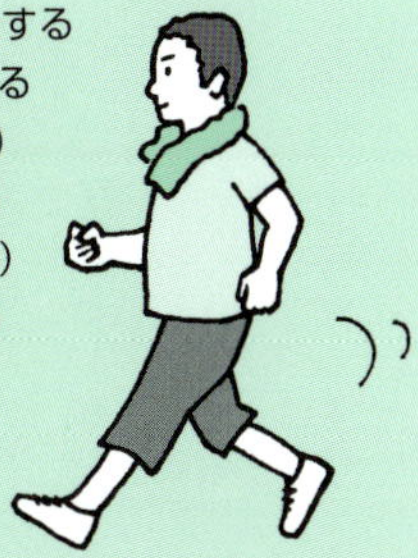

好きなことに没頭する

ストレスの原因となっていることを忘れてしまうほど、好きなことや楽しいことを見つけて気分転換を。

- 映画やテレビを見て笑ったり泣いたりする
- 趣味に熱中する
- 旅行に出かける

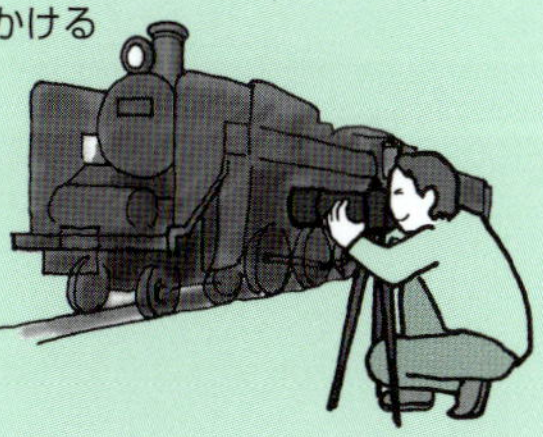

人の助けを借りる

信頼できる人に話を聞いてもらうことはストレス軽減につながります。職場にカウンセリングルームがあれば、積極的に利用を。

- 友人に話を聞いてもらう
- 友人と食事をする
- 家族で団らんする
- インターネットでメールやチャット、掲示板を利用する
- 社内のカウンセラーや臨床心理士など、専門家に相談する

日常生活術

即効でリラックスできる方法を知っておく

音楽の力を借りてリラックス

心身の緊張を瞬時にほぐす方法を知っておくとストレス軽減に役立ちます。

身近なリラックス法に、音楽を使う方法があります。音楽の効用は、聴くだけでなく、楽器の演奏や歌を歌うことも含め、「音楽療法」として医療現場に取り入れられています。音楽によって心がやすらぐのは、人間の心臓の鼓動と同じ周波数の波動があるからと考えられています。クラシック音楽に代表されるスローテンポの曲を聴くと、脳からα波（リラックスしているときに出ている脳波）が出やすくなるのだといわれ、α波が出やすい音楽として、モーツァルトの曲が有名です。

香りを楽しみながらリラックス

香りを使ったリラックス法も、おすすめです。嗅覚は、五感の中で最も原始的な感覚といわれており、それは脳に伝わるメカニズムと関係しています。触覚、視覚、味覚、聴覚が、知的活動を支配する「大脳新皮質」を経由して本能や情緒行動を支配する「大脳辺縁系」へと伝わるのに対し、嗅覚だけは「大脳辺縁系」にダイレクトに伝わるため、よい香りをかいだだけで本能的に心地よくなり、リラックスできるのです。好みの香りを用意してかいでみてはいかがでしょう。ヒノキやラベンダーの香りには神経を鎮める効果、ペパーミントやベルガモットの香りには気分をすっきりさせる効果があります。

大きく深呼吸してリラックス

大きな深呼吸も即効性のあるリラックス法です。ストレスを感じていると、心身が緊張して呼吸が浅くなっているので、意識的に深い呼吸をすることで心身の緊張がほぐれ、リラックスした状態になるのです。楽しいことを吸い込み、つらいことを吐き出すイメージで行うと、より効果的です。

元気を取り戻す音楽活用法

そのときに聴く音楽の種類でストレス解消度が異なる場合も。
気分に合った曲を聴くことで、段階的に元気を取り戻していくことができます。

STEP 1 落ち込んでいるとき ▶

気分と同じ波長の暗めの曲♪

悲しいラブソングやバラード調の曲がよいでしょう。聴き始めは余計に落ち込むこともありますが、曲に共感できるので、聴いているうちに心が落ち着きます。

STEP 2 心が落ち着いてきたら ▶

ゆったりした曲♪

静かなクラシックやヒーリングミュージックを。楽な姿勢で音楽の心地よさに身を委ねましょう。就寝前ならこの段階まで。リラックスしたまま、深い眠りに入ります。

STEP 3 活動を始める前に

テンポの速い明るい曲♪

軽快なポップスやソフトなロックで、気分もリフレッシュ。心も音楽に同調して元気になってきます。曲に合わせてハミングしたり体を動かせば、より前向きな気分に。

腹式呼吸でリラックス

深呼吸を行うときは、さらに深い呼吸ができる**腹式呼吸**を意識してみましょう。

横隔膜を縮めたりゆるめたりして肺を動かす方法で、古い空気をしっかり吐き出し、新鮮な空気をたっぷり取り入れることができます。全身に酸素が十分に行き渡り、緊張がほぐれてリラックスできます。あお向けに寝るか、ゆったり座った姿勢で行うようにしましょう。

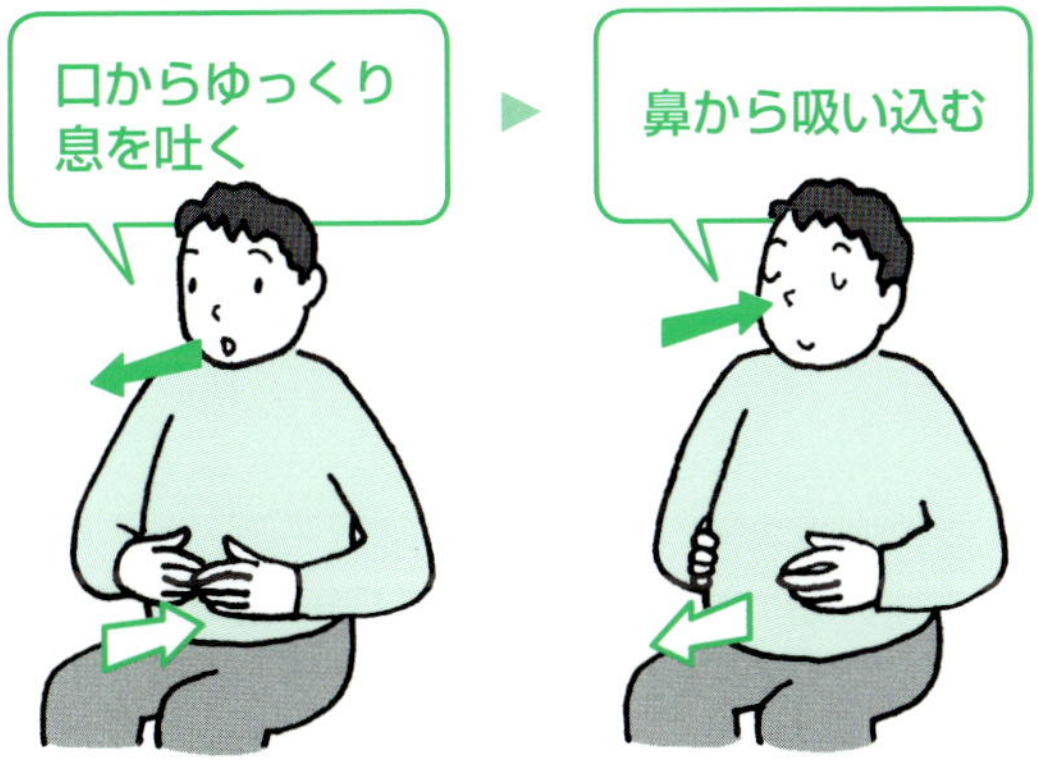

おなかに手を当ててふくらんだりしぼんだりするのを意識する

腹式呼吸法

1. 口から息をゆっくり吐きます。おなかを凹ませるようにして、できるだけたくさん息を吐き出します。
2. 息を吐き切ったら、口を閉じます。
3. おなかをふくらませながら、鼻から息を吸い込みます。

日常生活術

ストレスに強い体をつくる

不規則な生活がストレス耐性を低下させる

ストレスで体がだるい、眠れない、疲れが取れない…そんなときは、生活リズムを見直してみましょう。不規則な生活が続くと、生体リズムが狂い、自律神経やホルモンバランスがくずれて体調不良を招きます。ストレスによる心身への負担もより大きくなります。ストレスから体を守るためには規則正しい生活をすることが大切です。

生活リズムの要はよい睡眠 運動や食事をリズムに組み込む

なかでも重要な要素が睡眠です。1日7～8時間睡眠が健康にいいといわれていますが、時間よりも質が問題で、ぐっすり眠れて翌朝すっきり目覚められれば問題ありません。しかし、睡眠が十分にとれていないと、疲労回復を促す成長ホルモンが十分に分泌されず、疲労感やストレスを翌日までもち越してしまいます。

質のいい睡眠をとるには、早寝早起きが理想ですが、昼間の緊張や興奮によってなかなか寝つけないこともあります。このような場合には、無理に早く寝ようとせず、眠くなったら眠るようにし、睡眠時間が短くても朝は決まった時間に起きるようにすることが、睡眠リズムを整える近道です。そして、朝日を浴びて体内時計をリセットする、決まった時間に朝食を食べる、昼間は明るい場所で体を動かすことが有効です。起床して15～16時間後に眠くなるので、そのリズムを利用して徐々に整えていくのがよいでしょう。

ストレスに強い栄養素をしっかりとる

栄養バランスのいい食事を規則正しくとることも重要です。とくに体に抵抗力をつけるビタミンC、不足するとイライラの原因になるカルシウムは、十分にとりましょう。ビタミンCは果物や野菜に、カルシウムは乳製品や煮干しなどに多く含まれます。

規則正しい生活にシフトしてストレスに強くなる

睡眠

- 毎日決まった時間に寝て起きる。
- 遅く寝たときも朝は同じ時間に起きる。
- 寝る前には、パソコンや携帯電話、テレビ、熱いお風呂に浸かることなどを控え、カフェイン入り飲料、アルコール、食事も避ける。

こんなときは受診を

寝ているのに昼間眠い、熟睡感がない場合は、睡眠中に呼吸が止まる睡眠時無呼吸症候群の可能性も。家族からいびきや睡眠中の呼吸停止の指摘を受けた場合は、耳鼻科か睡眠外来の受診を。

運動

- 日中に適度な運動をする。夜に副交感神経を優位にして寝つきをよくする。気分転換になり、ストレス解消効果も。
- 寝る前に軽いストレッチをする。緊張がほぐれてよい眠りにつながる。

食事

- 3食をなるべく決まった時間にバランスよく食べる。
- 夜遅い食事は避ける。
- 栄養が偏らないように、穀物、芋、肉、魚、卵、豆、野菜、きのこ、海藻、果物をまんべんなく食べる。

規則正しいリズムで

▼

自律神経やホルモンバランスを整える

▼

ストレスに強くなる

日常生活術

体の冷えに注意しよう

痛風発作のリスクを高める手足の冷えに要注意！

尿酸値が高めの人は、体の冷えにも注意したいものです。冷えは、運動不足や食事内容の偏り、強いストレス、ホルモンや自律神経の乱れ、動脈硬化などによって起こります。

尿酸値と冷えの関係で注意したい理由は2つあります。一つは腎臓の働きが低下して尿がスムーズにつくれなくなることです。老廃物である尿酸が自然に排泄されずに体内にたまり、濃縮されて結晶化し、痛風発作を引き起こしてしまうリスクも出てきます。

もう一つは、もともと尿酸には、溶けにくく結晶になりやすい性質があり、血中温度の低下によって尿酸溶解度も下がるということです。尿酸溶解度は、血中温度が37度から30度に下がると3分の2に、25度に下がると2分の1以下になってしまいます。このため痛風発作は冷えやすい足先や手指の関節に起こりやすいのです。足先や指先が常に冷たい人は、注意が必要です。

体を温めることは合併症の予防にも

体が冷えると、血管が収縮して血行が悪くなるため、末梢血管まで血液が行き渡らなくなってしまいます。その結果、新陳代謝がスムーズに行われなくなり、免疫作用も働きにくくなります。太りやすくなる、病気になりやすくなるといわれるのはそのためです。

体を冷やさないことは、痛風の予防にはもちろんのこと、合併症である尿路結石や腎障害の予防、また高血圧や肥満など、動脈硬化の進行につながる生活習慣病の予防にも効果があります。意識して体を温めて、生命にもかかわる合併症から身を守りましょう。

体を温めるには、体の外側からと内側から温める方法があります。外側からは、足湯をする、ぬるめの湯に入浴する、体を温める下着を着ける、内側から温める場合は、温かい飲み物を飲む、体を動かすなどの方法が有効です。

痛風予防のための冷え対策

ぬるめの湯に入浴

熱い湯に入浴すると、体の表面だけが温まり、冷めるのが早くなります。40度以下の湯にゆっくり浸かったほうが体の芯から温まります。下半身を中心に温めることで全身が温まる、半身浴もおすすめ。

足湯

バケツを用意し、ふくらはぎの下1/3くらいまで浸かる程度の湯（8〜10ℓ）を入れて、両足を浸ける。湯が冷めてきたら、差し湯をする。自動的に保温できる足湯器を利用しても。

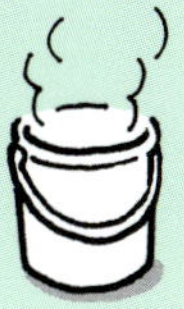

サウナ浴

冷え改善や血行促進効果がありますが、大量の汗をかくと、尿酸値の上昇につながります。乾式サウナより、体への負担が少ないスチームサウナを選び、サウナの前後には十分な水分補給を。サウナ後の清涼飲料水やビールは避けましょう。

湯たんぽ

足が冷えて眠れないときは、布団の足元に湯たんぽを。昔ながらの湯を入れるタイプのほか、電子レンジで温めるタイプも便利。ホットドリンク用のペットボトルに湯を入れても。

温かい飲み物

尿酸値の高い人は水を多めに飲むことが推奨されていますが、冷たい水のがぶ飲みは、体の冷えを招きます。温かい飲み物を積極的にとりましょう。ただし、甘い飲み物は尿酸値を上昇させるので、砂糖入りのコーヒーや紅茶は避けましょう。

適度な運動

体を動かすと血流がよくなり、体が温まります。適度な運動を日常的に継続して行いましょう（PART3参照）。

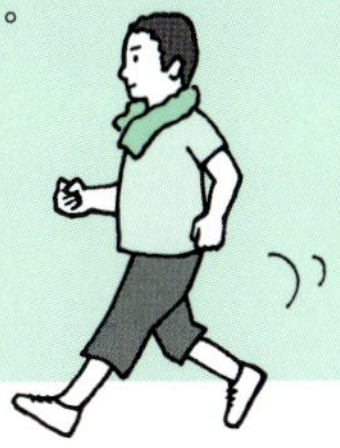

!注意 **痛風発作を起こしたときは温めてはダメ!**
痛風発作は関節に炎症が起きている状態なので、冷やすことが大切です（132ページ参照）。

気をつけよう! 冷えを呼び込むもの あれこれ ▶

- ビール
- ウイスキーや焼酎のオンザロック
- 清涼飲料水
- アイスクリーム
- 冷房
- 薄着
- ストレス
- 運動不足

日常生活術

禁煙して血管のダメージを防ぐ

喫煙すると、合併症の一つ 動脈硬化のリスクが高まる

喫煙によって尿酸値が上がることはなく、痛風発作の原因になるわけでもありません。しかし、喫煙は高尿酸血症の合併症である動脈硬化を進行させ、血管にも大きなダメージを与える要因として危険視されています。

たばこを吸うと、体内で活性酸素が増え、血管壁に入り込んだLDL（悪玉）コレステロールが酸化されます。酸化LDLは、動脈硬化の進行を早め、心筋梗塞《しんきんこうそく》や脳梗塞《のうこうそく》の発症率を高めます。さらに、ニコチンが血液中に増えると、血管が縮んで血圧を上昇させ、血管に高い圧力がかかります。すると血管が傷つきやすくなり、血栓をつくるホルモンも増えて、血液が固まりやすくなります。このように、喫煙を続けていると、動脈硬化のリスクが高まってしまうのです。

たばこは呼吸器や気管支にも悪影響を与え、肺がんや喉頭がんなどの原因の一つとされています。自分の健康と、受動喫煙による周囲の人の健康被害を考えたら、禁煙することが賢明です。

禁煙を決意したら さっそく実行しよう

禁煙を成功させるには、決意後10日以内に開始するのがベスト。決意したときの気持ちを維持しつつ心の準備もできるので、成功率が高いといわれています。禁煙開始日は、仕事が忙しい時期や宴会シーズンは避け、時間にゆとりのある時期に。誕生日や記念日など、特別な日に設定するとよいでしょう。禁煙の決意は、家族や同僚など、周囲の人に宣言します。公言することにより、途中で挫折できない状況に自分を追い込むのです。「禁煙宣言」を紙に書いて貼ったり、禁煙仲間を見つけて競うこともおすすめです。

ニコチン依存度が高く、ニコチン依存症の疑いがある人は、禁煙を専門に指導する禁煙外来を設けている病院やクリニックを受診してみましょう。

喫煙は動脈硬化性の病気につながる

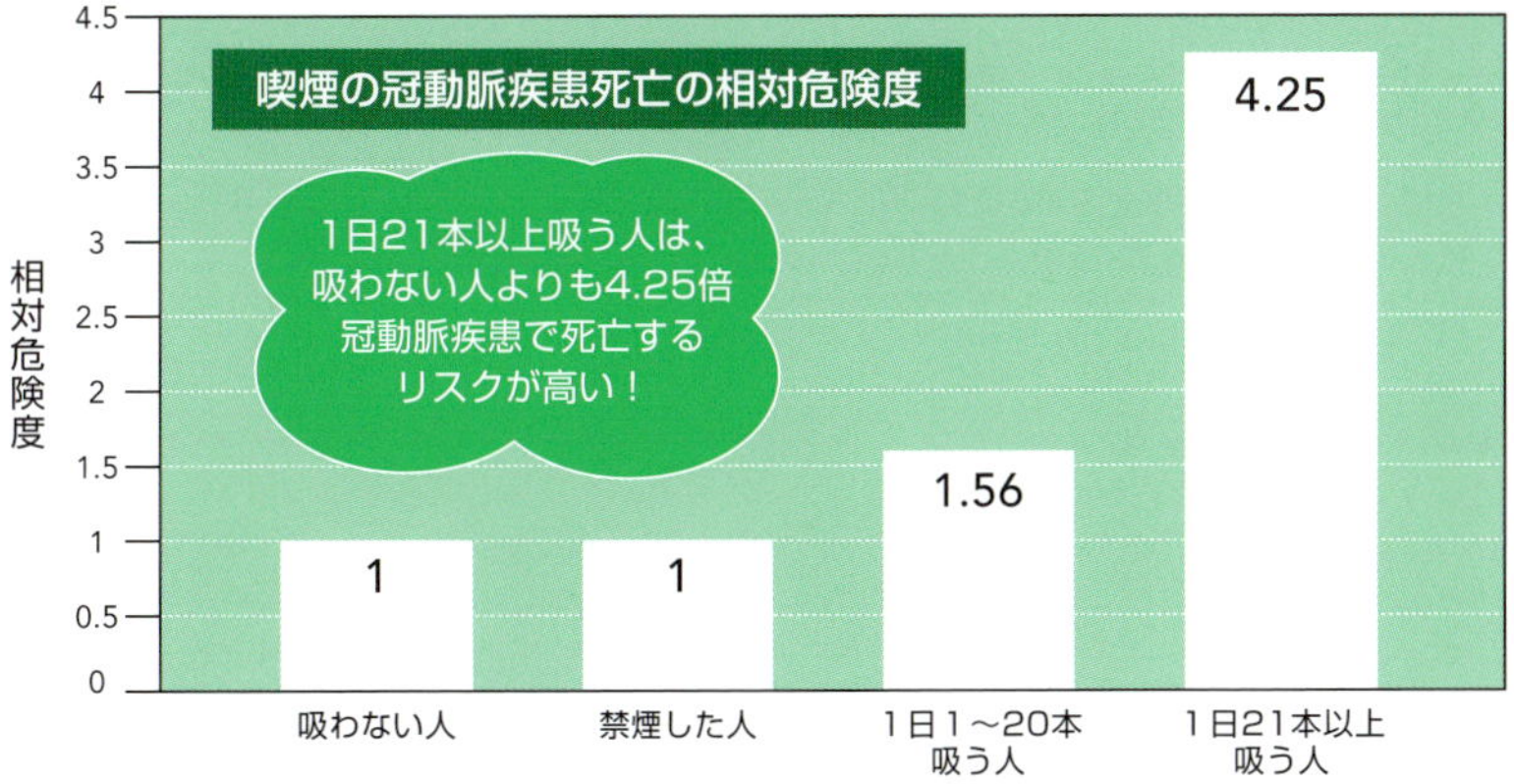

『動脈硬化性疾患予防ガイドライン 2007年版』より

禁煙実行中の禁断症状と対処法

禁煙開始から１～２日たつと、体内からニコチンが抜け出すためにイライラ感やだるさなどの禁断症状が現れます。上手に気分転換をしながらのりきりましょう。

たばこが吸いたくなったら

- ゆっくり深呼吸をする
- 水やお茶を飲む
- 歯みがきをする

イライラしてきたら

- 深呼吸をする
- リラックスできる音楽を聴く
- 好きな香りをかぐ

体がだるくなったら

- ゆっくり眠る
- ウォーキングなどの軽い運動をする

頭痛がしたら

- 足を高くしてあお向けに寝る
- ストレッチをして筋肉の緊張を解く

ニコチン代謝物質が体内から完全になくなる
1週間～10日後には、心身ともに落ち着いてきます。

ニコチンの禁断症状が強い人は

ニコチン代替療法

ニコチンを皮膚や粘膜から体に吸収させ、その量を少しずつ減らして禁断症状を抑える「ニコチン代替療法」もおすすめです。ニコチンガムと、肌に直接貼るニコチンパッチがあり、どちらも薬局で購入できます。

体質であっても生活習慣の改善で下げられる

体験談
2

●H・Kさん 56歳 男性

高尿酸血症を指摘されたものの

もともとお酒が好きで、30〜40代は機会があれば飲んで帰る楽しい毎日でした。とりわけ、会社によく来ていたＡさんとは気が合い、彼が来社すると、昼すぎから一切の水分をとらずに夜のビールに備えていました。酒好きの女性社員Bさん、Cさんが入社すると、飲む機会はピークに。外で飲んで、家でも飲んでいました。

高尿酸血症を指摘されたのは40代に入って間もなくのことです。ビールを完全にやめたら、再検査でいったんは正常値に戻りました。安心してまたビールを飲み始めたら、翌年はまた上がってしまったので、ビールはやっぱり控えるしかないと観念しました。

ビールはがまんできても、飲む機会を減らすことはなかなか難しいことでした。40代前半の尿酸値は８㎎/dℓ台の高値安定でした。

正常値になっても飲みが続くと親指のつけ根が…

ところがその後、BさんとCさんが出産のために相次いで退職し、Ａさんが突然亡くなり、外で飲む機会が激減しました。夜にジム通いを始めたこともお酒の量を減らすことにつながりました。その後、尿酸値は下がり始め、50代に入ってからはほぼ正常範囲になりました。昨年、足の親指のつけ根がうずくような違和感を覚えることがありました。平日の飲酒を控えたら違和感はなくなりましたが、６㎎/dℓ台を維持しても油断できないと思いました。

学生のころからＢＭＩ20を維持しているし、兄も同じような体験をしているので遺伝的体質だと思いますが、尿酸値には飲酒の影響が大きいことを実感しています。

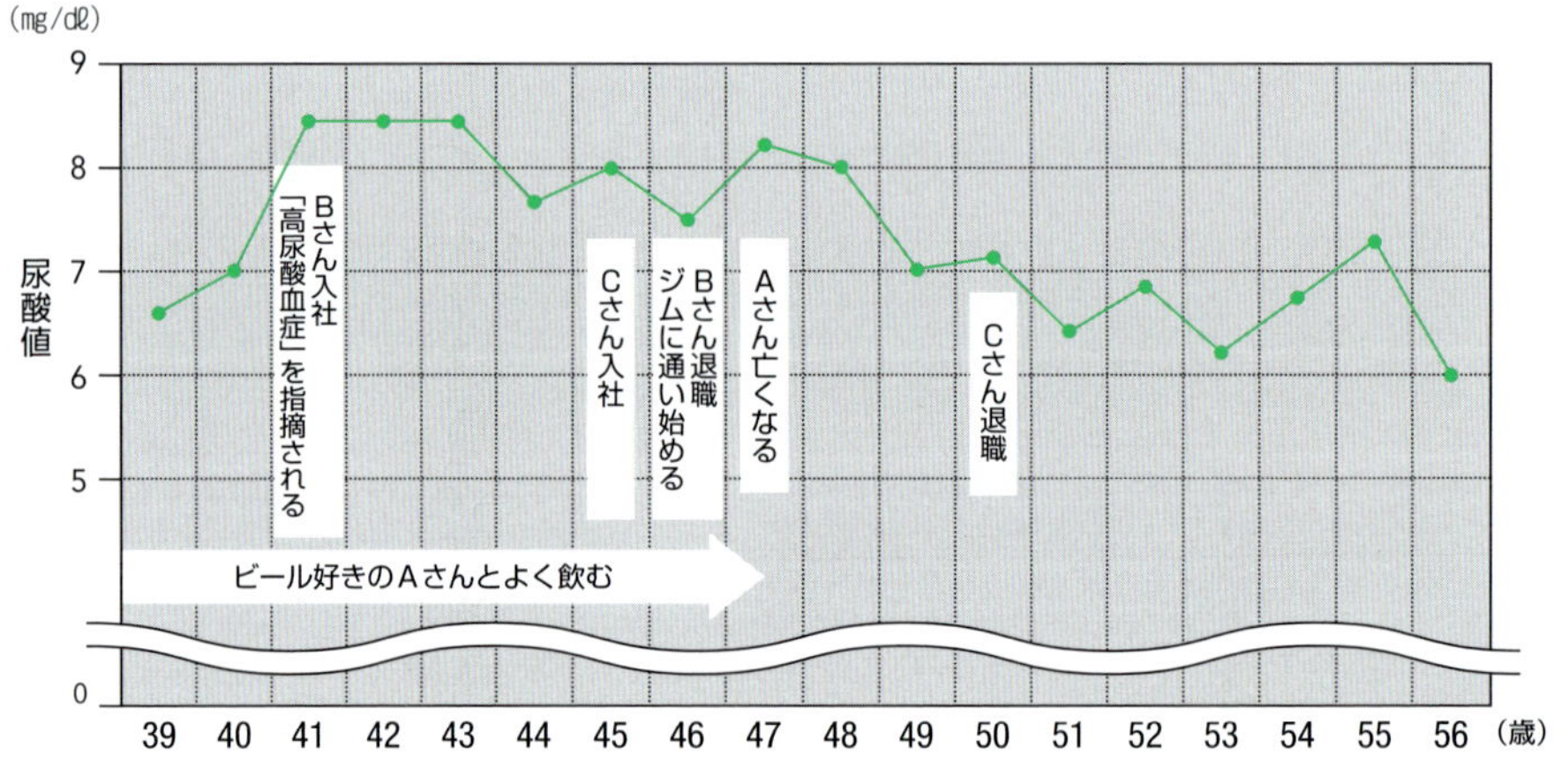

PART 5

痛風発作を起こしたら

痛風発作はどんなときに起こるの？

尿酸値が高いと発作を起こしやすくなる

風に吹かれただけでも痛みを感じるといわれる痛風は、あるとき突然、激しい痛みに襲われる痛風発作で知られます。痛風には、このような痛みを伴う痛風関節炎だけでなく、関節がコブのようにふくらむ痛風結節と呼ばれる症状もあります（20ページ参照）。

痛風関節炎は高尿酸血症の状態で、尿酸値の上昇とともに発症しやすくなります。痛風結節は高尿酸血症の期間が長く続いたり、痛風発作のあとに治療をせずに放置したりして尿酸値が高くなるほど起きやすくなります。

痛風発作の前兆には個人差がある

痛風関節炎の場合、初めての症状として、突然発症する急性、つまり痛風発作を示す人が多く、激しい痛みを伴うだけに、発作の兆候を知りたいという人はたくさんいるようです。しかし、痛風発作の前兆をまったく感じない人もいれば、前兆と思えるようなものを感じる人もいます。また、前兆の感じ方もムズムズやチクチク、重圧感や違和感など、人により違いがあります。

いずれにしても、発作は高尿酸血症の状態があって起こるものですから、健康診断などで尿酸値が高いと指摘されたら、できるだけ早く尿酸コントロールに取り組むことで、防げる可能性も高くなります。痛風発作の前兆に気をつけるのも大切ですが、そうならないように手を打つことが重要です。

痛風発作の引き金に気をつける

痛風発作はいつ起こるかわかりませんが、背景には尿酸値の上昇がみられることから、尿酸値を上げる原因（24ページ参照）は痛風発作を起こす引き金ともいえます。とくに食べすぎ、アルコールの飲みすぎ、過度なストレス、激しい運動などには普段から注意しましょう。

尿酸値と痛風

高尿酸血症から痛風関節炎を発症するリスク（台湾）

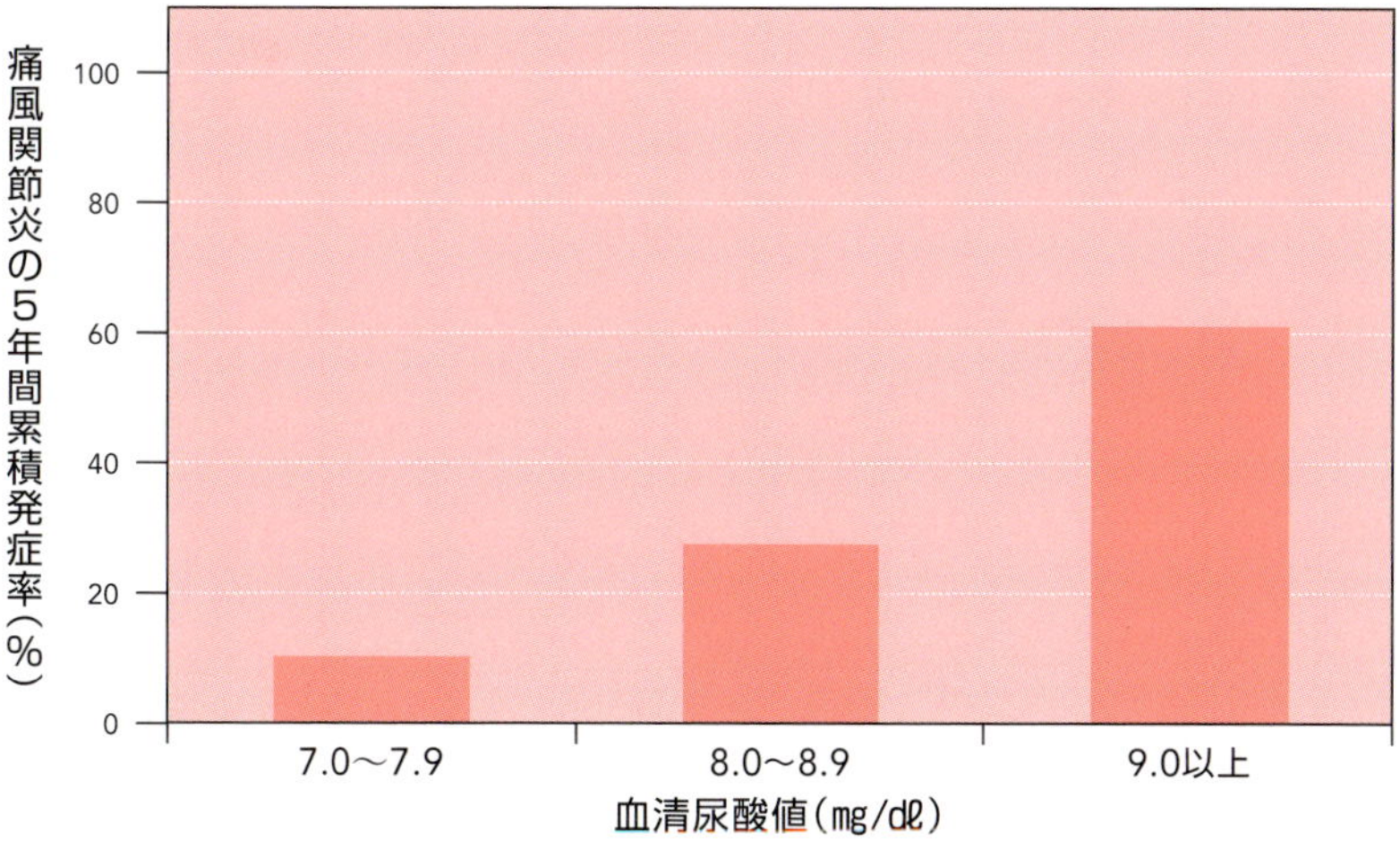

『高尿酸血症・痛風の治療ガイドライン第2版』より

痛風発作の引き金

- 高プリン体の過剰摂取
- 過労
- 水分不足
- 飲酒
- 過度のストレス
- 激しい運動

など

尿酸値が高いと、1つの誘因だけでも注意が必要ですが、たとえばストレスがあると、食べすぎや飲みすぎをまねいたり、激しい運動に没頭して水分補給を忘れたりするなど、いくつもの要素を誘発することがあるので、注意が必要です。

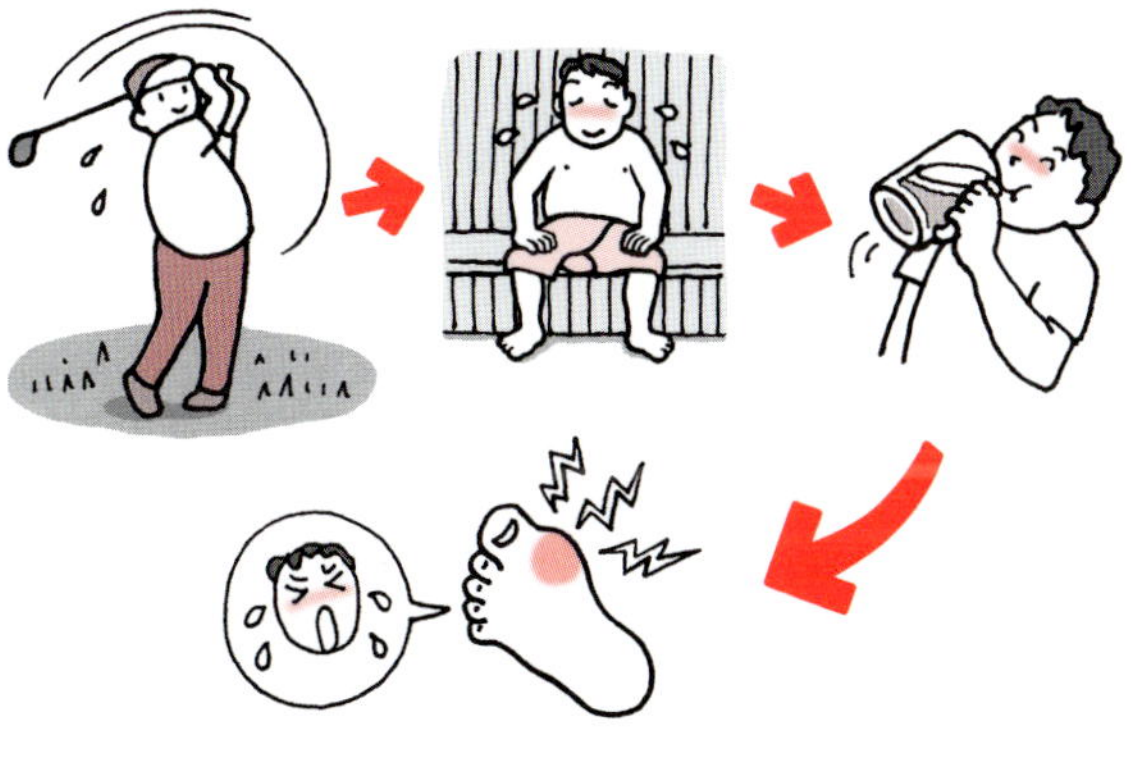

痛風発作の症状と対処法

痛みのピークは24時間

痛風発作の主症状は激痛で、初めて痛風発作に襲われたときはパニックに陥る人もいるかもしれません。痛風発作を起こさないよう日ごろから注意は必要ですが、痛風発作が起こったとき症状がどのように進むかを知っていると、対処しやすいでしょう（左図参照）。

発作が起こったら安静にして冷やす

痛風発作の多くは下肢に起こり、とくに足の親指のつけ根の関節部分によくみられます。痛む部分は普通は1カ所です。発作が起きると、痛みをやわらげようとマッサージなどをしたくなりますが、これは症状を悪化させるだけでよくありません。痛みを少しでもやわらげたいのなら、患部を心臓より高い位置にして冷やし、安静にします。市販の鎮痛薬を服用してもかまいませんが、アスピリンは症状を悪化させるので、避けてください。

痛風発作といえば激痛を思いうかべますが、まれに痛みがあまり強くなかったり、痛みに対する感覚が鈍い人に起こったりして、激痛を伴わないケースもあります。このような場合、放置することでかえって病状を進行させてしまうので注意しましょう。

痛風発作の経過

夜中から明け方	足の親指のつけ根などに痛みを感じる
↓	
2〜3時間後	痛みはピークに達し、炎症部分は赤く腫《は》れ、熱を帯びる
↓	
24時間	痛みのピークが続く
↓	
数日間	痛みが続くが、少しずつやわらいでいく
↓	
1〜2週間	痛みがすっかり消える

痛風発作の起こる部位と対処法

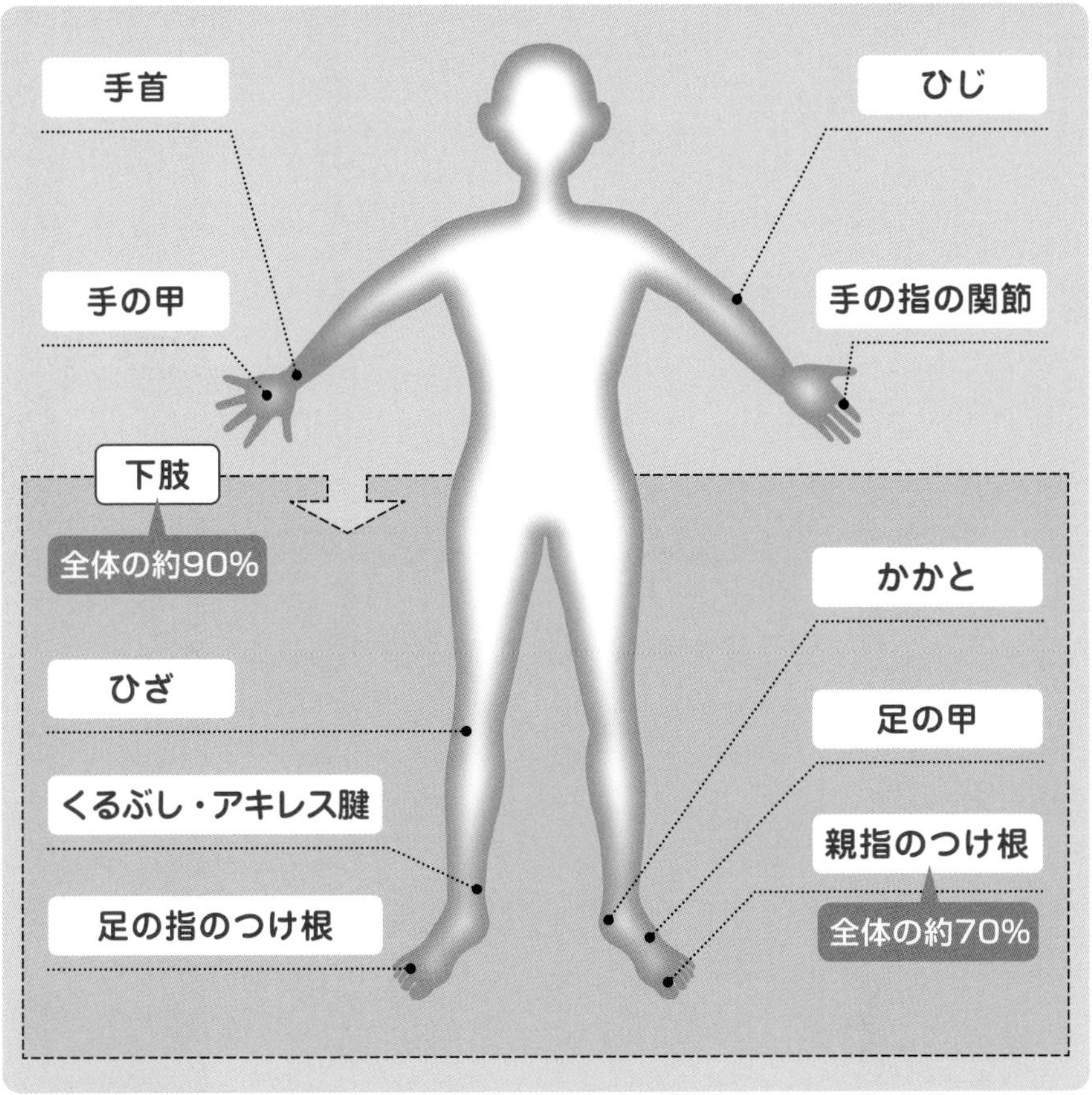

応急手当

- 炎症部位を心臓より高くする
- 冷やす
- 安静にする

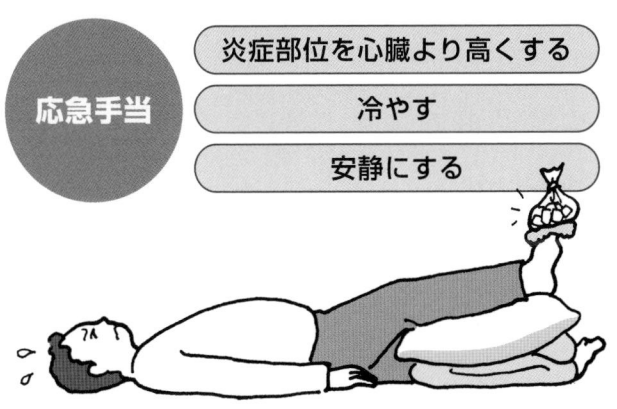

やってはいけないこと

- マッサージ
- アスピリンなどサリチル酸を含んだ鎮痛薬の服用
- 温湿布
- 入浴
- アルコール摂取

痛風と間違えやすい病気ってあるの？

関節部分が腫《は》れて痛む病気はほかにもある

痛風発作の症状をみると、かなり特徴的な病気という印象がありますが、痛風と似た症状を示す病気はほかにもいくつかあります。

できるだけ早く的確な治療を受けるためにも、どのような病気があるか知っておきたいものです。

診断や治療が遅れないように病気の特徴を知っておく

よく間違えやすいのは、関節に炎症が起こって痛みが生じる「関節リウマチ」です。進行すると関節が変形してきます。

急に関節が痛みだす「偽痛風《ぎつうふう》」も、炎症部分が腫れて熱を帯びるなど、その名のとおり、痛風の症状にとても似ています。関節部分に尿酸ではなくカルシウムの結晶がたまることによって起こります。

「変形性関節症」は、関節軟骨がすり減って骨と骨が直接触れることで痛みが生じます。これも、関節が変形します。

女性に多くみられる「外反母趾《がいはんぼし》」も、足親指の根元の関節（基関節）部分に痛みを感じることがあります。

また、赤く腫れて熱と激しい痛みを伴うという点では「化膿性関節炎」の場合も否定できません。細菌が関節部分で炎症を起こす病気です。

ほかにも、腰椎や頸椎《けいつい》の変形、捻挫《ねんざ》、回帰性リウマチなど、痛風に似た関節部分の痛みを示す病気があります。

高尿酸血症の人はまず痛風を疑って受診を

症状の似ている病気でもそれぞれ原因は違います。痛風の原因は高尿酸血症ですから、尿酸値が高いことを指摘されていて、関節に痛みが生じたら痛風を疑います。しかし、勝手な自己判断は禁物です。痛風かもしれないと思ったら、痛風の専門医のいる痛風外来か、なければ内科や整形外科などを受診しましょう。

痛風と似た主な病気と見分け方のポイント

病気	痛風と違う点
関節リウマチ 自己免疫系の病気で、原因ははっきりしていない	●女性に多くみられる ●複数の関節がほぼ同時に痛む ●じわじわと痛みだし、ずっと続く ●手指やひじなど上肢部分に多く起こる
変形性関節症 加齢や運動などで関節軟骨がすり減り、骨どうしが直接触れる	●中高年やハードな運動をしている人にみられる ●ひざや股関節に多く起こる ●安静にすれば痛まない ●レントゲン検査で関節の変形がみられる
偽痛風 関節部分にカルシウムの結晶がたまることで起こる	●男女差がない ●ひざ関節に最も多く、比較的大きな関節に起こる ●関節液を顕微鏡で見るとひし形のカルシウムの結晶が確認できる（尿酸塩結晶は細長い針状）
外反母趾 足親指の根元の関節（基関節）が曲がり、外側に飛び出す	●つま先の細い靴などを履き続ける女性に多い ●レントゲン検査でわかる
化膿性関節炎 細菌が関節部分で炎症を起こす	●発症する人の性別や年齢に大きな特徴はない ●関節液を採取して検査すると細菌が存在する

痛風かもと思ったらどうする？

前兆を感じたら すぐに受診を

たとえ短期間とはいえ痛風発作を起こすと、生活には大きな支障が生じますから、発作の前兆のようなものを感じたら、すぐに受診しましょう。また、発作が起きてしまっても、移動ができるようになったら早めに受診します。

痛風の診断には尿酸塩結晶の存在を確認する必要がありますが、この尿酸塩結晶は炎症が起きているときしか採取できないため、診断を確実に行うためにも痛みがあるうちに受診します。

診察は問診を経て、血液検査やレントゲン検査が行われます。

痛風発作の 薬物療法と注意点

痛風発作時に使う薬として、まず前兆の段階であればコルヒチンという薬を飲むと効果が期待できます。発作が起きているときは、炎症と痛みを抑えるため、主に非ステロイド抗炎症薬を服用します。それでも発作が治まらないときは、ステロイド薬（副腎皮質ホルモン）を併用することになります（139ページ参照）。

なお、痛風は高尿酸血症が背景にありますが、発作が起きたからといってそれまで飲んでいなかった尿酸降下薬を急に飲まないように注意してください。降下薬を服用中に発作が起きた場合は、尿酸降下薬は飲み続けながら抗炎症薬も一緒に飲みます。

問診で聞かれること

受診前にまとめておくとスムーズです。☑

- □ 痛みや全体的に不調があるかどうか
- □ 痛風発作の起こった日時、部位、回数
- □ 発作を起こす前の自覚症状
- □ 痛風以外にどのような症状があるか
- □ 家族に痛風や糖尿病歴があるか
- □ 使っている薬（痛風以外でも）
- □ 生活環境（とくに飲酒、食事内容や定期的な運動の有無）や仕事の状況

※過去の尿酸値のデータも持参しましょう

痛風発作時の検査と治療

痛風が疑われるときの検査

採血・採尿検査
尿酸値を測定するだけでなく、合併症をはじめとしたほかの病気の有無、肝機能や腎機能を調べます。

レントゲン検査
関節のレントゲン検査を必ず行います。痛風の症状のある部分と健康な肩の部分の2カ所を撮影し、比較します。

超音波検査
尿路結石の有無を確認するため、腹部超音波検査を行います。関節超音波検査では、関節内の尿酸塩結晶を観察することもできます。

痛風関節炎の診断基準

1. 尿酸塩結晶が関節液中に存在する
2. 痛風結節が証明できる
3. 以下の項目のうち6項目以上を満たす
   - a 過去に2回以上の急性関節炎（発作）がある
   - b 24時間以内に炎症がピークに達する
   - c 1カ所の関節炎である
   - d 関節の発赤がある
   - e 足親指のつけ根の関節に疼痛か腫《は》れがある
   - f 片側の足親指のつけ根の関節に症状がある
   - g 片側の足首の関節に症状がある
   - h 痛風結節がある、または疑いがある
   - i 尿酸値が高い
   - j レントゲン検査で非対称的な関節の腫れがある
   - k 発作が完全になくなっている

1あるいは2、または3の6項目以上を満たす
↓
痛風

『高尿酸血症·痛風の治療ガイドライン第2版』より

痛風の治療はどんなふうに行われる？

まずは痛風の痛みをやわらげる治療を行います

痛風発作の前兆があった場合は、コルヒチンという薬を服用して白血球の働きを抑えます。

すでに発作が始まっていたら、非ステロイド抗炎症薬を服用して炎症と痛みをやわらげます。

非ステロイド系の抗炎症薬で痛みが治まらないときは、ステロイド薬を併用します。場合によってはステロイド薬の関節内注射や点滴などが行われることもあります。

なお、これまで、尿酸降下薬を服用していなかった人が、あわてて尿酸値を下げようと、尿酸降下薬を飲むのは避けましょう。症状が悪化したり、長引いたりするおそれがあります。尿酸降下薬を服用中で痛風発作を起こした場合は、発作中も尿酸降下薬の服用を続けます。

本格的な治療は発作が治まってから

痛風の痛みが完全に治まったら、いよいよ本格的に高尿酸血症の治療を始めることになります。痛みが消えてしまうと、もう治ったから治療の必要はないと思いがちですが、そうではありません。痛風は高尿酸血症があって起こる一つの症状ですから、根本原因である高尿酸血症の治療をしっかり行う必要があります。

ここで治療を行わないと、尿酸が体内にどんどん蓄積されていって痛風発作を繰り返したり、痛風結節ができたり、さらにさまざまな合併症を発症したりして、生活に大きな支障をきたすことになります（22ページ参照）。

治療方法には生活習慣の改善と薬物療法があります。

薬物療法では高尿酸血症のタイプ（18ページ参照）により処方される薬が違うので、どのタイプかを調べた（１４０ページ参照）うえで、尿酸値をゆっくり下げていけるように治療方針が決定されます。

痛風発作の痛みを抑える薬物治療

1 発作の前兆を感じたら

痛風治療薬 ▶ コルヒチン

- 白血球の働きを抑える作用があり、発作や重症化を防ぐ効果が期待できる。
- 発作がピークになってしまったら効かないことがある。
- 下痢を起こしやすいので、指示された用量（1日2錠まで）を守る。

▼

2 発作が起こったら

非ステロイド抗炎症薬 ▶ インドメタシン（商品名：インテバン®SP他）、ナプロキセン（商品名：ナイキサン®）、オキサプロジン（商品名：アルボ®他）、プラノプロフェン（商品名：ニフラン®他）

- 炎症と痛みを抑える。
- 胃腸障害を起こしやすいので4時間以上の間隔をあけて、1日4回まで服用できる。

▼

3 発作が治まらなかったら［2の薬が合わなかったら］

ステロイド薬（副腎皮質ホルモン） ▶ プレドニゾロン

- 服用期間は1週間以内とし、症状が軽くなったら医師の指示にしたがって減量・中止する。

▼

痛風発作が治まったら 高尿酸血症の治療開始

高尿酸血症と痛風の治療のポイント

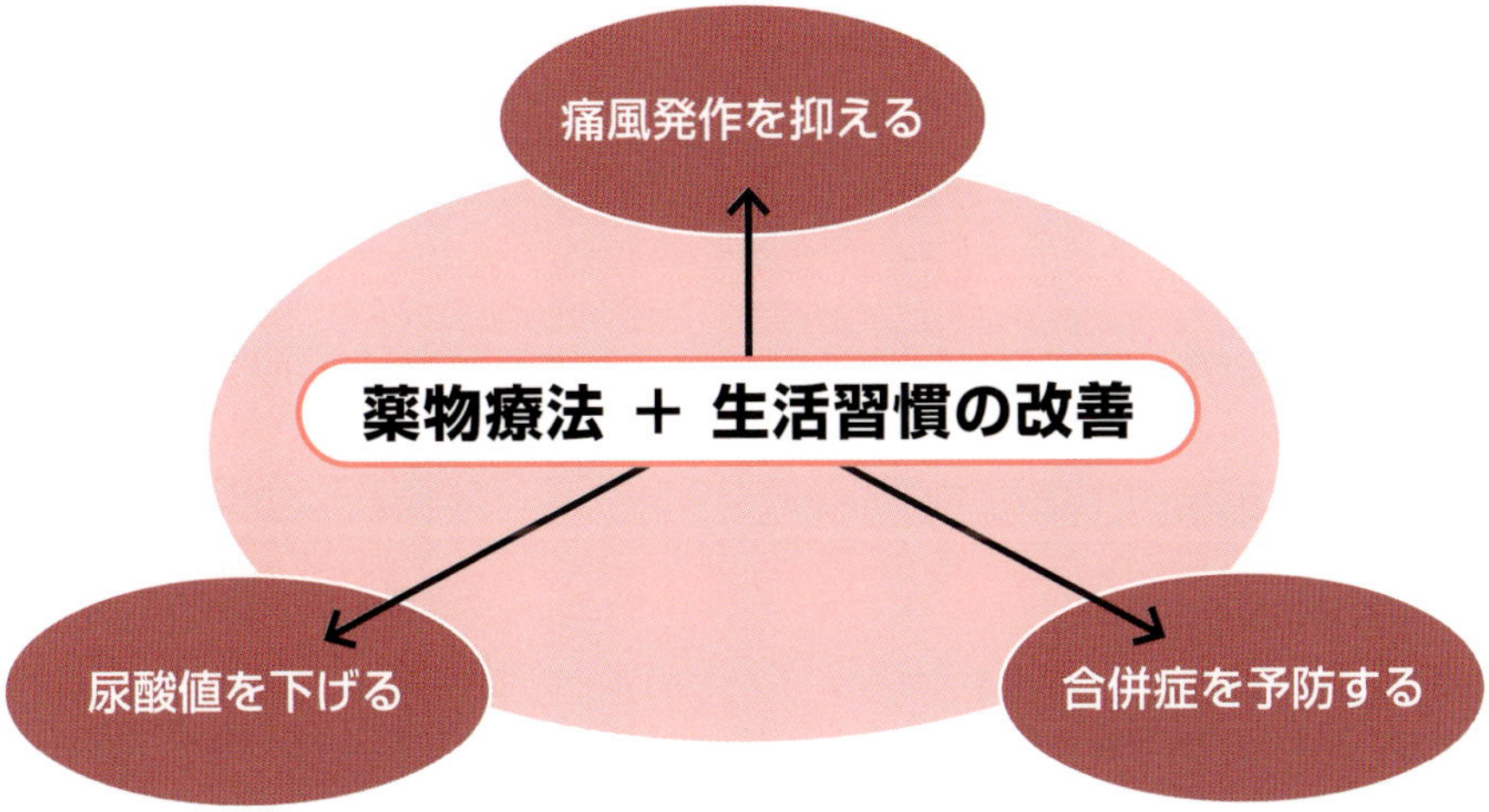

尿酸値が上がる原因を検査で知る

尿酸クリアランス検査で自分のタイプを知る

尿酸値を下げるための薬物療法では、高尿酸血症のタイプに合った薬が処方されなければなりません。そのためには、尿酸が排泄される以上に体内でつくられる尿酸産生過剰型か、尿酸が排泄されにくいためにたまっていく尿酸排泄低下型なのか、あるいはその両方をもつ混合型なのかを調べることが、まず必要です。

高尿酸血症のタイプは、尿酸クリアランス検査で得られる2つの指標、尿酸クリアランスの値と尿中尿酸排泄量を組み合わせて決められます。

尿酸クリアランスのクリアランスとは排泄能力のことをいいます。尿酸が血液中から尿中へどれくらい排泄されたかをみるもので、血液中と尿中の濃度を測定し、計算で求めます。

尿中尿酸排泄量は尿酸生産量を推測するため必要になります。尿酸産生量は直接量ることができないため、1時間あたりに尿中に排泄された尿酸量を調べます。これにより、肝臓でつくられる尿酸の量が適切かどうかがわかります。

尿酸クリアランス検査は60分法で

尿酸クリアランス検査は1日（24時間）に排泄された尿を用いる24時間法や、医療機関に行って60分間に排尿した尿を正確に採取して使う簡便法などがあります。外来では取り入れやすさを考慮して、60分法で行われることが一般的です。

検査は定期的に行われる

高尿酸血症のタイプがわかったら、そのタイプに合った尿酸降下薬が処方され、高尿酸血症の薬物治療が始まります。検査は、その後、治療効果を確認するため定期的に行われ、結果によっては治療方針が再検討され、変更されることもあります。

尿酸クリアランス検査実施法

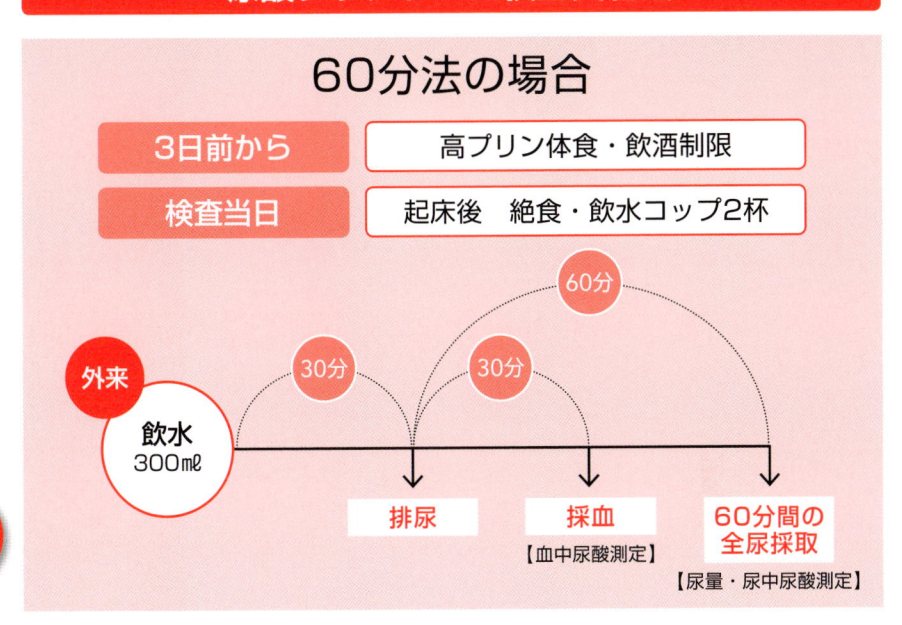

60分法の場合

3日前から	高プリン体食・飲酒制限
検査当日	起床後　絶食・飲水コップ2杯

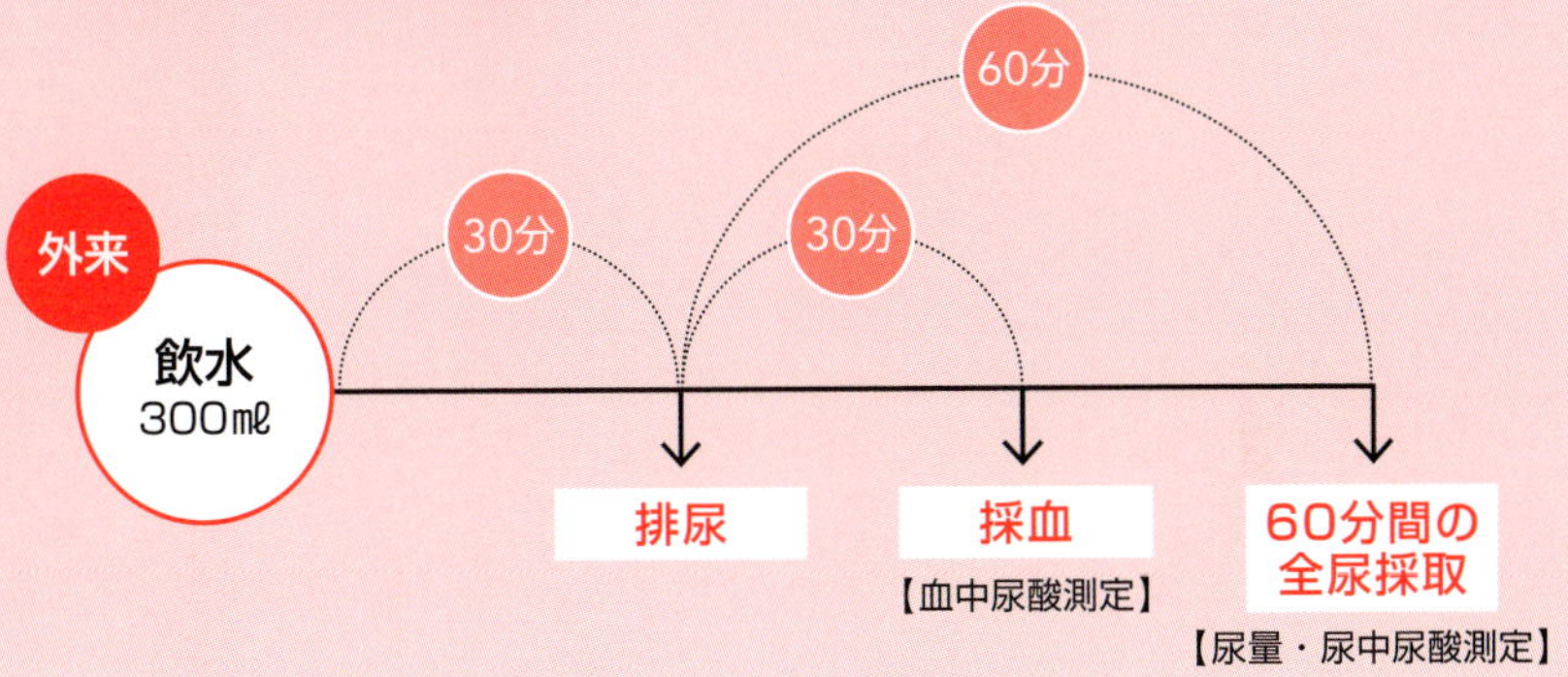

尿中尿酸排泄量と尿酸クリアランスによる
高尿酸血症のタイプ

タイプ	尿中尿酸排泄量（mg / kg / 時）		尿酸クリアランス（mℓ / 分）
尿酸産生過剰型	0.51超	および	7.3 以上
尿酸排泄低下型	0.48 未満	あるいは	7.3未満
混合型	0.51超	および	7.3未満

正常値
尿中尿酸排泄量 ……… 0.48〜0.51mg/kg/時
尿酸クリアランス …… 7.3〜14.7mℓ/分

痛風と治療

高尿酸血症の薬物療法ってどんなもの？

尿酸降下薬でゆっくり尿酸値を下げる

初めて痛風発作を起こした人は、発作が落ち着いたら尿酸値を下げる薬（尿酸降下薬）の服用を始めます。痛風発作の原因となる、関節内の結晶を直接取り除く薬はないため、尿酸降下薬で尿酸値を下げ、結晶を溶かしていきます。尿酸降下薬には尿酸排泄促進薬と尿酸生成抑制薬の2種類があり、尿酸クリアランス検査（140ページ参照）の結果により、タイプに合ったものが処方されます。

この薬物治療は、痛みがなくなって2週間ほどして落ち着いたころから始めます。尿酸値を下げようとして早く服用してしまうと、発作が再び起こることがあるので、服用開始のタイミングや薬の量は、必ず医師の指示にしたがいましょう。

このときに注意したいのは、急激に尿酸値を下げてはいけないということです。薬で尿酸値を一気に下げると、関節内にたまっていた結晶が不安定になってはがれ落ち、再び痛風発作を起こすことがあるからです。そのため、尿酸降下薬の服用は少量から始め、3～6カ月かけて少しずつ尿酸値を下げていくようにします。さらに、飲み始めに限り、痛風発作を予防するためにコルヒチンを併用する場合もあります。

尿酸排泄促進薬服用時は尿路管理をしっかり行う

尿酸排泄促進薬の服用中は、尿中に排泄される尿酸が増えて尿路で結晶化しやすくなります。尿路結石を起こさないためには尿路管理が必要です。尿中の尿酸濃度を低くするため十分に水分を補給し、尿量を増やすことが大切です。尿が酸性になっていると尿路結石を起こしやすいため、尿のpHを弱酸性に保つことも重要です。そのため、尿酸排泄促進薬とともに尿アルカリ化薬を併用する場合があります。尿のpHを調べる試験紙を使って尿のpH管理をすすめられるケースもあります。

尿酸降下薬の種類と特徴

	尿酸排泄促進薬	尿酸生成抑制薬
薬の働き	腎臓で行われる尿酸の再吸収を抑制することで、尿酸の排泄を促進する 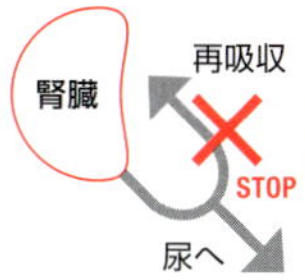	プリン体が尿酸に分解されるときに必要な酵素の働きを妨げることで、尿酸の産生を抑える 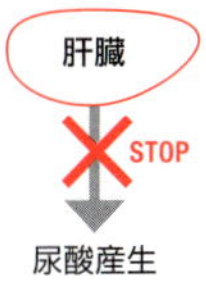
薬の種類	プロベネシド(商品名:ベネシッド®) ブコローム(商品名:パラミヂン®) ベンズブロマロン(商品名:ユリノーム®他)＊ ＊最も多く処方されている	アロプリノール(商品名:ザイロリック®他) フェブキソスタット(商品名:フェブリク®) 2011年5月発売の新薬(147ページ参照) トピロキソスタット(商品名:トピロリック®、ウリアデック®)2013年6月発売の新薬
こんな人に使われる	・尿酸排泄低下型 ・副作用のためにアロプリノールが使用不可の人	・尿酸産生過剰型 ・腎障害や尿路結石がある人 ・副作用のために尿酸排泄促進薬が使用不可の人
	混合型(病状によりどちらか一方の使用か併用)	
主な副作用	・プロベネシドは、副作用は少ないが、抗菌薬などとの併用に注意が必要 ・ブコロームは、頻度は低いが胃腸障害を起こすことがある ・ベンズブロマロンでは、皮膚炎、特異体質の患者で重篤な肝障害の例がある	・アロプリノールでは、じんましん、まれに重い肝機能障害、腎不全などを起こす場合がある。肝機能障害や腎機能障害をもつ人には、副作用が出やすい ・フェブキソスタットは、重篤な副作用は少ないとされる

注意 尿酸降下薬をほかの薬剤と一緒に飲むことで、薬の作用がお互いに影響し合って薬の作用を弱めたり強くしたりする場合があります。ほかに服用している薬がある場合は、必ず主治医や薬剤師に伝えましょう。

尿酸排泄促進薬服用時は尿路管理を

尿酸が尿路で結晶化して尿路結石を起こしやすいので、尿路管理に取り組みます。

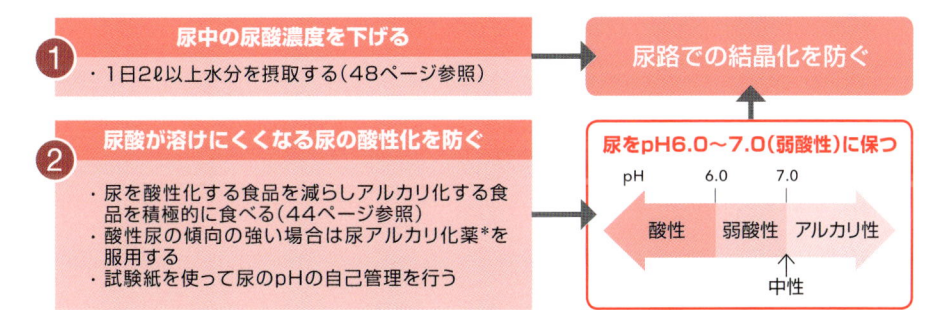

① 尿中の尿酸濃度を下げる
・1日2ℓ以上水分を摂取する(48ページ参照)

→ **尿路での結晶化を防ぐ**

② 尿酸が溶けにくくなる尿の酸性化を防ぐ
・尿を酸性化する食品を減らしアルカリ化する食品を積極的に食べる(44ページ参照)
・酸性尿の傾向の強い場合は尿アルカリ化薬＊を服用する
・試験紙を使って尿のpHの自己管理を行う

→ **尿をpH6.0～7.0(弱酸性)に保つ**

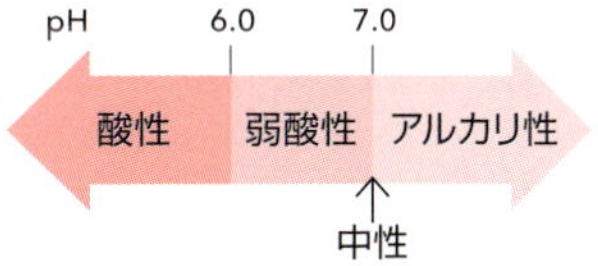

＊尿アルカリ化薬…クエン酸カリウム・クエン酸ナトリウム配合剤（商品名：ウラリット®）

治療はいつまで続くの？

痛みはなくても長期間に及ぶ

痛風・高尿酸血症の治療の目標は尿酸値を6・0㎎／dℓ以下に下げ、維持することです。とくに、関節部にたまった尿酸塩結晶はゆっくり溶けていきますから、痛風を起こしたことがある場合は、尿酸塩結晶を溶かすために長い時間が必要となります。また、尿酸値が6・0㎎／dℓ以下に下がったからといって、勝手に高尿酸血症の治療をやめてしまうと、再び尿酸値は上がってきてしまいます（28ページ参照）。

こうしたことから、痛風・高尿酸血症の治療は、長期間に及ぶものと覚悟して取り組んでいくことが必要です。医師の指示のもと、じっくり治療に取り組めば、尿酸値も低い値で維持でき、うまくいけば、薬の量を減らしていくことなどが検討されるようになります。

医師の指示を守り積極的に治療に取り組む

痛風・高尿酸血症の治療の基本は生活習慣の改善ですが、薬物療法も高い効果が期待でき、医師は患者の検査結果や生活状況をふまえ、薬物療法の導入を検討します。病状は人により違いますから、薬物療法のスタート時期や薬物の種類・量はそれぞれ違います。大切なことは、勝手に服薬をやめたり、薬の量を増やしたり減らしたりしないことです。医師は患者が指示を守って服薬していることを前提に診察しますから、正しい診断のためには何でも正直に話し、相談しましょう。

痛風・高尿酸血症が恐いのは、腎障害やメタボリックシンドロームといった命にかかわる合併症につながることです。激痛を伴う発作を起こせば治療に励みますが、痛みが引いたあとや症状の出ない無症候性の高尿酸血症は放置してしまいがちです。薬物治療の進歩により、尿酸コントロールは容易になりました。痛風・高尿酸血症は放置せず、薬の力も活用し、積極的に治療に取り組みましょう。

痛風・高尿酸血症治療のめざすところ

目的

**将来にわたり、高尿酸血症のない人と同じ状態を維持するため、
尿酸値を6mg/dℓ以下にコントロールし、
高尿酸血症による合併症を防ぐ。**

そのために心がけたいこと

- 自覚症状がなくても、勝手に治療をやめない
- 定期的に通院し、検査を受ける（2～3カ月に1度）
- 勝手に薬を飲むのをやめたり、量を増やしたり減らしたりしない
- 服薬状況などは医師に正確に伝える
- わからないこと、困ったことは、何でも医師に相談する
- 医師の治療方針に納得できないときは、ほかの医師の意見を聞くことも検討する

尿酸コントロールは一生続けるものです

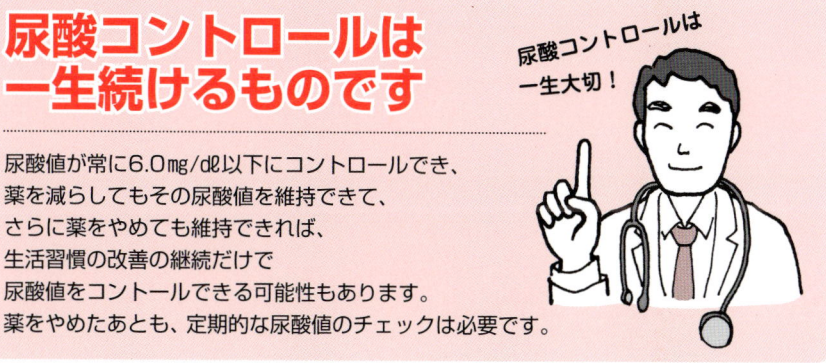

尿酸値が常に6.0mg/dℓ以下にコントロールでき、
薬を減らしてもその尿酸値を維持できて、
さらに薬をやめても維持できれば、
生活習慣の改善の継続だけで
尿酸値をコントロールできる可能性もあります。
薬をやめたあとも、定期的な尿酸値のチェックは必要です。

痛風 薬と治療のQ&A

初めての治療や薬の不安

Q 尿酸値を下げる薬は一生飲まないといけないの？

A 一生飲むつもりで治療に励むことが大切です

痛風の原因である高尿酸血症は、原因の7～8割は体質的な影響によるものです。体質は、そう簡単に変わるものではないので、原則として一生を通じて薬を飲んだり生活習慣の改善に取り組んだりしなければならない病気であるといえるでしょう。

とはいえ、痛風発作を起こすのは30～60歳の人が圧倒的に多く、70歳を超えると少なくなります。これは、体内での尿酸の産生量が20～40歳に多くなり、その後減少していくからです。60歳を過ぎると尿酸産生量が低下して高尿酸血症の発症頻度が減少することも報告されています。また、高齢になると免疫機能が低下して痛風発作を起こしにくくなることもあります。

痛風は一生を通じての治療が必要な病気ですが、加齢とともに高尿酸血症が改善されていくことや、痛風発作を起こすことが少なくなるため薬を中止することができる可能性があります。しかし、30代や40代の患者さんにとっては、先の長い治療が必要ということになります。

食生活などの生活習慣が原因で高尿酸血症となっている人のなかには、薬の服用と生活習慣の改善を続けた結果、薬の中止が可能になるケースもないわけではありません。再び尿酸値が上がらないように、尿酸値のチェックと生活習慣の改善は引き続き必要ですから、治療は一生続くものということになります。

Q 肝臓によくない薬があると聞きましたが…

A 極めてまれに重篤な肝障害を起こすことがあります

ご質問の薬は「ベンズブロマロン（商品名：ユリノーム®など）」と思われます。この薬は、尿酸排泄促進薬のなかでも尿酸排泄効果に非常に優れ、現在わが国で最も多く30万人もの患者さんが定期的に服用している、極めて安全性の高い薬です。

しかし、数万例に1例の頻度で劇症肝炎というアレルギー性肝障害を起こす場合があります。副作用の頻度は低いのですが、最初の数カ月間は1～2カ月に1回の血液検査をして肝機能チェックを受けてください。

Q 飲み始めのころ、気をつけたい副作用は？

A 皮膚症状などが出る場合があります

尿酸生成抑制薬のアロプリノール（商品名：ザイロリック®など）の場合は、薬疹（湿疹）ができやすいといわれますが、日本人の場合0・4％程度とされます。2週間以内に湿疹が出て広がっていくようなら、また、そのほかに不快な症状に気づいたら主治医に相談をしてください。なお、アロプリノールでは、まれに腎臓や肝臓に障害が出ることもあるので、飲み始めには血液検査を行います。

ベンズブロマロンでは肝機能障害の報告が0・2%の頻度で報告されています。服用し始めの6カ月間は定期的に肝機能チェックを受けます。

薬の副作用は、飲み始めの1～2カ月の間に多く現れます。食欲が落ちる、だるくなる、湿疹が出る、熱っぽくなるなどの症状があったらすぐに主治医に相談してください。

Q 薬を長く飲んでいると、よくない影響はありますか?

A 頻度は高くありませんが、腎臓や肝臓に障害が出る場合も

現在、最もよく使われている薬であるベンズブロマロンは20年以上、アロプリノールは40年以上も使われ、長期に服用しても安全性の高い薬として知られています。

副作用はたいてい飲み始めの6カ月以内に現れます。それ以降は、頻度は多くありませんが、ベンズブロマロンは突然肝障害を起こすことが、アロプリノールの場合は腎機能が落ちてきた人に副作用が出ることがあります。

体質によってはごくまれに劇症肝炎を起こすこともあります。これは、尿酸降下薬に限ったことではなく、ありふれたかぜ薬などでも起こりうることです。

腎臓や肝臓の機能を定期的にチェックしながら、医師の指導どおりに服用すれば、まず心配することはないでしょう。

Q 最近認可された尿酸降下薬はこれまでの薬とどう違うの?

A 尿酸値を下げる効果が強く、副作用も少ないといわれます

フェブキソスタット（商品名：フェブリク®）は、40年ぶりに発売された期待の尿酸降下薬です。日本で開発されましたが、発売は北米やヨーロッパなどのほうが早く、すでに高い評価を得ています。

アロプリノールと同じ尿酸生成抑制作用をもつ薬ですが、アロプリノールと比べると、より少量かつ1日1回の服用回数で十分な効果が得られます。また、アロプリノールで起きやすいとされるじんましんや肝機能障害などの副作用も少ないとされます。排泄経路が違うので、痛風の人に多い腎機能低下を伴う場合にも用量を減らす必要がないので、十分な効果が期待できるのも利点です。

アロプリノールの服用で副作用がみられたり十分な効果が得られない場合、腎機能障害があって十分に服用できない場合、ベンズブロマロンなどの尿酸排泄促進薬を服用中に副作用や尿路結石などが出現した場合など、さまざまな場面での活用が期待されています。

Q 夫がコルヒチンを服用中ですが胎児への影響が心配です

A 染色体異常の子供が生まれるという説もあります

痛風発作の頓挫薬《とんざやく》であるコルヒチンを服用するとダウン症の子供が生まれる確率が高くなるといわれていますが、高くならないという報告もあり、確証はありません。

子供を望んでいる人に対しては一般的にはコルヒチンの処方は控えられています。もしも服用していた場合は、念のために6カ月は避妊したほうがよいでしょう。

Q 漢方薬で体質改善をしながら尿酸値を下げたいのですが…

A 漢方薬での尿酸コントロールは難しいでしょう

漢方薬は、痛風時の関節の炎症や熱を取るなど、痛みをやわらげるために使われる場合がありますが、直接尿酸値を下げて高尿酸血症を改善する働きが実証されているものはありません。漢方薬を服用して痛風発作を起こさなくなったということがあっても、高尿酸血症が改善されたということにはならないので、注意してください。

尿酸値を下げるには、尿酸値9・0㎎／dℓ以上の高尿酸血症の人や痛風発作を起こした人の場合は、アロプリノールやベンズブロマロンなどの尿酸降下薬での尿酸コント

ロールをしっかり行うことが大切です。

Q 医療費がどれくらいかかるか心配です

A 医療機関や薬の種類によって異なります

医療費は医療機関によって異なりますが、だいたいの目安として。最初の6カ月は月1回の受診、落ち着いてきたら2カ月に1回の受診になります。初回の尿酸クリアランス検査については自己負担が4000円程度かかりますが、1～2カ月に1回の通常の診察（新薬の場合は2週間に1回）で1000～1500円程度、そのほかに尿酸値や肝機能、腎機能などを調べるための血液検査を行う場合はさらに2000～3000円程度かかります。

薬の値段は薬の種類や用量よって異なりますが、尿酸降下薬の1日分の薬価は100円前後、保険適応となるため自己負担が3割とすると、1カ月分1000円程度ということになります。そのほかに調剤料や指導管理料などが加算されます。

Q 薬局でジェネリック医薬品をすすめられましたが…

A 成分は変わらないといわれています

ジェネリック医薬品（後発医薬品）は、新薬の特許が切れたあとに発売される同じ成分の薬で、効果や副作用はほとんど変わらないといわれています。ただし、賦形剤《ふけいざい》や添加物が異なるため、人によっては効果の差やアレルギーの可能性がないとはいえません。錠剤のサイズや質感も違います。

ジェネリック医薬品は、開発費がかからない分、新薬に比べて割安になっています。主治医と相談のうえ短期間試してみて、効果や副作用に問題がなければ継続してもよいでしょう。

Q 月に1度の通院が大変です。まとめて薬をもらえない？

A 2カ月に1度くらいまでなら処方してもらえます

飲み始めの時期は1カ月に1度、副作用のチェックや血液検査をする必要があります。その後は、2カ月に1度の通院をおすすめしています。出張や遠方の患者さんにはある程度長期間の処方をする場合もありますが、受診の期間があけばあくほど、薬の飲み忘れや中断をする人が増えて尿酸コントロールの成績が悪くなるというデータがあります。

忙しい働き盛りの年代の人には大変かもしれませんが、2カ月に1度受診して、生活習慣について助言を受けたり体調について相談にのってもらったりすることも、尿酸コントロールのよい経過につながります。

飲み合わせ・併用

Q 尿酸降下薬を飲んでいますが、市販の鎮痛薬を飲んでも大丈夫？

A サリチル酸配合の鎮痛薬は避けたほうがよいでしょう

一般的に鎮痛薬は尿酸排泄を抑制するように働くものが多いのですが、必要なときに通常量を服用する程度であれば、あまり心配することはありません。

ただし、サリチル酸を主成分とするアスピリン系（バファリン®など）は、尿酸値を上昇させる作用が強いとされているので、避けたほうがよいでしょう。アセトアミノフェン系の鎮痛薬（ノーシン®など）であれば、問題ないでしょう。鎮痛薬を頻回に利用する人は、主治医や薬剤師に相談してみるとよいでしょう。

Q 降圧薬と尿酸降下薬を併用しても問題はない？

A 利尿薬は尿酸値の上昇をまねく場合もあります

サイアザイド系利尿薬やループ利尿薬には、尿酸値の上昇をまねいて痛風を誘発する場合があります。大量のβ遮断薬の服用は尿酸値を上げるといわれています。これらの降圧薬は低用量にするか、尿酸値に悪い影響を与えないほかの降圧薬に変更してもらうように、主治医に相談してください。

なお、サイアザイド系の利尿薬を組み合わせた合剤があり、気づかないうちに尿酸コントロールを妨げている場合もあるので、注意が必要です。最近では、組み合わせる薬の種類や用量が工夫され、高尿酸血症への影響が少ない合剤も出ています。

服用している薬のことで不安やわからないことがあるときは、主治医や薬剤師に相談するとよいでしょう。

薬の飲み方

Q 尿酸降下薬を飲み忘れることがあります

A 思い出した時点で1回飲みます。2回分飲むのはいけません

尿酸降下薬は、指示された量をきちんと根気よく飲み続けることで本来の効果が得られます。薬の種類やその人の年齢や症状によって1日1～3回服用しますが、飲み忘れに気づいたら、その時点で1回分を飲んでください。ただし、次に飲む時間が近い場合は1回とばして、次回から指示どおりに飲みます。とくに、飲み始めの時期は、尿酸値をゆっくり下げていくことが痛風を防ぐためにも必要です。飲み忘れたからといって2回分を一度に飲むことはやめましょう。

うっかり2回分飲んでしまったときは、主治医か薬剤師に相談をしてください。

Q 1日3回飲むウラリット®を、昼の分を飲み忘れがちです

A 主治医に相談して2回の服用にする方法もあります。

尿アルカリ化薬のウラリットは通常は1日3回に分けて食後に飲みます。飲み忘れに気がついたときにできるだけ早く1回分を飲みますが、次の服用時間まで4時間程度あけるようにしてください。次の通常の服用時間まで2～3時間しかない場合は、1回分をとばして、次の服用時間に飲んでください。

食事時間などの関係で1日3回飲みにくいときは、朝夕2回服用し、昼食は尿をアルカリ化する作用のある海藻や野菜、果物など（44ページ参照）を多く食べることで、1日2回の服用にすることもできます。主治医に相談してください。

Q お酒を飲んだときはウラリットを飲みそびれます

A 薬を飲まないよりは飲酒の前かあとに飲んでください

本来お酒を飲んだあとの服用は避けたいところですが、そうなると飲みそびれや飲み忘れが生じて尿路管理がうまくいかなくなるおそれがあります。

薬は一定間隔で飲むのが望ましい服用法です。ウラリットは1日3回食後の服用とされていますが、8時間おきに1日3回飲む薬ということになります。ですから、飲まないよりは、飲酒前か飲酒後1～2時間あけて飲むほうがよいでしょう。もちろん、薬を飲酒中に飲むのは避けてください。

生活習慣に関すること

Q 薬をきちんと飲めば、ビールは毎日飲んでも大丈夫？

A 中瓶1本程度なら問題ないでしょう

アルコールのなかでも、ビールはプリン体を多く含み、痛風を発症させる大きな要因になります。しかし、高尿酸血症の人は30～50代の働き盛りの男性が多く、ビールを絶対飲んではいけないとするのも現実問題難しいと思います。薬をしっかり飲んでいるのであれば、ビール中瓶またはロング缶1本程度なら問題ないでしょう。

Q ダイエット用のビール酵母は、尿酸値を上げますか？

A 毎日服用すると、尿酸値が上がる可能性があります

ビール酵母100g中にはプリン体約3gと比較的多く含まれています。一般的な1日服用量でも約90㎎のプリン体を摂取することになります。高尿酸血症の人は、1日のプリン体摂取量を400㎎を超えないようにしたいところですから、毎日服用すると、尿酸値を上昇させる可能性があります。

Q クエン酸は痛風発作を抑えるのにいい？

A クエン酸を飲んだだけでは尿酸値は下がりません

クエン酸が尿のアルカリ化にいいということから、痛風発作を抑えるといわれているようですが、これは誤解です。クエン酸はナトリウムやカリウムと一緒になって初めて効果を発揮します。市販のクエン酸を飲んだだけでは尿酸値は下がりませんし、尿をアルカリ化することもできません。

尿酸排泄を促す薬を飲んでいる人は、尿をアルカリ化して尿酸を溶けやすくするために、ウラリット®というクエン酸ナトリウムとクエン酸カリウムの配合剤が処方されます。

Q 尿酸降下薬とウラリットを服用中、黒酢を飲んでもいい？

A 尿が過度にアルカリ化する場合も。尿のpHチェックを

酢を飲むことはとくに問題はありません。酢は、体内で代謝されたあと、アルカリ性物質として尿中へ排泄されるので、酸性に傾いた尿のアルカリ化に役立ちます。しかし、すでに尿アルカリ化薬のウラリットを服用している場合、大量に酢や果汁を摂取することで、尿がアルカリ性に傾きすぎて尿管にカルシウム系の結石ができる場合もあります。

なお、尿をアルカリ化するといっても、実際は弱酸性のpH6・2〜6・8程度が最適です。定期的に尿のpHを確認してみるとよいでしょう。尿のpH試験紙は調剤薬局で購入できます。

Q 水分摂取にコーヒーや紅茶をたくさん飲むのは大丈夫？

A カフェインを含む飲料はおすすめできません

高尿酸血症の人は、尿酸を尿中に多く排泄させるため、また尿酸降下薬を服用中の尿路結石を防止するためにも、1日2ℓの水分をとることがすすめられています。

コーヒーや紅茶は水分としてはおすすめしません。カフェインが直接尿酸値を上げるというわけではありませんが、飲んだ分以上の尿を排泄してしまうため、体液の濃縮を招いて尿酸の結晶化につながります。

水分摂取のためには、水や麦茶、烏龍茶などがよいでしょう。

痛風発作に関して

Q 痛風発作を起こしたら、薬を飲まないと絶対にダメ？

A 食事療法だけで尿酸値を下げるのは難しいでしょう

痛風の原因である高尿酸血症は、体質的な影響が7〜8割を占めているため、禁酒やかなり厳密な食事療法を行ったとしてもそれだけで下げられる尿酸値は1・0㎎／dℓ前後です。尿酸値の目標値は、6・0㎎／dℓ以下です。痛風を起こしたことのある高尿酸血症の人の場合、食事療法のみでこの治療目標を達成することはかなり難しいと考えられます。

痛風の痛みが治まったあと、検査で高尿酸血症のタイプを調べたうえで、自分に合う尿酸降下薬を処方してもらい、尿酸コントロールを始めることがおすすめです。

Q 発作後に服薬を始めましたが、発作がまた起こりました

A 痛風の発作後、服薬を始めて3〜6カ月間は注意が必要です

服薬して最初の3〜6カ月間は、そのような痛みを発しやすい不安定な時期です。尿酸値を下げる薬を飲み始めると、血中の尿酸値が徐々に下がっていくため、関節液中の尿酸が血中に移行していきます。すると、関節液中の尿酸が減ってしまうため、少なくなった尿酸を補うために軟骨の表面や関節包の内側にくっついていた結晶が溶け出してきます。こうして、痛風の原因となる尿酸の結晶がなくなっていきます。

このとき、尿酸値の降下がゆっくりであれば、結晶は雪解け水のように関節液内に溶け出してきますが、急激に下がってしまうと、尿酸は結晶のまま雪崩《なだれ》のように関節液内にくずれ落ちるので、再び痛風発作を起こしてしまうのです。

ですから、少しずつ尿酸値を下げていくことがポイントです。

発作の前兆や痛みを感じたら、主治医に相談して、薬の量を調整してもらったり、薬の種類を変えてもらったりするとよいでしょう。

また、発作の前兆を感じたら、コルヒチンという頓挫《とんざ》薬の服用をおすすめします。発作がピークを迎える前に服用すれば、回避または軽く抑えることができます。服薬開始時に、一緒に処方してもらうとよいでしょう。

Q 服薬中にまた発作を起こしたら尿酸降下薬は中断する？

A 服薬中の薬は中断せずに服用してください

初めての痛風発作のときは、炎症が治まるまで尿酸降下薬の服用はしてはいけませんが、すでに服薬をしている場合は、そのまま服用をします。非ステロイド抗炎症薬を服用してのりきってください。

ただし、服薬をしばらく中断していて発作を起こした場合は、初めての痛風の場合と同じと考えてください。早く下げたいからと、手元にあった尿酸降下薬を、炎症が完全になくなる前に飲み始めたり、多めに飲んだりするのはやめましょう。

Q 尿酸値が目標値以下になってもまだ薬を飲まないとダメ？

A 2年間ほど尿酸値が低い状態が続けば薬の減量も可能です

尿酸値が目標値以下になり、さらに2年間ほど尿酸コントロールができていれば、関節内の尿酸塩結晶も溶けてなくなっていると考えてよいでしょう。尿酸値が5mg／dℓ台前半以下が続くようなら、尿酸降下薬を減量することも可能です。

さらに、ベンズブロマロンで12・5mg、アロプリノールで50mgまで減量しても尿酸値が6・0mg／dℓ以下に維持できているようなら、尿酸降下薬を中止できる可能性があります。この場合は、尿酸降下薬を2週間程度中止して尿酸クリアランス検査を行ったうえで、このまま服薬を中止してもいいかどうか判断してもらいます。自己判断で薬をやめてしまうことは絶対に避けてください。

服薬を中止したあとも食事療法の継続や定期的な診察や検査は必要です。

Q 発作後の尿酸値は4・5mg／dℓ。これでも痛風発作なのでしょうか

A 痛風発作を起こすことで尿酸値が下がることがあります

尿酸値の正常値は、通常4・0～7・0mg／dℓなので、4・5mg／dℓは確かに正常範囲内に入っています。しかし、痛風発作の最中の尿酸値は、通常よりかなり低下しているケースが多く、正常範囲を下回る場合もみられます。

痛風は関節中で激しい炎症を起こしている状態で、白血球がサイトカインという炎症性の物質を大量に放出し、腎臓が尿酸の排泄を促進するために起こると考えられます。発作によって尿酸値の下がる人と下がらない人がいるのは、炎症の程度によって尿酸排泄量が異なることによります。

痛みや腫《は》れが完全に治まってから再度尿酸値を測ってもらうとよいでしょう。

食品中のプリン体含有量

食品		100g中のプリン体量 総プリン体 (mg/100g)	1食あたりのプリン体量 プリン体 (mg)	1食の目安量
穀物				
玄米		37.4	29.9	80g(ご飯1杯180g分)
白米		25.9	20.7	80g(ご飯1杯180g分)
胚芽米		34.5	27.6	80g(ご飯1杯180g分)
大麦		44.3	4.4	10g(大さじ1杯)
そば粉		75.9	75.9	100g(1カップ)
小麦粉	薄力粉	15.7	15.7	100g(1カップ)
	中力粉	25.8	25.8	100g(1カップ)
	強力粉	25.8	25.8	100g(1カップ)
豆類				
乾燥大豆		172.5	60.4	35g(1/4カップ)
乾燥小豆		77.6	31.0	40g(1/4カップ)
そら豆		35.5	17.8	50g(10粒)
豆腐	ひややっこ	31.1	31.1	100g(1/3丁)
	湯豆腐(3分ゆで)	21.9	21.9	100g(1/3丁)
豆乳		22.0	43.9	200g(1カップ)
おから		48.6	48.6	100g(1カップ)
枝豆		47.9	19.2	40g(50粒)
納豆		113.9	45.6	40g(小1パック)
ナッツ				
ピーナッツ		49.1	9.8	20g(20粒)
アーモンド		31.4	4.7	15g(10粒)
卵				
鶏卵		0.0	0.0	50g(1個)
うずら卵		0.0	0.0	10g(1個)
乳製品				
牛乳		0.0	0.0	200g(1カップ)
チーズ		5.7	1.1	20g(1枚)
野菜				
カリフラワー		57.2	28.6	50g
ほうれんそう	葉(生)	51.4	20.6	40g
	芽(生)	171.8	68.7	40g
小松菜	葉(生)	10.6	4.2	40g
	芽(生)	39.0	15.6	40g
ブロッコリー		70.0	35.0	50g
ブロッコリースプラウト		129.6	13.0	10g
もやし		35.0	17.5	50g
豆もやし		57.3	28.7	50g
貝割れ菜		73.2	7.3	10g
グリーンアスパラガス	上部	55.3	27.7	50g
	下部	10.2	5.1	50g
たけのこ	上部	63.3	31.6	50g
	下部	30.8	15.4	50g

オクラ		39.5	7.9	20g
長ねぎ		41.4	8.3	20g
ピーマン		69.2	34.6	50g
なす		50.7	25.4	50g
ズッキーニ		13.1	6.5	50g
ゴーヤ(にがうり)		9.9	4.9	50g
みょうが		7.8	0.8	10g(1個分)
青じそ(葉)		41.4	0.4	1g(2枚分)
にんにく		17.0	0.9	5g(1かけ分)
しょうが		2.3	0.1	5g(1かけ分)
パセリ		288.9	5.8	2g(1口分)
かぼちゃ		56.6	28.3	50g
グリーンピース(缶詰)		18.8	1.9	10g(大さじ1杯)
きのこ				
なめこ		28.5	5.7	20g
	大	9.5	1.9	20g
えのきだけ		49.4	24.7	50g
マッシュルーム		49.5	24.8	50g
ひらたけ		142.3	71.2	50g
まいたけ		98.5	49.2	50g
ぶなしめじ		20.8	10.4	50g
ブナピー(ホワイトぶなしめじ)		30.8	15.4	50g
エリンギ		13.4	6.7	50g
しいたけ		20.8	8.3	40g(2個)
干ししいたけ	乾燥	379.5	15.2	4g(乾燥2枚)
だし用しいたけ	乾燥	242.3	9.7	4g(乾燥2枚)
	もどしたあと	77.7	3.1	4g(乾燥2枚)
海藻				
わかめ		262.4	5.2	2g
もずく		15.4	0.3	2g
ひじき		132.8	2.7	2g
昆布(乾燥品)		46.4	0.9	2g
調味料				
みそ	赤みそ	63.5	6.4	10g(大さじ1/2強)
	白みそ	48.8	4.9	10g(大さじ1/2強)
しょうゆ		45.2	2.7	6g(小さじ1)
みりん		1.2	0.1	6g(小さじ1)
ナンプラー(魚醤)		93.1	5.6	6g(小さじ1)
オイスターソース		134.4	8.1	6g(小さじ1)
焼肉のたれ		14.9	0.7	5g(小さじ1)
はちみつ		0.9	0.0	5g(小さじ1)
から揚げ粉		68.7	2.1	3g(小さじ1)
粉末スープ	コンソメ	179.8	4.5	2.5g(1食分)
	ポタージュ	37.6	5.6	15g(1食分)
	クラムチャウダー	47.1	9.4	20g(1食分)
	中華スープ	185.9	37.2	20g(1食分)
だしの素		684.8	6.8	1g(1回分)
吸いものの素		233.4	2.3	1g(1回分)
米ぬか		100.2	5.0	5g

肉				
豚肉	首	70.5	56.4	80g
	肩	81.4	65.1	80g
	肩バラ	90.8	72.6	80g
	肩ロース	95.1	76.1	80g
	肩すね	107.6	86.1	80g
	バラ	75.8	60.6	80g
	ヒレ	119.7	95.8	80g
	ロース	90.9	72.7	80g
	ランプ	113.0	90.4	80g
	レバー	284.8	227.8	80g
	タン	104.0	83.2	80g
	心臓	119.2	95.3	80g
	腎臓	195.0	156.0	80g
牛肉	首	100.6	80.5	80g
	ミスジ	104.0	83.2	80g
	肩バラ	77.4	61.9	80g
	肩ロース	90.2	72.2	80g
	ブリスケ	79.2	63.3	80g
	リブロース	74.2	59.4	80g
	ヒレ	98.4	78.7	80g
	もも	110.8	88.6	80g
	すね	106.4	85.1	80g
	レバー	219.8	175.8	80g
	タン	90.4	72.4	80g
	心臓	185.0	148.0	80g
	腎臓	174.2	139.3	80g
	第1胃	83.9	67.2	80g
鶏肉	手羽	137.5	110.0	80g
	ささ身	153.9	123.1	80g
	もも	122.9	98.3	80g
	皮	119.7	47.9	40g
	レバー	312.2	249.8	80g
	砂肝	142.9	57.1	40g
羊肉	マトン	96.2	77.0	80g
	ラム	93.5	74.8	80g
鯨肉	赤身	111.3	89.0	80g
	テール	87.6	70.1	80g
ボンレスハム		74.2	14.8	20g(2枚)
プレスハム		64.4	12.9	20g(2枚)
ウィンナーソーセージ		45.5	22.7	50g(2~3本)
フランクフルトソーセージ		49.8	24.9	50g(1本)
ベーコン		61.8	9.3	15g(1枚)
サラミ		120.4	36.1	30g
コンビーフ		47.0	23.5	50g
レバーペースト		80.0	12.0	15g
魚				
かつお		211.4	169.1	80g(刺身5切れ)
まぐろ		157.4	125.9	80g
いさき		149.3	164.2	110g(1尾200g)

さわら	139.3	111.5	80g
きす	143.9	86.3	60g
とびうお	154.6	123.7	80g
にじます	180.9	144.7	80g
赤かます	147.9	118.3	80g
まだい	128.9	103.1	80g
ひらめ	133.4	66.7	50g（刺身5切れ）
にしん	139.6	111.7	80g
まあじ	165.3	115.7	70g（中1尾150g）
あいなめ	129.1	103.3	80g
まさば	122.1	97.7	80g
赤あまだい	119.4	95.5	80g
ぶり	120.8	96.7	80g
さけ	119.3	95.5	80g
あゆ	133.1	53.2	40g（1尾80g）
すずき	119.5	95.6	80g
めばる	124.2	99.4	80g
まいわし	210.4	105.2	50g（1尾100g）
さんま	154.9	154.9	100g（1尾150g）
こい	103.2	82.5	80g
まがれい	113.0	90.4	80g
どじょう	136.0	47.6	35g（5尾）
わかさぎ	94.8	94.8	100g（5尾）
うなぎ	92.1	73.7	80g
はたはた	98.5	19.7	20g（1尾50g）
たらこ	120.7	24.1	20g（1/4腹）
すじこ	15.7	3.1	20g（大さじ1杯）
かずのこ	21.9	6.6	30g（1本）
明太子	159.3	31.9	20g（1/4腹）
キャビア	94.7	18.9	20g（大さじ1杯）
とびこ　塩漬け	67.8	13.6	20g（大さじ1杯）
しょうゆ漬け	91.5	18.3	20g（大さじ1杯）
いか・たこ・えび・かに・貝			
するめいか	186.8	186.8	100g（1/2杯強）
やりいか	160.5	80.2	50g
たこ	137.3	68.7	50g
車えび	195.3	97.6	50g（5尾）
大正えび	273.2	136.6	50g（2尾）
芝えび	144.2	57.7	40g（10尾）
おきあみ	225.7	67.7	30g
ずわいがに	136.4	136.4	100g
たらばがに	99.6	99.6	100g
あさり	145.5	50.9	35g（5個）
かき	184.5	110.7	60g（3個）
はまぐり	104.5	47.0	45g（3個）
干もの			
まいわし	305.7	244.5	80g（2尾）
まあじ	245.8	147.5	60g（中1尾90g）
さんま	208.8	187.9	90g（1尾130g）
干しえび	749.1	15.0	2g

ちりめんじゃこ		1108.6	22.2	2g
しらす干し		471.5	9.4	2g
かつお節		493.3	4.9	1g
煮干し		746.1	14.9	2g
魚缶詰				
ツナ		116.9	35.1	30g
サーモン		132.9	39.9	30g
魚類加工品				
つみれ		67.6	20.3	30g
焼きちくわ		47.7	14.3	30g
笹かまぼこ		47.8	14.3	30g
板かまぼこ		26.4	7.9	30g
なると巻き		32.4	9.7	30g
魚ソーセージ		22.6	13.6	60g
さつま揚げ		21.4	12.8	60g
酒の肴・つまみなど				
いさき白子		305.5	91.7	30g
かにみそ		152.2	45.7	30g
ぼたんえび	身	53.4	32.0	60g
	卵	162.5	48.8	30g
うに		137.3	13.7	10g
いくら		3.7	0.7	20g
帆立て		76.5	45.9	60g
たこわた		79.8	23.9	30g
いかわた		59.6	17.9	30g
あんこう	白身(生)	70.0	42.0	60g
	肝(生)	104.3	31.3	30g
	肝(酒蒸し)	399.2	59.9	15g
柿の種		14.1	0.8	6g(20粒)
生ハム		138.3	27.7	20g(3枚)
さきいか		94.4	4.7	5g
豚骨ラーメン	スープ	32.7	81.8	250mℓ
	めん	21.6	32.4	150g
健康食品				
青汁粉末	ケール	40.2	1.2	3g(1回分)
	大麦若葉	88.5	2.7	3g(1回分)
DNA/RNA		21493.6	214.9	1g(1日分4粒)
ビール酵母		2995.7	89.9	3g(1日分10粒)
ビール酵母製品	E	1206.2	30.2	2.5g(1日分10粒)
クロレラ		3182.7	63.7	2g(1日分10粒)
スピルリナ		1076.8	86.1	8g(1日分40粒)
ローヤルゼリー		403.4	12.1	3g(2さじ分)
核酸ジュース		8.3	12.4	150mℓ(1回分)
大豆イソフラボン		6.9	0.0	0.2g(1日分1粒)
グルコサミン		11.8	0.2	1.5g(1日分6粒)
キチン・キトサン		0.6	0.0	1.5g(1日分3粒)
多糖類A	GK	7.6	0.2	3g(2さじ分)
多糖類B	GK	58.1	1.7	3g(2さじ分)
コラーゲン		2.9	0.1	3g(1回分)
コンドロイチン+ビール酵母		186.1	5.6	3g(1日分10粒)

細胞分裂の盛んな体細胞組織(芽や根の先など)では、DNA量が2〜4倍程度に増加していると考えられる。

酒類中のプリン体含有量

アルコール飲料 (mg/100mℓ)			100mℓ中のプリン体量 総プリン体 (mg/100mℓ)	1回あたりのプリン体量 プリン体 (mg)	1回量
蒸留酒					
ウイスキー			0.1	0.1	60mℓ
		原酒15年	0.3	0.2	60mℓ
ブランデー			0.4	0.2	60mℓ
焼酎(25%)			0.0	0.0	90mℓ
泡盛			0.0	0.0	90mℓ
梅酒			0.2	0.2	90mℓ
醸造酒					
日本酒		銘柄1	1.2	2.2	180mℓ
		銘柄2	1.5	2.8	180mℓ
		銘柄3	1.5	2.7	180mℓ
ワイン			0.4	0.8	200mℓ
		白	1.6	3.2	200mℓ
		赤	1.6	3.2	200mℓ
紹興酒		銘柄1	11.6	10.4	90mℓ
		銘柄2	7.7	6.9	90mℓ
ビール	S社		4.4	22.1	500mℓ
	E社		6.9	34.4	500mℓ
	K社		4.4	21.8	500mℓ
	K社	MK	5.2	25.8	500mℓ
	K社	IS	6.8	33.9	500mℓ
	A社	SD	3.3	16.6	500mℓ
	S社	M	5.3	26.4	500mℓ
	S社	P(C)	8.0	39.9	500mℓ
	S社	P(B)	8.4	42.1	500mℓ
地ビール	O社	エール	12.1	42.5	350mℓ
		ヴァイツエン	6.7	23.3	350mℓ
		ピルスナー	10.5	36.8	350mℓ
	U社	スタウト	16.0	55.9	350mℓ
		ヴァイツエン	9.8	34.1	350mℓ
		ペールエール	12.3	43.2	350mℓ
		アンバーエール	14.0	48.8	350mℓ
	M社	ボック	16.7	58.3	350mℓ
		シュヴァルツ	11.4	39.9	350mℓ
		ピルスナー	14.1	49.2	350mℓ
		デュンケル	11.1	38.9	350mℓ
	I社	D	5.8	20.1	350mℓ
		T	8.3	28.9	350mℓ
	N社	N	4.6	16.0	350mℓ
発泡酒	S社	SH	3.0	10.4	350mℓ
	S社	MD	2.8	9.9	350mℓ
	S社	B	3.3	11.4	350mℓ
	K社	T	3.8	13.4	350mℓ
	K社	T(生)	3.9	13.7	350mℓ
	K社	T(G)	3.6	12.7	350mℓ
	K社	T(プリン体カット)	0.1	0.4	350mℓ
低アルコールビール		C	6.1	21.4	350mℓ
		H	13.0	45.5	350mℓ
		FB	2.8	9.6	350mℓ
		K	6.5	22.7	350mℓ
その他					
ビールテイスト飲料	T社	B	1.3	4.7	350mℓ
その他の雑酒	S社	DO	2.3	8.0	350mℓ
	K社	NM	1.7	6.1	350mℓ
	A社	SN	1.6	5.7	350mℓ
	A社	CA	3.1	10.9	350mℓ
	A社	GN	1.7	6.0	350mℓ
ホッピー		黄色	1.3	4.7	350mℓ
		黒色	1.1	3.8	350mℓ

『高尿酸血症·痛風の治療ガイドライン第2版』より

主な参考資料

『痛風 ウソ？ ホント！』大山博司著（悠飛社）

『高尿酸血症・痛風の治療ガイドライン 第2版』日本痛風・核酸代謝学会ガイドライン改訂委員会編集（メディカルレビュー社）

『スーパー図解　痛風・高尿酸血症　確実にコントロールして激痛発作を防ぐ』細谷龍男監修（法研）

『メタボリックシンドロームにおける高尿酸血症の意義とその管理』細谷龍男、下村伊一郎編集（フジメディカル出版）

『痛風・高尿酸血症 これで安心』中島弘総編集、山﨑知行、浜口朋也監修（小学館）

『痛風・高尿酸血症 正しい治療がわかる本』川合眞一著（法研）

『よくわかる最新医学 新版 痛風』小田原雅人監修（主婦の友社）

『名医の図解 痛風を治す生活読本』鎌谷直之著（主婦と生活社）

『専門医が答えるQ&A 痛風と高尿酸血症』御巫清允監修（主婦の友社）

『尿酸値の高い人がまず最初に読む本』谷口敦夫監修（主婦と生活社）

『健康21シリーズ④痛風の人の食事』藤森新、泉眞理子、島崎とみ子著（女子栄養大学出版部）

『痛風　尿酸値が高い人のおいしいレシピブック』岩崎啓子料理監修、谷口敦夫医学監修（保健同人社）

『痛風・高尿酸血症を治すらくらくレシピ』細谷龍男、井上八重子監修（法研）

『日本人の食事摂取基準（2010年版）』（厚生労働省）

『平成21年国民健康・栄養調査結果の概要』（厚生労働省）

『日本食品標準成分表 2010』（文部科学省　科学技術・学術審議会　資源調査分科会）

『ベターホームの食品成分表 五訂』（ベターホーム協会）

『健康づくりのための運動指針 2006』（厚生労働省）

『身体活動のメッツ（METs）表』（独立行政法人 国立健康・栄養研究所 健康増進プログラム エネルギー代謝プロジェクト）

『ケーススタディ運動療法　高血圧・高脂血症・糖尿病に有益な運動』坂本静男編著、小沼富男、勝村俊仁、牧田茂著（杏林書院）

『おなか凹ませ簡単トレーニング』谷本道哉著（学研パブリッシング）

『腹を凹ませるコアトレーニング』宮本英治監修（学研パブリッシング）

『ストレスの科学と健康』二木鋭雄編著（共立出版）

『勤続疲労に克つ 働き盛りに忍び寄る見えない恐怖』夏目誠著（ソフトバンククリエイティブ）

『ストレスマネジメント入門』島 悟、佐藤恵美著（日本経済新聞出版社）

『熱中症環境保健マニュアル 2009』（環境省）

監修

●総監修
大山博司（おおやま ひろし）

両国東口クリニック理事長。痛風・リウマチ専門医。

1982年帝京大学医学部卒業。帝京大学医学部第二内科、田島病院院長などを経て2001年両国東口クリニックを開設、2002年より現職。

田島病院時代より痛風専門外来を開設、これまでに延べ1万人もの痛風患者の診療・治療にあたる。1997年よりインターネット医療相談にも積極的に取り組み、現在までに6000件以上の相談に応じている。また、患者とその家族のための痛風メーリングリストも運営。日本インターネット医療協議会幹事として、インターネットの医療利用についての報告、著作活動を幅広く行っている。

近著に、豊富な経験と実績をもとにした『痛風　ウソ？ ホント！』（悠飛社）がある。

両国東口クリニック
〒130-0026 東京都墨田区両国3-21-1 グレイスビル両国8階
☎03-5638-6073
FAX03-5638-6083
http://www.higasiguti.jp/

●栄養監修
弥冨秀江（いやどみ ひでえ）

管理栄養士。株式会社ヘルスイノベーション代表。産業栄養指導者。女子栄養大学生涯学習講師。
女子栄養大学栄養学部 実践栄養学専攻卒業。病院、企業での長年にわたる豊富な指導・臨床経験をもとに、出版・執筆活動、企業の食品開発・メニュー開発にも携わる。

[監修]
大山博司

[栄養監修・料理制作]
弥冨秀江（株式会社ヘルスイノベーション）

[PART2栄養監修（56~57ページ）]
横関美枝子（両国東口クリニック）

[編集]
川崎敦子　村山真由美（サルーテ）

[編集協力]
金澤仁緒子　立本美弥子　後藤厚子
山本素子

[カバー・表紙デザイン]
もりやまあつこ（スタジオ ア ドゥ）

[カバーイラスト]
津田蘭子

[本文デザイン・DTP]
原圭吾（SCHOOL）

[撮影]
ナカムラユウコ

[本文イラスト]
アライヨウコ　野島朋子　湯沢知子
飯山和哉

[校閲]
聚珍社

尿酸値を
しっかり下げるコツがわかる本

発行日　2011年9月13日　第1刷発行
　　　　2020年12月30日 第11刷発行

発行人　中村公則
編集人　滝口勝弘
編集長　小松一彦
発行所　株式会社 学研プラス
　　　　〒141-8415　東京都品川区西五反田2-11-8
印刷所　大日本印刷株式会社

●この本に関する各種お問い合わせ先
本の内容については、下記サイトのお問い合わせフォームよりお願いします。
https://gakken-plus.co.jp/contact/
在庫については　Tel 03-6431-1250（販売部）
不良品（落丁、乱丁）については　Tel 0570-000577
学研業務センター　〒354-0045 埼玉県入間郡三芳町上富279-1
上記以外のお問い合わせは　Tel 0570-056-710（学研グループ総合案内）